PNIE

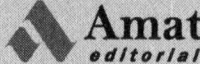

Amat Editorial, sello editorial especializado en la publicación de temas que ayudan a que tu vida sea cada día mejor. Con más de 400 títulos en catálogo, ofrece respuestas y soluciones en las temáticas:

- Educación y familia.
- Alimentación y nutrición.
- Salud y bienestar.
- Desarrollo y superación personal.
- Amor y pareja.
- Deporte, fitness y tiempo libre.
- Mente, cuerpo y espíritu.

E-books:

Todos los títulos disponibles en formato digital están en todas las plataformas del mundo de distribución de e-books.

Manténgase informado:

Únase al grupo de personas interesadas en recibir, de forma totalmente gratuita, información periódica, newsletters de nuestras publicaciones y novedades a través del QR:

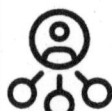

Dónde seguirnos:

 | @amateditorial

   | **Amat Editorial**

Nuestro servicio de atención al cliente:

Teléfono: **+34 934 109 793**

E-mail: **info@profiteditorial.com**

Dra. Berta Pedreño

PNIE

Psico Neuro Inmuno Endocrinología,
la ciencia que lo conecta todo

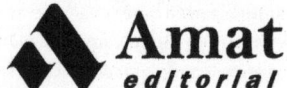

© Berta Pedreño, 2025
© Profit Editorial I., S.L., 2025
   Amat Editorial es un sello de Profit Editorial I., S.L.
   Travessera de Gràcia, 18-20, 6º 2ª. Barcelona 08021

Diseño de cubierta y maquetación: XicArt

ISBN: 978-84-10451-16-2
Depósito legal: B 7931-2025
Primera edición: Mayo de 2025
Segunda edición: Septiembre de 2025

Impresión: Gráficas Rey
Impreso en España - *Printed in Spain*

Índice

CAPÍTULO 3. LA I: LA INMUNOLOGÍA

CAPÍTULO 4. LA E: LA ENDOCRINOLOGÍA

Prólogo
Yo no sabía todo
lo que no sabía

❝Hay enfermedades terminales que son una forma de transitar y otras no terminales que tienen un sentido profundo: la sanación. Toda enfermedad es sanadora y aparece en un proceso consciencial de sanación y limpieza que se produce en la parte del iceberg que no somos y no vemos, en la sumergida, en la conciencia.

Dra. Elena Cobos Carrascosa

◀◀ ¿De tu vida?». Lo creas o no, esta fue la pregunta más repetida por mi entorno cuando les conté que una editorial se había puesto en contacto conmigo para escribir un libro. En verdad no iban tan desencaminados, ya que, aunque mi vida no es tan emocionante como las de Marie Curie, Simone de Beauvoir o Frida Kahlo, necesitas conocerla para entender por qué mi salud se perdió, y yo con ella.

Me llamo Berta, tengo 28 años y soy de Murcia, la tierra del sol, el limón y las marineras. En el quinto mes de embarazo, mi madre tuvo pitiriasis rosada, una enfermedad inflamatoria que afecta a la piel. Aunque su causa exacta no es del todo conocida, se ha visto una clara asociación con reactivaciones virales del herpesvirus 6 y 7, infecciones bacterianas, atopia, autoinmunidad y, especialmente, factores psicológicos. En su caso, no puedo evitar pensar que aquello que vivió a nivel emocional durante ese tiempo jugó un papel crucial en su manifestación. El tratamiento suele ser innecesario y se resuelve de forma espontánea en un plazo de entre 4 y 10 semanas. Si bien la medicina convencional la considera una enfermedad benigna, cuando aparece durante las 15 primeras semanas del embarazo se asocia con parto prematuro, muerte fetal u otras complicaciones.

Esto es algo de lo que mi madre casi ni se acordaba, hasta que yo empecé —me vas a perdonar el *spoiler*— el máster de **Psiconeuroinmunoendocrinología** (PNIE) y con ello mis interrogatorios infinitos, nivel Gestapo, en todo lo concerniente a mi niñez y al momento de mi nacimiento.

Nací por cesárea programada porque a mi madre le dijeron que su pelvis era demasiado estrecha para un parto vaginal... En aquella época, las cesáreas se realizaban con mucha más facilidad, y más si tus padres eran amigos del ginecólogo o compañeros de profesión. Al final, muchas veces pesaba más el miedo a que algo se complicara que la propia necesidad real de la intervención. No olvidemos que, incluso hoy, Ginecología y Obstetricia sigue siendo una de las especialidades más demandadas en la sanidad española, donde la presión por evitar riesgos y ofrecer resultados también influye en la toma de decisiones.

A día de hoy, la pelvimetría está en desuso como criterio para decidir el modo de alumbramiento. En las mujeres que dan a luz por primera vez se deja evolucionar el parto y son el tiempo y las contracciones las que marcan si debe practicarse o no una cesárea. Además, aquí la relaxina juega un papel fundamental, ya que esta hormona se encarga de relajar y suavizar las articulaciones, aumentando la movilidad de la pelvis.

Hace un par de años fui con una amiga a constelar. Durante la representación, la psicóloga me preguntó algo que se quedó en mi cabeza varios días: «¿Te separaron de tu madre al nacer?». Por cierto, si no has hecho nunca una constelación familiar, te recomiendo que la hagas al menos una vez en la vida. Como dijo Bert Hellinger, psicoterapeuta alemán y creador de este método: «Es posible que estés buscando en las hojas lo que puede estar en las raíces».

Resulta que, al segundo día de nacer, sí que me separaron de mi madre porque me detectaron la ictericia del recién nacido. Esta condición, conocida como *hiperbilirrubinemia neonatal benigna,* es un aumento transitorio y generalmente normal de los niveles de bilirrubina en la sangre que afecta a la mayoría de los recién nacidos. De hecho, antes se conocía como *ictericia fisiológica.*

La bilirrubina es una sustancia que produce nuestro cuerpo durante el proceso normal de descomposición de glóbulos rojos. Cuando el hígado está sano, la mayoría de la bilirrubina es eliminada. Sin embargo, en los recién nacidos, el hígado aún no está completamente maduro, lo que produce que la bilirrubina se acumule en la sangre y pueda provocar ictericia.[1]

En la mayoría de los bebés, esta condición se resuelve de forma espontánea y no requiere tratamiento. Sin embargo, yo fui parte de esa minoría que sí lo necesitó. Si la bilirrubina no conjugada alcanza niveles demasiado altos, puede atravesar la barrera hematoencefálica y unirse al tejido cerebral, provocando encefalopatía aguda e incluso trastornos neurológicos.

Para evitar complicaciones graves, me llevaron a la sala nido, donde recibí fototerapia, un tratamiento que utiliza luz para descomponer la bilirrubina y facilitar su eliminación. Por fortuna, en muchos hospitales españoles hace años que se cerraron estas salas con el fin de que el recién nacido no se separase de su madre, ya que está demostrado que la pérdida del contacto piel con piel produce un estrés fisiológico en el bebé y puede afectar emocional y hormonalmente a la madre.

Me pregunto si aquella subida de bilirrubina al nacer podría estar relacionada con que a mis 23 años me diagnosticaran una serie de polimorfismos o mutaciones genéticas en el proceso de detoxificación hepática. Pero esto es algo que ya te contaré más adelante.

En mi infancia fui una niña muy risueña, aunque también extremadamente sensible (lo que hoy se denomina *persona altamente sensible*) y a la que le frustraban sobremanera las injusticias. En palabras de mi padre: «Entraba al trapo hasta sin el trapo». Me encantaba —y aún me encanta— estar haciendo cosas continuamente y si eran varias a la vez, mejor (como buena luna en Géminis). En mi casa, mis padres bromeaban con que era como el Capitán Araña, que embarcaba a todos en mil aventuras…, pero muchas veces yo misma no me subía al barco.

Siempre me gustó estar en la mesa de los mayores, escuchando activamente sus conversaciones, y me costaba encajar con la gente de mi edad. Uno de mis pasatiempos favoritos era ir a comer a restaurantes con mi familia. Comía por los ojos (y los tengo bastante grandes) y sus amigos decían que salía más barato comprarme un traje que invitarme a comer. No se explicaban cómo, en un cuerpo tan pequeño, podía caber tanto. Lo cierto es que no cabía, y en alguna que otra vuelta a casa terminaba vomitando del empacho.

Mis padres viajaban mucho, y mi hermana y yo tuvimos cuidadoras hasta mi undécimo cumpleaños. A mitad de segundo de primaria, decidieron

• • • • • • • • • • • • • •

1. Coloración amarillenta de la piel y las mucosas.

cambiarme de colegio, algo que me «shockeó». Pasé de un colegio público a uno concertado, porque todos mis hermanos y mi padre habían estudiado allí, y yo no podía (¿o no debía?) ser menos.

En el primer colegio no estaba mal; si bien se metían conmigo por mi aspecto físico, en Maristas la cosa fue a peor, dándome la bienvenida con motes como «narizota» o «Pinocho», un *bullying* que me dejó huella y que, años más tarde, fue uno de los motivos por los que decidí operarme la nariz.

En tercero y cuarto tuve un profesor que, literalmente, se dormía en clase y pasaba más tiempo de baja médica que trabajando, así es que se podría decir que esos años no di ni golpe.

Todo cambió en quinto de primaria, cuando me tocó una auténtica Rottenmeier a la que no le gustaba que fuera tan habladora, inquieta, distraída…, tan yo misma. Pasé casi dos años en la «fila de los divorciados», como llamaba ella a los pupitres que estaban separados al lado de la puerta, en lugar de en parejas, y donde estábamos los cinco o seis alumnos más movidos de la clase (todos chicos, menos yo).

El resultado fue que el primer trimestre suspendí cuatro asignaturas. Las observaciones en mis calificaciones eran siempre las mismas:

◆ «Los resultados no se corresponden con su capacidad; debe esforzarse más».
◆ «Con algo más de interés, mejoraría su rendimiento».
◆ «No guarda el debido silencio en las clases».
◆ «Habla mucho y se distrae con facilidad».
◆ «No atiende en clase».

Aún recuerdo el día en que mi madre, en un intento por animarme, me compró el libro *Enciclopedia de malos alumnos y rebeldes que llegaron a genios*, aunque eso no hizo que me sintiera menos desvalida.

Fue Esther, una de mis pacientes, quien, más de 15 años después, me abrió los ojos. Pero no fue la única. También influyeron mis seguidoras (muchas de ellas madres), quienes, a través de mensajes privados, insinuaron que podía haber algo más en mí. Incluso otra paciente lo mencionó en su momento. Aun así, yo no lograba creerlo. Siempre me había(n) considerado de las «tontas» de la clase, y esa idea había echado raíces tan profundas que nunca me había planteado lo contrario.

Gracias a Esther y a todas esas pequeñas señales que había ignorado por tanto tiempo, decidí investigar y buscar respuestas. Fue un paso que marcó un antes y un después en mi vida, ayudándome a comprenderme mejor y a reconciliarme con aspectos de mí misma que nunca llegué a entender del todo. Pero esa historia merece su propio espacio, y te la contaré en el tercer capítulo.

Mi asignatura favorita de pequeña era Educación Física, y con razón. Era la mejor del curso y el profesor siempre estaba encantado conmigo; es más, insistía en que me apuntara a atletismo para competir, pero a mis padres nunca les hizo gracia la idea. Para ellos, lo importante era que me centrara en los estudios.

La llegada de mi menstruación en el verano de sexto de Primaria fue una auténtica hecatombe. La primera vez pensé que no lo contaría: tuve fiebre y vomité hasta bilis porque ya no quedaba nada más en mi estómago. Cada mes, el dolor lumbar insoportable, los calambres abdominales, la pesadez de piernas y el flujo hiperabundante me dejaban completamente incapacitada. Estoy segura de que habría salvado más de un pantalón si hubiera ido a clase con pañales en lugar de compresas de noche.

Y de la mano de la regla llegaron también los problemas intestinales. Sin embargo, como cuando me quejaba de pequeña de dolor de barriga, nadie me tomó en serio hasta que en tercero de la ESO comencé a perder peso. Dolor abdominal, estreñimiento crónico alternado con episodios de diarreas explosivas, gases, digestiones pesadas, hinchazón y una distensión abdominal constantes…, pero el diagnóstico siempre era el mismo: estrés y nervios.

En cuarto de la ESO, mi cabeza, que siempre había sido más de letras que de ciencias, cavilaba sobre la idea de estudiar Medicina. Yo, que soñaba con ser periodista (a poder ser gastronómica) o traductora, ahora quería ser médica… para curarme a mí misma.

Cada vez leía más sobre salud, hasta que cayó en mis manos el libro *Candidiasis crónica*, de Cala H. Cervera. Sin dudarlo, seguí al pie de la letra todas sus recomendaciones: me tomé la suplementación y llevé la dieta estricta durante meses. Sin embargo, mi «amiga» —que de cándida tenía lo que yo de callada— seguía ahí, regalándome un picor continuo y otros síntomas que no le desearía ni a mi peor enemigo.

Al año siguiente, comencé mis estudios de bachillerato en otro instituto y, como ya sabes que me gusta hacer dos cosas simultáneamente, esta vez no iba a ser la excepción. Me gradué en dos bachilleratos de la rama científico-sanitaria: el ordinario y el internacional, que quizás te suene por las hijas de los reyes de España. Pero lo de ser multitarea durante dos años, como tantas otras cosas en mi vida, más temprano que tarde terminaría haciéndome mella.

Durante ese bienio, vivía por y para estudiar y hacer trabajos. De haber tenido la oportunidad, me hubiera quedado solo con el modelo suizo, una metodología que, a diferencia del sistema educativo español, fomenta la creatividad de los alumnos y da prioridad al pensamiento crítico en lugar de al trabajo memorístico.

Después de las pruebas del bachillerato internacional, estaba demasiado agotada para enfrentarme a la selectividad, que no me salió como esperaba. Pasé un verano en el que, ahora que lo pienso, no sé si estaba deprimida o si realmente tenía depresión; lo único que sé es que me sentía perdida y sin una dirección clara para mi vida.

Fue entonces cuando, animada por mi madre, decidí irme a trabajar de *au pair* a París. Ese año aprendí más sobre la vida y sobre mí misma de lo que podría haber aprendido en cualquier carrera universitaria, pero en lo relacionado con mi salud las cosas no mejoraban: seguía perdiendo peso y acumulando síntomas digestivos. Mi mayor placer, la comida, se estaba convirtiendo en mi peor pesadilla, porque ya no sabía qué comer para no encontrarme mal.

Toda la ropa me quedaba demasiado grande, y aún se me empañan los ojos con el recuerdo de mi madre llorando mientras me probaba unos pantalones nuevos en una tienda. Fue ella quien investigó y encontró un test de intolerancias alimentarias (por aquel entonces yo no sabía ni una décima parte de lo que sé ahora). Lo hicimos, y, con base en los resultados, excluí de mi dieta todo lo que había dado positivo: gluten, lácteos y algunas frutas y verduras.

Yo ya había dejado de consumir leche hacía años, pero evitar los lácteos en un país que es el principal consumidor de mantequilla del mundo no fue nada fácil. Entre eso y muchas otras razones que ahora no puedo contar porque, de lo contrario, esto sí que parecería un libro autobiográfico, decidí dar el paso hacia el veganismo.

Concienciada, empecé a comprar alimentos ecológicos y descubrí una pasión escondida: la cocina. Mis digestiones y mi piel mejoraron notablemente, pero mi cuerpo seguía sin estar en equilibrio. A pesar de los cambios, los síntomas persistían y ganar peso seguía siendo un reto.

Después de nueve meses en Francia, donde trabajé, estudié y me sumergí aún más en la lectura sobre salud (esta vez fue la naturopatía la que captó mi interés), regresé a España y comencé mis estudios de Medicina en la Universidad de Murcia.

Los dos primeros años sentí que no era válida y que, tal vez, me había equivocado de carrera, hasta que en tercero ya no pude más. ¿Crisis de mitad de carrera? Más bien, crisis existencial. Si como paciente el sistema sanitario me decepcionaba, como futura médica diría que me perturbaba intensamente.

Seguía sin encontrar respuestas a mis síntomas, pero buceando por redes sociales me llegó el eco de un término, hoy muy conocido, que por aquel entonces no lo era tanto: *disbiosis intestinal.* Me hice un test de microbiota en un laboratorio especializado y, ¡por fin!, ¡por fin!, tenía pruebas fehacientes de que detrás del diagnóstico de intestino irritable había mucho más: parásitos, SIBO,[2] *Candida,* déficit de ácidos biliares… Por ridículo que te pueda parecer, estaba eufórica al comprobar que mis síntomas no eran producto de mi mente, aunque esta desempeñara uno de los papeles protagonistas (algo sobre lo que, seguramente, tomarás más conciencia a lo largo de este libro).

En cuarto de Medicina, me fui de Erasmus con la esperanza de no dejar la carrera a medias, al mismo tiempo que retomaba otra de mis pasiones: viajar. Sin embargo, lo que debía haber sido mi mejor año terminó siendo todo lo contrario. La Facultad de Medicina de Liubliana resultó ser bastante dura, y a los síntomas que ya arrastraba se sumaron otros: insomnio, calambres musculares, fatiga crónica, pérdida de tolerancia a sustancias químicas y orzuelos, que más tarde se convertirían en granulomas que me acompañarían casi un año. Que me salieran granulomas en los ojos me afectó especialmente, quizá porque siempre he sentido que mis ojos, grandes y expresivos, son una parte muy característica de mí, casi como una pequeña ventana a mi identidad. La inflamación crónica de bajo grado los había transformado tanto que no me reconocía en el espejo; la imagen que veía dolía, y verlos así, marcados y distintos, fue un golpe difícil de encajar.

Cuando llevaba seis meses allí, se desató la p(l)andemia. En abril de 2020 logré regresar a España (toda una odisea, con la que había montada) y decidí, de manera consciente, cambiar al profesional de la salud que me llevaba en ese momento. Después de cuatro años de seguir una alimentación

• • • • • • • • • • • • • •

2. Del inglés *small intestinal bacterial overgrowth* o sobrecrecimiento bacteriano en el intestino delgado.

estrictamente vegetal, me tocó reinventarme. Te copio, palabra por palabra, un trocito del texto que escribí entonces:

> A estas alturas, ya he pasado por mil médicos y he probado todas las dietas, siempre que no fueran en contra de mis principios. Y ahora es cuando me tengo que enfrentar a mi peor enemigo, la persona que más me juzga, la que no acepta que algo sea «gris» y siempre elige «blanco o negro»: yo misma.
>
> Hace un par de días tuve cita con la doctora que me va a llevar ahora y que espero que dé en el clavo. Para «matar» a las bacterias malas y mantener a raya las levaduras tengo que eliminar determinados grupos de alimentos de mi dieta, como la mayoría de las frutas y tubérculos, y todas las legumbres (la principal fuente de proteínas en las dietas veganas, pero altas en carbohidratos, los azúcares que alimentan las cándidas) y cereales (causantes de permeabilidad intestinal en personas sensibles). Es por ello que, para evitar caer en una mayor desnutrición, me ha aconsejado introducir proteína animal.

En este transitar conocí a Isa, quien había pasado por esa situación años atrás y entendía a la perfección cómo me sentía. Ella, junto con otras cuentas de Instagram, se convirtieron en un apoyo fundamental durante mi peregrinaje para recobrar la salud. Entonces pensé: «¿Por qué no aportar también mi granito de arena e intentar brindar el mismo apoyo que yo he recibido?». Así nació mi cuenta **@sanandomiintestino**, un espacio donde puedo ser yo misma y que, al igual que yo, crece un poquito más cada día.

Durante el Erasmus, pasaba mis ratos libres investigando sobre PNIE y cuanto más aprendía, más encajaban las piezas de mi puzle. Después de muchísimo tiempo, sentía que algo me motivaba de verdad. Así que, fiel a mi costumbre de hacer dos cosas a la vez, en el penúltimo año de Medicina me inscribí en el máster en PNIE de KenZen Formación.

Gracias a la PNIE, descubrí que mi manera de ver el mundo y abordar la salud no estaba tan desencaminada. Sentir que volvía a conectar conmigo misma después de tanto tiempo fue casi como un renacer. Además, el máster me hizo sentir que no era la única que tenía esa visión, que no estaba sola. Quinto de Medicina fue un año en el que pasé la mitad del tiempo en el tren Murcia-Barcelona, pero esos viajes interminables, a pesar de mi estado de salud, merecieron más que la pena.

El 29 de junio de 2022 obtuve el título oficial de graduada en Medicina, junto con mi primer *spotting*,[3] después de casi cinco años de amenorrea hipotalámica (¿casualidad?). Esta última condición, como te contaré casi al final del libro, no es solo la ausencia de sangrado, sino que conlleva una serie de jodidos —me vas a perdonar la expresión— síntomas como acné, falta de libido y disminución de la densidad mineral ósea, entre otros. Una vez más, mi cuerpo me estaba mandando señales…, pero yo no lo estaba escuchando.

Cuando me quedaban unos meses para terminar la carrera, me llamaron para trabajar en un centro médico integrativo muy conocido de Barcelona. En julio comenzaba mi nueva vida en la ciudad condal, un lugar que siempre había disfrutado en mis escapadas para estudiar el máster y que creía que me encantaría para vivir. Sin embargo, dos años después, me di cuenta de que a mi cuerpo no le gustaba tanto. El ritmo frenético, la contaminación y, en general, la falta de cercanía que se siente en las grandes ciudades acabaron pasándome factura. Eso sí, en medio de todo, tuve la suerte de rodearme de amigos que se convirtieron en un gran apoyo para mí y que hicieron más llevadera esa etapa.

Un par de meses después de la mudanza, seguí trabajando en «sanar mi niña interior», esta vez con una terapeuta especializada en la terapia Qilimbic, un conjunto de técnicas que trabajan con el subconsciente y entre las que se encuentran el EFT[4] (*tapping*) y la EMDR.[5] El objetivo era claro: liberarme de creencias limitantes y cargas emocionales que me impedían avanzar en mi proceso. No era la primera vez que hacía terapia, pero esta modalidad no se parecía en nada a la terapia cognitivo-conductual ni, mucho menos, al psicoanálisis.

En los últimos años, me he sumergido en experiencias muy diversas que, de una forma u otra, me han acercado a la transformación que tanto necesitaba. He probado constelaciones familiares, hipnosis, quiropráctica, osteopatía biodinámica, biodescodificación, terapia neural, registros akásicos, huevo Yoni, lecturas astrológicas, *kundalini activation process*, ceremonias con psicodélicos, microdosis, péndulo, limpiezas energéticas...

• • • • • • • • • • • • •

3. Del inglés spot ('mancha'), se usa para definir el sangrado intermenstrual o metrorragia.

4. Del inglés *emotional freedom techniques* o técnicas de liberación emocional.

5. Del inglés *eye movement desensitization and reprocessing* o desensibilización y reprocesamiento por movimientos oculares.

Algunas de estas técnicas te las contaré más detalladamente en los próximos capítulos.

Eso sí, quiero que tengas algo claro: este ha sido mi camino, moldeado por mis vivencias y circunstancias, pero cada proceso es único y válido, y no necesitas acumular experiencias o probarlo todo para encontrar respuestas. A menudo nos centramos en hacer y hacer, pero lo esencial no es cuánto haces, sino que te tomes el tiempo para integrar cada aprendizaje y permitir que forme parte de ti. Encuentra aquello que resuena contigo y apóyate en profesionales que sepan escucharte, comprenderte y acompañarte desde un enfoque personalizado y consciente.

Mientras tanto, intentaba mantenerme a flote entre el trabajo, la formación y el emprendimiento. Muchas de estas experiencias no solo las viví por mí, sino también con la intención de integrar nuevos conocimientos que enriquecieran mi práctica profesional. Entre ellas, participé en una formación intensiva de respiración consciente que me ayudó a reconectar con mis valores, tanto personales como profesionales. Esa experiencia, junto con muchas otras, me reafirmó en algo que descubrirás a lo largo de este libro: todo está conectado.

De ese proceso surgió mi lema: **«Sanando desde la raíz, con(ciencia) y corazón»**, y con él, una nueva yo. O quizá una antigua yo que siempre estuvo allí, pero que había tenido miedo de ser vista por temor al rechazo.

Introducción
¿Qué es eso de la PNIE?
Un poco de historia

> **"** La ausencia de evidencia no es evidencia de ausencia.
>
> *Carl Sagan*

L a PNIE es una disciplina científica que se centra en las relaciones bi-direccionales entre la psique y los sistemas anatómicos: el nervioso, el inmunológico y el endocrino. Aunque en ocasiones se la etiqueta erróneamente como una medicina alternativa o complementaria, lo correcto sería considerarla una medicina integradora o integrativa.

Antes de profundizar, es importante aclarar qué significan algunos términos:

▷ **Medicina convencional o alopática:** se basa en tratar síntomas y enfermedades mediante medicamentos, dispositivos médicos o cirugía.
▷ **Medicina alternativa:**[6] incluye prácticas no convencionales que se utilizan *en lugar de* la medicina convencional.
▷ **Medicina complementaria:** consiste en prácticas no convencionales empleadas *junto con* la medicina convencional.
▷ **Medicina integradora o integrativa:** es un enfoque médico que combina métodos terapéuticos convencionales y no convencionales, *centrándose en la salud y en la relación terapeuta-paciente*. Este enfoque

· · · · · · · · · · · · · ·

6. Hay que aclarar que el término *alternativo* no equivale a no científico. La Real Academia Española lo define como algo «que difiere de los modelos oficiales comúnmente aceptados».

considera el cuerpo humano como una unidad estructurada, interconectada y entendida como un todo.

Tanto la medicina alternativa como la complementaria y, en especial, la integrativa engloban métodos y terapias curativas que históricamente no se han contemplado en la medicina convencional. Muchos de estos enfoques tienen sus raíces en antiguos sistemas de curación indígenas, como la medicina tradicional china, el ayurveda de la India y las tradiciones médicas de África y los pueblos indígenas de América.

En culturas lejanas, como las del Antiguo Egipto y la Grecia clásica, el cuerpo y la mente se concebían como dos caras de una misma moneda, entendiendo al ser humano de manera integral. El estudio de las interacciones mente-cuerpo tiene su origen en la época de Hipócrates (460 a.C.-360 a.C.), cuyos primeros trabajos ya exploraban la regulación entre el cuerpo y el cerebro.

La pérdida de la visión del cuerpo como un todo comenzó a gestarse, prácticamente, en la segunda mitad del siglo xix. El detonante de esta transformación fue la entrada masiva de la industria en la ciencia y en las prácticas de los tratamientos médicos. En la Edad Moderna, esta perspectiva se desvanece y se empieza a analizar al ser humano por aparatos y sistemas (la llamada *hiperespecialización clínica*): respiratorio, endocrino, digestivo, etc.

En 1976, Norman Cousins, periodista y escritor estadounidense, publicó en el *New England Journal of Medicine* un artículo titulado «Anatomía de una enfermedad (tal y como es percibida por el paciente)», en el que relataba cómo había afrontado la espondilitis anquilosante, una enfermedad reumática de tipo autoinmune que, incluso hoy, se considera degenerativa. Cousins planteaba preguntas que marcaron un antes y un después en la visión de la salud:

▷ «Si las emociones negativas producen en el cuerpo un cambio químico negativo, ¿las emociones positivas no podrían producir cambios químicos positivos?».

▷ «¿Es posible que el amor, la confianza, la fe, la esperanza, las ganas de vivir o las risas tengan un valor terapéutico?».

▷ «¿Los cambios químicos intervienen solo en sentido negativo?».

Tras superar su enfermedad, Cousins, junto con otros bioquímicos, inauguró un laboratorio experimental de psiconeuroinmunología en la Facultad de Medicina de la Universidad de California.

Aunque se puede argumentar que la psiconeuroinmunología no surgió, formalmente, hasta mediados de la década de 1970, fue en ese momento cuando el psicólogo estadounidense Robert Ader y el inmunólogo Nicholas Cohen realizaron un estudio clave. Sus hallazgos demostraron que los cambios en la función inmune podían estar condicionados por el comportamiento, de forma similar al condicionamiento clásico de Pavlov con perros. Esto reforzó la lógica de que el sistema nervioso central puede regular el sistema inmune y que, a su vez, el sistema inmune puede comunicarse con el sistema nervioso central.

En 1981 se publicó la primera edición de la revista *Psychoneuroimmunology*; consistía en una pequeña colección de artículos escritos por Robert Ader, considerado el padre de la psiconeuroinmunología moderna.

Con el paso de los años, los profesionales médicos integrativos hemos coincidido en que son diversas las causas que llevan a una persona a perder su salud: mala alimentación, sedentarismo, estrés crónico, falta de sueño, emociones mal gestionadas, disrupción de los ritmos circadianos, relaciones tóxicas, creencias limitantes, exposición a tóxicos ambientales, desconexión con la naturaleza y genética desfavorable, entre otras.

La PNIE establece las bases para plantear nuevos enfoques en la prevención y tratamiento de las enfermedades, especialmente aquellas de carácter crónico. Lejos de rechazar la medicina alopática, la PNIE busca integrar lo mejor de ella con otros tipos de medicinas alternativas.

Como he mencionado al principio, existe una relación de doble sentido entre la psique y los principales sistemas del cuerpo: el nervioso, el inmunológico y el endocrino. Con este libro, quiero ayudarte a comprender que estos sistemas están conectados y cómo esa conexión repercute profundamente en tu salud.

¿Recuerdas el prólogo? Allí he compartido contigo mi experiencia personal (y no, no es solo por contarte mi vida, aunque quienes me conocen saben que me encanta hacerlo). He querido mostrarte que el **equilibrio entre cuerpo y mente** ha sido clave en mi vida con la esperanza de que también encuentres el tuyo. A lo largo de este libro, descubrirás la teoría que respalda todo esto —porque sí, soy médica y además acuariana, por lo que no puedo evitar buscar la explicación científica a todo—. Y, como decía el astrofísico Carl Sagan, la ciencia aún tiene mucho que aprender de lo que ya se experimenta en la vida cotidiana.

He estructurado este libro siguiendo la palabra *psiconeuroinmunoendocrinología*, dividiendo cada capítulo según los sistemas que forman parte de esta disciplina: **psique, sistema nervioso, sistema inmunológico** y **sistema endocrino**. En cada uno, te hablaré no solo sobre qué es y cómo funciona cada sistema, sino también sobre cómo están entrelazados entre sí y la importancia de estas conexiones para nuestra salud. ¿Te has planteado alguna vez cómo algo tan cotidiano como tus emociones puede influir en tu sistema inmunológico? ¿O que las emociones intensas pueden elevar tus niveles de histamina y hacer que reacciones de formas inesperadas? ¿Sabías que el estrés puede alterar tus hormonas y desajustar todo tu equilibrio interno? Veremos cómo estas conexiones influyen en funciones que, a primera vista, podrían parecer independientes, pero que en realidad están profundamente interrelacionadas. Además, te propondré **técnicas y herramientas prácticas** relacionadas con cada sistema que podrás aplicar con facilidad en tu día a día. Para facilitarte su uso, encontrarás estos ejercicios prácticos destacados en cuadros grises, para que puedas identificarlos rápidamente y volver a ellos siempre que lo necesites.

Pero quiero que tengas algo claro desde el principio: aunque el libro esté organizado de esta forma para facilitarte la comprensión, **todo está conectado**. Lo que encuentres en el capítulo sobre el sistema nervioso, por ejemplo, no solo beneficia a este sistema, sino que también impacta en el inmunológico o el endocrino, y viceversa. Es una interacción constante, porque así funciona nuestro cuerpo: como un todo integrado.

CAPÍTULO 1
LA P: LA PSIQUE

> "Ver nuestras vidas con una perspectiva totalmente distinta, desde un punto de vista más amplio, de tal forma que podamos ver, finalmente, la interconexión que hay entre nosotros.
>
> LYNNE MC TAGGART

L a palabra *psique* tiene un origen profundo y complejo. Proviene del griego *psyché*, que significa tanto 'alma' como 'mariposa'. En la Grecia clásica, la psique representaba la vida misma, aquello que animaba a todos los seres vivos, en contraposición al cuerpo (*soma*). No era simplemente la mente, como solemos interpretarla hoy, sino esa esencia vital que daba vida y estaba en constante transformación, igual que una mariposa.

Aunque en la actualidad solemos asociar la psique con la mente, en las antiguas culturas tenía un significado mucho más amplio. Para los griegos, era el **alma**, un principio que trascendía lo puramente físico. A lo largo de la historia, muchos filósofos y médicos, como Aristóteles y Galeno, buscaron definir qué era la psique y cómo interactuaba con el cuerpo. Incluso hoy sigue siendo un concepto cargado de misterio y profundidad. De forma más concreta, la Real Academia Española define la *psique* como el 'alma' o 'principio de la vida', una descripción que conecta con esa visión ancestral de lo que somos más allá de lo tangible.

Si alguna vez te has preguntado por qué eres como eres, sientes lo que sientes o piensas como piensas, estás explorando tu propia psique. Este término engloba todos los procesos que moldean tu personalidad, emociones y pensamientos, tanto los conscientes como aquellos que permanecen ocultos en las profundidades de tu inconsciente. Además, incluye los mecanismos internos que usamos, a menudo sin darnos cuenta, para protegernos frente a experiencias difíciles o traumáticas, como la negación, la disociación, la racionalización o la intelectualización.

Por ejemplo, imagina que, desde pequeño, en tu familia te han dicho que llorar es de «sensibles» o que muestra debilidad. Con el tiempo, podrías haber aprendido a bloquear tus propias emociones, en especial el llanto, sin ser consciente de ello. Ante situaciones emocionalmente difíciles, es posible que te sientas desconectado o «insensible», como si las emociones no te afectaran realmente, o incluso que reacciones riéndote en lugar de expresando tristeza. Esto es un claro ejemplo de disociación: la mente se protege separándose de ciertas emociones para evitar el juicio o la crítica, pero esta desconexión puede hacer que te cueste conectar plenamente con lo que sientes.

En resumen, la **psique** abarca todo aquello que no es cuerpo, pero que da forma a nuestra experiencia de vida: la mente, las emociones, los recuerdos, las decisiones… Es el motor invisible que nos hace pensar, sentir, y vivir, guiando cada aspecto de nuestra existencia.

En el contexto actual, sabemos que la psique no opera de manera aislada, sino que está profundamente conectada con nuestro cuerpo físico. El neurocientífico Mark Solms ha investigado cómo nuestra capacidad de estar conscientes surge de partes profundas del cerebro, como el sistema activador reticulotalámico extendido, una estructura clave para la conciencia y la capacidad de experimentar emociones. Esto nos lleva a comprender que la conciencia —esa habilidad psíquica que nos permite percibirnos a nosotros mismos en el mundo— es una parte esencial de nuestra psique, estrechamente vinculada a áreas cerebrales que procesan tanto la información racional como las emociones y sensaciones más primarias.

Pero ¿qué implica esta conexión? Si nuestra conciencia, emociones y cuerpo están tan entrelazados, no es de extrañar que lo que sentimos a nivel psíquico se manifieste físicamente, y viceversa. Esta relación nos muestra que nuestras experiencias mentales no suceden tan solo «en la mente», sino que están profundamente influenciadas por la fisiología corporal. Por eso, **cuidar nuestro cuerpo es también cuidar nuestra mente, y viceversa**.

¿Te han dicho alguna vez que estás somatizando? Tal vez hayas ido al médico y te haya diagnosticado síntomas sin una causa física aparente. Pero ¿sabes realmente qué significa somatizar? La **somatización** es la manifestación de síntomas o dolores de forma involuntaria e inconsciente en diferentes órganos o sistemas del cuerpo, como consecuencia de factores psicosociales, emocionales, espirituales o incluso transgeneracionales. Esta interconexión entre emociones y síntomas físicos se puede observar con claridad en la **Tabla 1.1.** de la página siguiente, donde se detallan las distintas situaciones emocionales y las zonas del cuerpo en las que pueden manifestarse.

Situación emocional	Zonas del cuerpo afectadas	Descripción de somatización
Dificultad para expresarse o callarse emociones	Garganta y tiroides	Problemas de voz o desequilibrios en la tiroides por un bloqueo para liberar emociones
Emociones difíciles de «digerir»	Aparato digestivo[7]	Gastritis, acidez, náuseas…, cuando algo nos resulta emocionalmente difícil de procesar o sostener
Tristeza profunda o desamor	Pecho y corazón	Sensación de peso en el pecho, asociado con el amor, la pérdida o el desengaño
Sentir una sobrecarga de responsabilidades	Hombros y cuello	Tensión o dolor en los hombros y el cuello por sentir que llevamos demasiadas responsabilidades o cargas
Ansiedad o inseguridad	Intestino	Problemas intestinales como colitis o síndrome del intestino irritable cuando estamos preocupados o nos sentimos inseguros
Presión autoimpuesta o agotamiento mental	Cabeza	Dolores de cabeza o migrañas debido a la presión autoimpuesta y el agotamiento mental
Estancamiento o miedo al cambio	Cadera y piernas	Dolor en la cadera o las piernas asociado con el miedo a cambiar o avanzar en la vida
Dificultad para tomar decisiones, falta de confianza en los demás	Rodillas, zona lumbar y riñones	Rigidez en las rodillas y dolor en la zona lumbar que reflejan indecisión, miedo a tomar decisiones o falta de apoyo del entorno
Falta de confianza o seguridad en uno mismo	Piernas y pies	Sensación de piernas «débiles», dolor en las rodillas o falta de equilibrio, que representan dificultad para sentirse seguro o confiar en uno mismo

Tabla 1.1. Cómo las emociones impactan en el cuerpo. Fuente: elaboración propia.

• • • • • • • • • • • • • •

7. El aparato digestivo incluye la boca, las glándulas salivales, la faringe, el esófago, el estómago, el hígado, la vesícula biliar, el páncreas, los intestinos delgado y grueso y el ano.

La somatización, es decir, la manifestación de síntomas físicos sin una causa orgánica clara, está estrechamente relacionada con los llamados *trastornos funcionales*. Estos trastornos se presentan cuando una persona experimenta uno o más síntomas físicos, pero, tras realizar (todas) las pruebas médicas necesarias, no se encuentra una causa evidente que los explique.

Un ejemplo común es la dispepsia funcional, un malestar o dolor persistente en la parte superior del abdomen, acompañado de sensaciones de saciedad temprana o hinchazón tras las comidas, pero sin que las pruebas médicas detecten ninguna anomalía orgánica. Otro ejemplo conocido es el síndrome del intestino irritable, donde el dolor abdominal, la hinchazón o los cambios en el tránsito intestinal no se asocian a ninguna lesión detectable en los exámenes médicos.

Dicho esto, es importante no caer en la trampa de asumir que siempre se trata solo de algo «emocional». Diagnósticos funcionales como estos pueden ocultar causas orgánicas subyacentes, que a menudo requieren una evaluación más profunda, como las que incluyen la presencia de *Helicobacter pylori*, un SIBO, una candidiasis o algún tipo de disbiosis intestinal. Aunque algunas de estas causas pueden identificarse mediante pruebas tradicionales, otras suelen ser detectadas gracias a herramientas más avanzadas o enfoques de la medicina integrativa.

Esto no quiere decir que las emociones no tengan un papel crucial: la conexión entre la mente y el sistema digestivo es profunda y poderosa. Pero también es esencial identificar y tratar cualquier posible causa orgánica desde un enfoque integrador y personalizado.

En el próximo capítulo te hablaré más sobre cómo los factores emocionales afectan a estos trastornos y por qué comprender esta relación puede marcar la diferencia en tu bienestar.

La energía que eres y no ves

Voy a hablarte de algo realmente importante, quizás lo más importante que leerás en este libro. Si logras comprender este concepto, te aseguro que tendrás una herramienta clave para entender muchas otras cosas en la vida.

Te estoy hablando del **biocampo**, el término que los científicos utilizan para referirse a toda esa parte «vibracional» del cuerpo que no podemos ver. En las tradiciones antiguas, se conocía como *aura*, y hay quienes afirman tener la capacidad de percibirla.

Para explicarlo de una forma más clara, imagina el biocampo como una nube energética, algo así como tu propio Google Drive personal e invisible. Igual que en la nube digital almacenamos fotos, documentos y archivos importantes para acceder a ellos cuando los necesitamos, en el biocampo se almacenan experiencias, emociones, recuerdos e incluso traumas. Toda esta información no solo influye en tu estado de ánimo, sino también en tus decisiones y en cómo te relacionas con el mundo. Es un espacio dinámico y lleno de datos sobre tu salud, tus emociones y tu energía, siempre presente, aunque no todos tengamos la capacidad de percibirlo directamente.

Para comprender mejor esta dualidad entre lo visible y lo invisible en nuestro cuerpo, podemos verlo como una estructura de capas. En la **ilustración 1.1.**, tienes una representación de la parte física de tu ser: órganos, tejidos, células y hasta partículas subatómicas. Esta es la parte tangible, la que podemos ver y estudiar con microscopios o análisis clínicos. Pero más allá

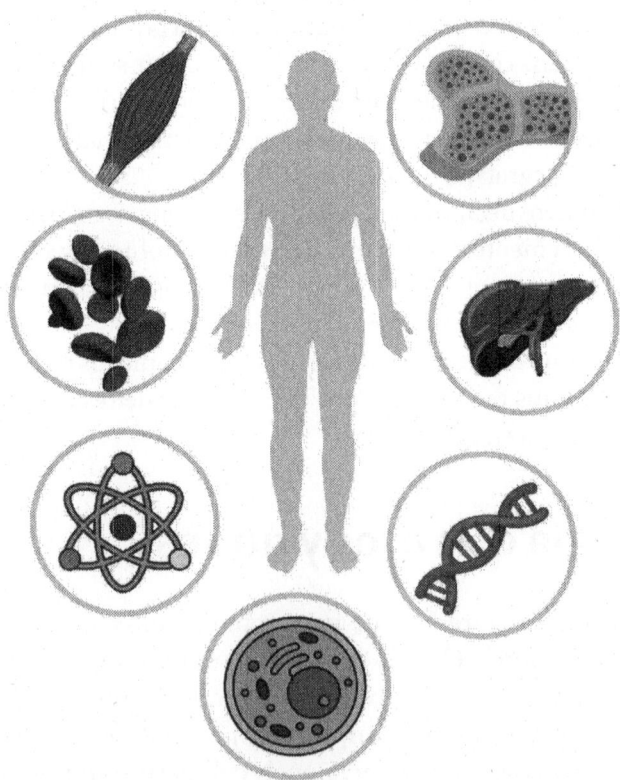

Ilustración 1.1. El cuerpo físico: la parte visible de tu energía.
Fuente: elaboración propia.

de lo que podemos medir con la ciencia convencional, existe una capa más sutil, el biocampo, donde se almacena información energética que influye en tu bienestar de maneras que apenas estamos empezando a comprender.

Pero ¿cómo se deposita esa información en el biocampo? No te preocupes, lo iremos desgranando poco a poco. Es un tema complejo, y quiero asegurarme de que lo entiendas bien. Lo importante, por ahora, es que tengas claro que esa nube está ahí, influyendo en tu bienestar.

Antes de seguir, déjame contarte un poco de historia; sé que esto puede sonar algo denso, pero entender de dónde viene el concepto de *campo* te ayudará a conectar mejor la ciencia con el biocampo. En 1831, el físico Michael Faraday descubrió la inducción electromagnética, mostrando cómo un imán en movimiento puede generar corriente eléctrica. Este hallazgo fue clave para el desarrollo del electromagnetismo, que más tarde formalizó James C. Maxwell en sus famosas ecuaciones, unificando los campos eléctricos y magnéticos. Sin embargo, el concepto de *campo de electrones* no surgió hasta mucho después, con el desarrollo de la teoría cuántica de campos en el siglo xx.

Pero, Berta, ¿qué es un campo electromagnético? Sé que te lo estás preguntando, y creo que Brian Skinner, físico teórico, lo explica a la perfección con esta analogía sencilla:[8]

¿De qué están hechas las personas?
Las personas están hechas de músculos, huesos y órganos.
¿De qué están hechos los órganos?
Los órganos están hechos de células.
¿De qué están hechas las células?
Las células están hechas de orgánulos.[9]
¿De qué están hechos los orgánulos?
Los orgánulos están hechos de proteínas.
¿De qué están hechas las proteínas?
Las proteínas están hechas de aminoácidos.

• • • • • • • • • • • • • •

8. Traducción y adaptación propia de: *A Children's Picture-book Introduction to Quantum Field Theory*. Skinner, B. (2015). https://www.ribbonfarm.com/2015/08/20/qft/

9. Los orgánulos (mitocondrias, núcleo, ribosomas, etc.) tienen estructuras específicas adaptadas a su función dentro de la célula. *Nota añadida por la autora*; no forma parte del texto original de *Skinner*.

¿De qué están hechos los aminoácidos?
Los aminoácidos están hechos de átomos.
¿De qué están hechos los átomos?
Los átomos están hechos de protones, neutrones y electrones.
¿De qué están hechos los electrones?
Los electrones provienen del campo de electrones.
¿De qué está hecho el campo de electrones?

Y hasta aquí llega el conocimiento científico sobre nuestro cuerpo…, al menos por ahora.

Sin embargo, la ciencia ha logrado desentrañar cómo se organizan los campos de electrones y otras estructuras en la naturaleza. La **jerarquía anidada** (*nested hierarchy*) describe cómo todo en el universo se estructura en niveles: desde partículas subatómicas, orgánulos, células y tejidos hasta ecosistemas y galaxias. Es como un sistema de **campos interconectados**, donde cada campo desempeña su función y contribuye al equilibrio del todo, formando una compleja red en constante interacción.

Esta organización jerárquica, junto con los patrones que sostienen la estructura de la vida, está estrechamente relacionada con la **geometría sagrada**. Este concepto, presente en muchas culturas y tradiciones, simboliza la conexión del universo mediante formas y patrones universales considerados sagrados. Ejemplos de estas formas son el árbol de la vida, la flor de la vida, el cubo de Metatrón y el toroide, que representan cómo los campos se alinean y estructuran la vida misma. En la **ilustración 1.2.**, en la página siguiente, puedes ver estas formas representadas visualmente.

¿Te has fijado en que ciertos patrones geométricos parecen repetirse en la naturaleza? La **flor de la vida**, con su diseño de círculos entrelazados, nos recuerda los patrones de crecimiento que observamos en los cristales o en la disposición de pétalos y hojas en algunas flores y vegetales. El **árbol de la vida**, por su parte, es una poderosa metáfora de la interconexión entre todos los seres vivos, reflejada también en sistemas biológicos, como los árboles reales que unen cielo y tierra a través de sus raíces y ramas. Y luego está el **cubo de Metatrón**, una estructura fascinante compuesta por sólidos platónicos, esas formas geométricas básicas que aparecen tanto en cristales minerales como en las estructuras moleculares, revelando un diseño subyacente en la materia misma. ¿Y el **toroide**? Guárdate este nombre y su patrón geométrico porque más adelante entenderás por qué este concepto puede

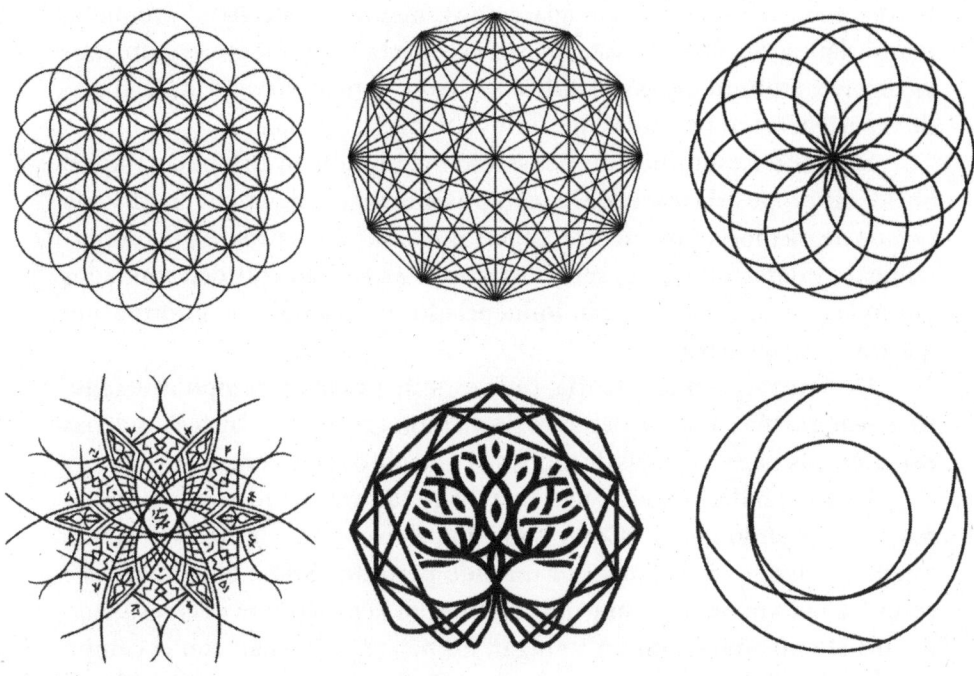

Ilustración 1.2. Geometría sagrada: la estructura oculta de la vida.
Fuente: elaboración propia.

transformar la forma en que percibes la dinámica de la energía, no solo en la vida, sino también en ti mismo.

Según los trabajos del neuroanatomista y biólogo Saxton Burr, antes de que se forme físicamente un ser vivo, aparece una polaridad bioeléctrica —positiva o negativa— seguida de un **campo bioeléctrico**. Este campo actúa como un molde tridimensional que guía la estructura que toma el organismo a medida que crece. Por ejemplo, en el caso de una rosa, antes de que florezca, existe un campo que funciona como un patrón que la materia irá llenando durante su crecimiento. Lo mismo ocurre con los seres humanos: primero surge el campo, y después la materia se organiza siguiendo esa guía.

Estos campos no solo contienen la información que dirige el desarrollo y la organización de los seres vivos, sino que también están profundamente ligados a conceptos de la psicología, como la **memoria colectiva**[10] propuesta por Carl Jung. Según Jung, esta memoria conecta a todos los seres humanos en un nivel profundo, más allá de lo consciente, actuando como un «campo» de experiencias compartidas que influye en nuestra psique.

Siguiendo esta línea de pensamiento, el biólogo británico Rupert Sheldrake propuso la **teoría de los campos morfogenéticos**, que amplía esta noción de memoria y estructura. Según Sheldrake, los patrones de comportamiento y desarrollo de los seres vivos no están únicamente determinados por lo genético, sino que están influenciados por campos de información que trascienden lo físico.

De acuerdo con esta teoría, cada especie posee un **campo morfogenético** que actúa como un depósito de memoria colectiva, almacenando las experiencias y aprendizajes de todos sus miembros anteriores.

Para entenderlo mejor, piensa en algo tan cotidiano como los pájaros construyendo nidos. ¿Cómo sabe un pájaro joven, sin haber recibido ninguna «clase», cómo construir un nido perfecto? Según Sheldrake, este conocimiento no se transmite únicamente por la genética ni es el resultado de una simple imitación. En su lugar, los pájaros resuenan con el campo morfogenético de su especie, un **campo de información** que contiene la experiencia acumulada de generaciones anteriores. Es como si, al conectarse con este campo, el pájaro realizara una especie de **descarga de información** (*download*) desde una nube colectiva —que, como hemos visto antes, también llamamos *biocampo*— y accediera a este conocimiento compartido, lo que le permite construir su nido de manera efectiva y precisa.

Curiosamente, esta idea de **resonar** es algo que seguramente has experimentado en tu día a día. ¿Te has encontrado diciendo que «algo te resuena» o sintiendo que una situación «vibra» contigo? Sin darnos cuenta, usamos términos que tienen un significado más profundo —incluso cuántico o espiritual— para describir esa sensación de sintonía con algo más grande que nuestras propias vivencias. Es como si nuestra experiencia y la de otros compartieran una frecuencia común.

· · · · · · · · · · · · · ·

10. La memoria colectiva, también llamada *inconsciente colectivo*, es un concepto del psicólogo Carl Jung que se refiere a un conjunto de experiencias y conocimientos compartidos por toda la humanidad. Esta memoria no es individual, sino que todos la compartimos y se manifiesta en arquetipos (patrones comunes de comportamiento, símbolos o mitos) presentes en diferentes culturas a lo largo de la historia.

Piensa en alguna ocasión en la que hayas escuchado una idea o vivido algo que pareciera tocar una fibra dentro de ti, como si estuviera en completa armonía con lo que sentías o pensabas en ese momento. Esa sensación, esa conexión, es la esencia de lo que significa resonar.

En el caso de los campos morfogenéticos, Sheldrake describe esta transferencia o descarga de información como una **resonancia holográfica cuántica**. Esto significa que, por ejemplo, un pájaro puede «resonar» con la nube que contiene toda la información acumulada por sus ancestros. Estos campos funcionan como una especie de **nube colectiva** donde la información fluye continuamente entre esa nube digital (el campo) y la realidad local. De este modo, el pájaro vive y se adapta a su entorno, mientras aprende de la nube, que a su vez se actualiza con las circunstancias y aprendizajes que cada individuo de su especie experimenta, en un proceso de retroalimentación constante que garantiza la evolución del comportamiento.

Veamos otro ejemplo documentado que lo ilustra de forma sorprendente. A finales del siglo XIX, en Estados Unidos, el alambre de espino se popularizó como herramienta para controlar al ganado. Aunque era muy eficaz, pronto se evidenció su lado oscuro: los animales se herían al intentar cruzarlo, quedaban atrapados y, en muchos casos, morían a causa de infecciones. Sin embargo, algo fascinante ocurrió con el paso del tiempo: las crías de ganado de todo el mundo, sin haber tenido contacto previo con este tipo de cercas, empezaron a evitarlas de manera instintiva, como si ya supieran del peligro.

Este fenómeno se entiende mejor si consideramos que los campos morfogenéticos se actualizan constantemente en función de las experiencias individuales. Esto significa que el comportamiento aprendido por una generación se suma al campo y puede influir en las generaciones futuras. En otras palabras, el campo funciona como una **memoria colectiva dinámica**: un archivo vivo que evoluciona y se adapta con cada nueva vivencia.

Además, la teoría de los campos también explica cómo grupos de animales se mueven de manera coordinada: leones en manada, aves en bandadas, abejas en enjambres... Todo ocurre sin un líder específico, actuando en perfecta sincronía bajo la influencia del campo colectivo, como si fueran un solo organismo. Esto demuestra que el comportamiento biológico y social también está guiado por los campos.

¿Y nosotros? Los humanos no somos tan diferentes. Como dijo Jim Rohn: «Eres el promedio de las cinco personas con las que más tiempo pasas». Nuestro entorno social y las personas con quienes nos relacionamos actúan como un campo, moldeando quiénes somos y cómo nos comportamos.

Seguro que has oído decir que somos el reflejo de quienes nos rodean. Incluso prácticas como el famoso club de las 5 de la mañana [11] demuestran cómo la sensación de comunidad y la sincronización con otros pueden influir en nuestros hábitos y en nuestra percepción del éxito. Saber que otras personas en todo el mundo se están despertando temprano para trabajar en sí mismas refuerza la motivación y nos ayuda a sostener el hábito.

Por eso, a mí me encanta proponer retos grupales para mis pacientes y seguidores en Instagram. Estos retos crean una sinergia y un ambiente colectivo que facilitan el cambio y fomentan el crecimiento compartido. Cuando trabajamos juntos, resonamos con un campo común que potencia nuestras capacidades y nos ayuda a alcanzar nuestros objetivos. Además, algo mágico puede ocurrir: nuestro sistema nervioso se activa de forma positiva, ya que el **complejo ventral del nervio vago** entra en acción, creando un ambiente de calma y conexión. Estas dinámicas bien gestionadas hacen que todos nos beneficiemos de la corregulación emocional, reforzando los vínculos y generando una sensación compartida de seguridad. Esto lo entenderás mejor en el próximo capítulo, cuando exploremos en profundidad la teoría polivagal.

Espero no haberte perdido, porque lo que viene ahora se pone aún más interesante: vamos a explorar el corazón y su conexión con la teoría de los campos.

Según el principio de complementariedad de Niels Bohr, el corazón no es solo una estructura física (partículas), sino también un generador de campos magnéticos (ondas), un concepto similar al comportamiento dual de la luz. Este **campo magnético del corazón** puede medirse gracias al dispositivo SQUID, [12] desarrollado por el físico Brian Josephson en 1962. Este aparato es tan sensible que puede detectar campos magnéticos extremadamente pequeños, como los generados por nuestros órganos, incluido el corazón.

Lo más sorprendente del campo magnético del corazón es que tiene dos expresiones: una magnética, medida por la magnetocardiografía, y una eléctrica, medida por el electrocardiograma. Ambas resultan ser idénticas en ritmo y actividad. Esta similitud entre los dos tipos de señales nos revela

• • • • • • • • • • • • • •

11. El club de las 5 de la mañana es un concepto popularizado por el escritor y conferenciante Robin Sharma en su libro *El Club de las 5 de la mañana*. Se basa en la idea de despertar a las 5 de la mañana para aprovechar las primeras horas del día con una rutina enfocada al crecimiento personal, la productividad y el bienestar.

12. *Superconducting Quantum Interference Device*, que se puede traducir como «dispositivo de interferencia cuántica superconductora».

que el corazón regula tanto el aspecto físico (ritmo cardíaco y bombeo de sangre) como el energético (influencia de su campo magnético). De esta manera, el corazón crea una **sincronización** que no solo impacta en todo nuestro cuerpo, sino también, quizás, en nuestro entorno.

Pero ¿cómo se transmite la información entre el campo magnético y el eléctrico? La información del campo magnético se convierte en electricidad mediante la **ley de Faraday** y la dinámica de las bobinas. Según este principio, todos los tejidos de nuestro cuerpo poseen una estructura en forma de bobinas o estructura seriada que facilita este proceso de conversión de energía.

Este patrón en espiral no es casualidad: optimiza la transmisión de señales eléctricas y magnéticas en el cuerpo, permitiendo una comunicación eficiente entre células y sistemas. El principio de Faraday explica cómo el movimiento de un campo magnético a través de una bobina genera electricidad. De manera, similar, en el cuerpo humano, estructuras como las fibras de colágeno en los tejidos conectivos captan la información del campo magnético y la transforman en señales eléctricas que puedan ser interpretadas por el organismo.

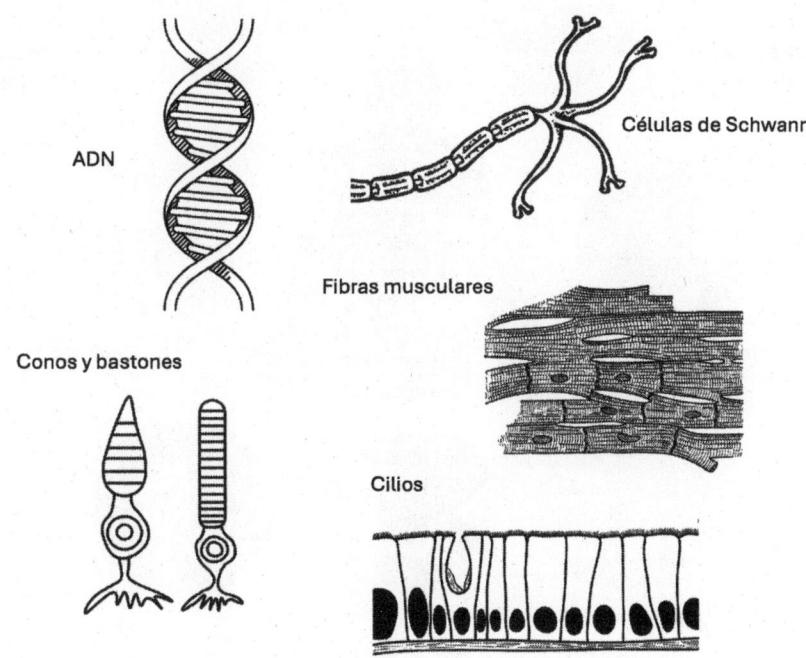

Ilustración 1.3. Bobinas biológicas: la arquitectura de la bioelectricidad.
Fuente: elaboración propia.

La clave de este proceso radica en la **sincronización vibracional**: los tejidos deben vibrar al mismo ritmo, en una vibración cuántica en fase, para que la información sea recibida y procesada con precisión y de forma coordinada.

Esto significa que, para descodificar la información presente en los campos, el cuerpo necesita que todos sus tejidos sintonicen una frecuencia específica, como si ajustaras una radio para captar una emisora concreta. De esta manera, el cuerpo accede a la información de la nube energética o campo, de forma similar a como descargarías datos de la nube en tu ordenador.

Albert Szent-Györgyi, ganador del Premio Nobel en 1937 por su trabajo con la vitamina C, destacó el papel crucial del **colágeno** en la transmisión de información y el soporte estructural del cuerpo. El colágeno, una proteína esencial, forma la base de numerosos tejidos conectivos, como la dermis, los huesos, los cartílagos, los tendones, los ligamentos, la fascias y los vasos

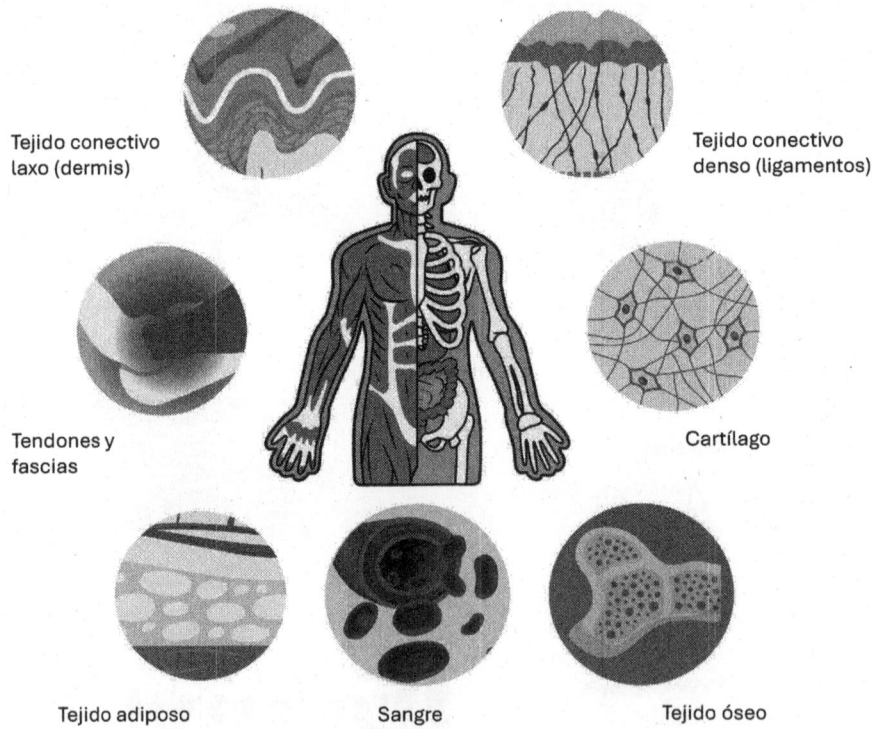

Tejido conectivo laxo (dermis)

Tejido conectivo denso (ligamentos)

Tendones y fascias

Cartílago

Tejido adiposo

Sangre

Tejido óseo

Ilustración 1.4. El tejido conectivo: la matriz que sostiene y comunica el cuerpo. Fuente: elaboración propia.

sanguíneos. Constituye aproximadamente el 70% de la composición de estos tejidos, proporcionando estructura, resistencia y elasticidad. Sin esta proteína, el cuerpo carecería del soporte necesario para mantener su forma y funcionalidad.

En su libro *Medicina energética*, James L. Oschman describe una «matriz viva» compuesta de colágeno y agua que se extiende por todo el cuerpo. Esta estructura altamente conductora facilita la transmisión rápida de información, permitiendo una comunicación instantánea entre células, de manera similar a una red de fibra óptica que transporta datos a alta velocidad. Esta matriz actúa como un canal bioenergético, permitiendo que las señales eléctricas y magnéticas fluyan a través del cuerpo, conectando y coordinando sus funciones de manera armónica.

En este sistema, el cuerpo descodifica la información del biocampo de forma similar a como una antena de televisión capta señales invisibles y las proyecta en la pantalla. Nuestra matriz viva de colágeno funciona como esa antena, captando y transmitiendo la información del biocampo, que luego se manifiesta en el cuerpo como sensaciones, respuestas y estado físico. Si todo está en equilibrio, esto se traduce en bienestar; si no, se manifiesta como síntomas o alteraciones.

Además, el cuerpo utiliza los campos bioenergéticos, junto con las percepciones sensoriales, para interpretar información relacionada con la forma y las funciones corporales. Esta descarga de información desde el campo se realiza principalmente a través de tres canales o *links*:

▷ **Chakras** (según la tradición india): explicaré más sobre ellos más adelante.

▷ **Meridianos:** son 12 líneas que conectan puntos de acupuntura y presentan una baja impedancia eléctrica.[13] Anatómicamente, se asocian con planos de tejido conectivo que contienen una alta concentración de fibras de colágeno, conocidas como *bandas de colágeno*. Esta baja resistencia permite la transmisión eficiente de información energética, conectando distintas partes del cuerpo. En la medicina tradicional

• • • • • • • • • • • • • •

13. Al tener una baja impedancia eléctrica, ofrecen menor resistencia al paso de las señales eléctricas. Esto podría interpretarse como una mayor conductividad, lo que sugiere que estas rutas permiten un flujo más eficiente de información bioeléctrica a través del cuerpo.

china, los meridianos son los canales por donde fluye la energía vital o *qi*, y cada uno está asociado con un órgano o sistema específico.

▷ **Corazón helicoidal.**

El latido del cosmos en nuestro pecho

Nos hemos acostumbrado a ver el corazón simplemente como una bomba que impulsa la sangre, pero ¿y si fuera mucho más que eso? ¿Y si su estructura y función fueran tan complejas que desafiara lo que entendemos de la biología? Esto nos lleva a una pregunta fascinante: ¿qué es el **corazón helicoidal**?

El Dr. James Oschman, pionero de la medicina energética, introdujo la idea del corazón como una antena escalar bidireccional, capaz de recibir y emitir energía al mismo tiempo. Para entenderlo mejor, imagina que el corazón tiene una estructura helicoidal, similar a una cinta de Möbius que gira y se entrelaza sin un inicio ni un final claros. Esta forma única no solo optimiza su capacidad para bombear sangre, sino que también lo conecta con el biocampo. De acuerdo con el efecto Aharonov-Bohm, el corazón podría comportarse como una antena que resuena con los campos cuánticos del universo, recogiendo y transmitiendo información que todavía no entendemos completamente. ¿Qué tipo de información capta? Eso sigue siendo un misterio. Sin embargo, el Dr. José Manuel Ballester Rodés, cardiólogo e investigador, ha realizado importantes avances en esta línea, ofreciéndonos pistas que podrían revolucionar nuestra forma de ver el corazón como un órgano energético y cuántico, además de biológico.

Voy a contarte algo curioso sobre el corazón y cómo se genera cada latido. Imagina que la electricidad que viaja desde la aurícula hasta el ventrículo, de repente, se toma un pequeño descanso, como si hiciera una pausa para tomar un café antes de continuar su camino. Eso, en cierto modo, es lo que sucede con la señal eléctrica entre las partes superiores e inferiores del corazón.

Para entender cómo late el corazón, primero tenemos que conocer los pasos del proceso eléctrico. Todo comienza con el nodo sinusal, que actúa como el «reloj» del corazón y emite la chispa inicial que marca cada latido. Esa señal luego se desplaza hasta el nodo auriculoventricular, que tiene la función de transmitir la electricidad a los ventrículos para que estos se contraigan.

Lo interesante aquí es que, justo antes de llegar a los ventrículos y generar el famoso complejo QRS (ese *boom* que sentimos en el pecho), la señal eléctrica hace una breve pausa que intriga a los cardiólogos. El profesor Frits L. Meijler, de la Universidad de Utrecht, destacó que no podemos rastrear con precisión cómo la señal atraviesa el nodo auriculoventricular, dejando este proceso como un misterio aún por resolver.

¿Y qué tiene que ver todo esto con la conexión entre nuestro biocampo y el corazón? Quizás esta pausa en la transmisión eléctrica esté relacionada con algo más grande: una conexión que permite que nuestro corazón resuene y se sintonice con el universo.

Las investigaciones han revelado que, en el nodo auriculoventricular, la electricidad se interrumpe momentáneamente, como si hiciera una pequeña pausa —o se tomara un café— antes de continuar su camino hacia los ventrículos. Esta pausa de los campos, como hemos mencionado antes, podría ser más que un simple fenómeno eléctrico, tal vez sea un instante en el que el corazón entra en diálogo con el campo energético que lo rodea.

Sin embargo, en el síndrome de Wolff-Parkinson-White ocurre algo diferente. En estos pacientes, existe una conexión adicional llamada *fascículo de Kent*, que permite que la electricidad pase directamente de la aurícula al ventrículo sin detenerse. Es como si la señal eléctrica se saltara el café, provocando taquicardias al circular de un lado a otro sin control.

La solución que emplean los cardiólogos es realizar una ablación por radiofrecuencia para eliminar este fascículo. Al desconectar este «cable extra», se restaura la pausa entre la onda P y el complejo QRS, devolviendo al corazón su ritmo natural y permitiendo que esa sincronía entre los campos se mantenga. Según el Dr. Ballester-Rodés, esta intervención es un ejemplo de cómo la medicina basada en campos o medicina cuántica puede influir directamente en nuestra biología, mostrando el impacto que estos principios tienen en la práctica clínica.

Curiosamente, cada especie tiene un ritmo único en esa pequeña pausa del corazón. Por ejemplo, en los humanos, el intervalo entre la activación de la aurícula y el ventrículo —conocido como *intervalo PR*— dura unos 200 milisegundos. Sin embargo, en otras especies como ratones, gatos, perros, vacas y toros, caballos, ballenas jorobadas o elefantes, este intervalo varía de forma notable. Lo más interesante es que estas diferencias no dependen únicamente del tamaño del corazón o del nodo auriculoventricular, sino de algo más profundo: el campo energético que regula el funcionamiento único del corazón en cada especie.

El **campo magnético del corazón** actúa como un guía, proporcionando las instrucciones necesarias para que el corazón lata de forma coordinada y coherente. Sin embargo, si este campo se ve alterado, el funcionamiento del corazón también puede empezar a fallar. ¿Qué puede afectar a este campo?

Según apunta Caroline Myss en su libro *Anatomía del espíritu*, emociones como la tristeza, la decepción, la frustración, la pena, la culpa y la soledad —básicamente, todo aquello que impacta con profundidad en tu alma— pueden generar incoherencia en el campo cardíaco y desequilibrar el cuarto chakra.

Incluso los cambios en el ambiente geomagnético, como las tormentas solares, pueden alterar nuestro campo cardíaco. Estos fenómenos están relacionados con la actividad del campo magnético de la Tierra, que a su vez es afectado por fenómenos solares como el viento solar, un flujo constante de partículas cargadas (protones y electrones) que el Sol emite hacia el espacio. A veces, esta actividad genera lo que conocemos como *tormentas geomagnéticas*.

A diferencia de fenómenos terrestres más perceptibles, como tormentas o terremotos, las tormentas geomagnéticas ocurren en el campo magnético terrestre, produciendo efectos visibles como las auroras boreales y australes. Además, impactan en los sistemas eléctricos y de comunicación, causando desde apagones masivos hasta fallos en satélites y GPS, que afectan a servicios esenciales de nuestra vida diaria. Por esta razón, los científicos monitorean el clima espacial para predecir estos eventos y mitigar sus consecuencias.

Lo más interesante es que estos fenómenos espaciales también pueden influir en nuestro cuerpo y mente, aunque no seamos conscientes de ello. Por ejemplo, las tormentas geomagnéticas pueden alterar nuestra frecuencia cardíaca, afectar a nuestro estado de ánimo e incluso influir en el comportamiento colectivo. Es un recordatorio poderoso de que, aunque algo no sea visible, no significa que no esté ocurriendo ni que no nos afecte.

Un estudio publicado en 2018 realizó un seguimiento de la **variabilidad de la frecuencia cardíaca** (*heart rate variability* [HRV])[14] de 16 personas durante cinco meses, comparando estos datos con información sobre la actividad solar y geomagnética obtenida de fuentes como la NASA. Los resultados mostraron que el sistema nervioso responde a los cambios del entorno, lo que se refleja en la HRV, una métrica que mide las fluctuaciones entre los

· · · · · · · · · · · · · ·

14. Una mayor HRV se considera un indicador de un sistema nervioso autónomo sano y flexible. En el siguiente capítulo profundizaremos un poco más en este concepto.

latidos del corazón y que es fundamental para entender cómo el cuerpo se adapta a factores externos.

Cuando aumenta la velocidad del viento solar, el cuerpo lo interpreta como una señal de estrés, acelerando el ritmo cardíaco. Por el contrario, fenómenos como los rayos cósmicos o las resonancias de Schumann —ondas que vibran entre la Tierra y la ionosfera, y que abordaré más adelante— parecen tener un efecto calmante, aumentando la HRV y activando el sistema parasimpático.

Los cambios bruscos en la actividad solar y geomagnética, como las tormentas geomagnéticas, pueden actuar como estresores, alterando procesos regulatorios como el equilibrio de melatonina y serotonina, la presión arterial, la respiración y el sistema inmunológico. Estos fenómenos han sido vinculados con incrementos en hospitalizaciones por depresión, intentos de suicidio, arritmias y otras afecciones cardiovasculares. Al final, todo está interconectado; el corazón es como una antena muy sensible que responde no solo a nuestras emociones, sino también a lo que ocurre allá arriba, en el espacio.

Otro fenómeno natural con un impacto sutil pero poderoso en el cuerpo son las **resonancias de Schumann**, frecuencias electromagnéticas que vibran entre la Tierra y la ionosfera. Estas frecuencias coinciden con nuestras ondas cerebrales (alfa, beta y gamma), lo que sugiere una sincronización natural entre la actividad cerebral y la del planeta. Por ejemplo, la frecuencia de 7,83 Hz, conocida como el *latido del planeta*, está vinculada a las ondas alfa, asociadas con la calma y la relajación. Durante millones de años, la vida en la Tierra se ha sintonizado de manera natural con estas frecuencias.

Sin embargo, la contaminación electromagnética moderna —proveniente de tecnologías como el 4G, el 5G y el wifi— ha alterado esta armonía natural. Aunque todos estamos expuestos, algunas personas con sensibilidad electromagnética, como quienes padecen síndrome de fatiga crónica, fibromialgia o sensibilidad química múltiple, parecen ser especialmente vulnerables a sus efectos. Dado que las resonancias de Schumann están en sintonía con los ritmos del cuerpo humano, la exposición a estos campos artificiales podría desajustar nuestro sistema nervioso, el sueño y otros procesos fisiológicos esenciales, poniendo en riesgo nuestro equilibrio y bienestar.

En un nivel más social, se ha observado que el aumento de la actividad geomagnética está asociado tanto con un incremento de las tasas de violencia y disturbios como con momentos de florecimiento creativo. Sorprendentemente, durante estos periodos pueden darse avances en ciencia, arte o arquitectura. Además, algunos estudios sugieren que nuestro cuerpo podría anticipar estos cambios días antes de que ocurran, lo cual resulta fascinante.

Esta conexión con los fenómenos cósmicos evoca la **astrología**, una herramienta de autoconocimiento que exploraré más adelante. Por ejemplo, los eclipses solares son considerados momentos clave que «mueven energías» a nivel individual y colectivo, impulsando transformaciones profundas o decisiones importantes en nuestras vidas. Todo esto refuerza la idea de que estamos mucho más conectados al cosmos de lo que solemos imaginar.

Con todo lo que sabes ahora, puedes comprender por qué el corazón no es solo una bomba mecánica, como he mencionado al principio. Es un músculo en espiral, perfectamente alineado con el **patrón de doble toroide** del campo electromagnético de la Tierra (¿recuerdas que te he dicho que guardaras este nombre?). No es una coincidencia, ni un simple paralelismo. Tampoco es algo que debería pasarnos desapercibido tras leerlo. Es, en realidad, una de las claves fundamentales de nuestra conexión con el universo.

El campo cardíaco parece ser el verdadero impulsor de la circulación sanguínea en el cuerpo. Según la teoría convencional, un corazón de apenas 300 gramos logra impulsar unos 8.000 litros de sangre al día a través de una red de vasos sanguíneos que suma unos 100.000 kilómetros. Sin embargo, esta teoría hidráulica tiene sus limitaciones. Algunos expertos sugieren que no es solo la fuerza mecánica del corazón la que impulsa la sangre, sino también el campo magnético que este genera.

Este campo magnético crea una corriente energética que sincroniza y facilita el flujo de la sangre en todo el sistema circulatorio. Esta sincronización no es un detalle menor: es la base de la **coherencia cardíaca**, un estado en el que el corazón, el cerebro y el cuerpo trabajan de manera armoniosa y eficiente. Y aquí no hablamos solo de mantener en sincronía a los trillones de células del cuerpo. Cada célula realiza unas 100.000 funciones por segundo, y el cuerpo humano, en su constante renovación, genera cerca de un millón de células nuevas cada segundo. Este nivel de renovación y coordinación requiere una precisión extraordinaria.

En este contexto, el físico Roger Penrose y otros investigadores han propuesto el concepto de **coherencia cuántica**, en el que múltiples partículas actúan como un estado unificado. Según esta idea, el corazón podría actuar como un sincronizador maestro para las células del cuerpo, asegurando que todas funcionen de manera coordinada y eficiente.

La **sincronización** es un principio universal que rige tanto el funcionamiento de nuestro cuerpo como el del entorno que nos rodea. En su libro *Sync: The Emerging Science of Spontaneous Order*,[15] Steven Strogatz describe cómo la naturaleza sigue ritmos sorprendentes. Por ejemplo, en los ríos de Malasia, miles de luciérnagas se congregan para destellar al unísono, ofreciendo un espectáculo fascinante. De manera similar, la Luna mantiene una resonancia perfecta con su órbita alrededor de la Tierra. Este principio también opera dentro de nosotros: nuestros corazones dependen de la activación sincronizada de miles de células marcapasos para latir de manera efectiva.

Cuando el corazón entra en un estado de coherencia, sistemas como el nervioso, el inmunológico y el endocrino se alinean, trabajando en perfecta sintonía. En este sentido, el corazón actúa como un director de orquesta, asegurándose de que todas las células toquen al mismo tiempo y en armonía.

Además, se ha demostrado que emociones positivas como el amor o la gratitud, que estimulan el cuarto chakra, pueden inducir este estado de coherencia. Es entonces cuando el latido, que puede ser algo irregular o caótico, comienza a seguir un ritmo estable y ordenado. Y lo mejor es que esta coherencia no solo afecta a quien la experimenta.

El fenómeno de sincronización puede extenderse a grupos (**coherencia de grupo**), como ocurre cuando varias mujeres que conviven juntas sincronizan sus ciclos menstruales. Aunque parezca un mito popular, ¡tiene una base científica! Seguro que alguna vez te ha pasado con una amiga, una hermana o incluso una compañera de trabajo. Y no solo entre personas: si tienes una mascota en casa, como una perra o una gata, seguro que también sigue ese mismo ritmo.

El HeartMath Institute[16] realizó un estudio increíble que demostró cómo podemos inducir un estado de **coherencia cardíaca**, no solo en nosotros mismos, sino también en otras personas. En el experimento, tres personas entrenadas enviaron intenciones amorosas a una cuarta persona sin formación durante 10 minutos. El resultado fue sorprendente: el receptor también alcanzó un estado de coherencia cardíaca, lo que indicó que los corazones de todos se sincronizaron energéticamente. Este fenómeno de acoplamiento evidenció que las emociones positivas pueden influir en la

• • • • • • • • • • • • • • •

15. Se puede traducir al español como «Sincronización: la ciencia emergente del orden espontáneo».

16. https://www.heartmath.org

coherencia del corazón incluso a distancia, creando una especie de **resonancia energética** entre las personas.

Este hallazgo guarda similitudes con el reiki, una práctica japonesa de sanación que busca equilibrar el biocampo mediante el toque ligero. Aunque algunos critican estas prácticas por falta de evidencia científica, estudios como los del HeartMath Institute sugieren que nuestras emociones y energía tienen un impacto real en nuestra salud física y emocional. Tanto HeartMath como el reiki apuntan a lo mismo: una conexión entre energía y bienestar que, aunque todavía no comprendemos completamente, comienza a ser respaldada por la ciencia.

El HeartMath Institute también introduce un concepto clave: la **HRV**. En condiciones óptimas, la HRV es coherente, mientras que bajo estrés o enfermedad se vuelve irregular. La eficiencia en la transferencia de información entre el corazón y otros sistemas, como el cerebro, mejora cuando estamos en un estado de coherencia psicofisiológica, caracterizado por patrones rítmicos estables y regulares en el corazón. ¿Podríamos considerar al corazón como un tercer cerebro? Esto lo exploraremos en el próximo capítulo.

La sociabilidad y la coherencia social en los seres humanos dependen en gran medida de cómo percibimos el mundo. Existen dos enfoques fundamentales: uno basado en la supervivencia y la agresividad, y otro orientado hacia el amor, la solidaridad, la cooperación y el trabajo en grupo.

Seguro que alguna vez has oído la frase «Solo sobreviven los más fuertes», como si la selección genética dejara fuera el altruismo. Sin embargo, esta idea tiene muchas excepciones en el reino animal, donde se observan actos de cuidado, sacrificio y generosidad, no solo entre miembros de una misma especie, sino también hacia otras ¡e incluso hacia los humanos! A menudo, estos actos ocurren sin que el animal obtenga ningún beneficio a cambio, más bien lo contrario. Un caso fascinante es la historia de Marcos Rodríguez Pantoja, un hombre que vivió en Sierra Morena durante 12 años, desde los 7 hasta los 19, en contacto casi exclusivo con lobos. Después de ser abandonado tras la muerte del pastor que lo cuidaba, fue adoptado por una manada de lobos, que lo ayudaron a sobrevivir y a desarrollar un vínculo profundo con ellos.

Historias como esta nos muestran que el instinto de conexión trasciende la supervivencia individual y nos recuerdan la importancia de pertenecer a algo más grande. Esa conexión es esencial, tanto para los animales como para nosotros, los humanos. Y cuando nos falta las cosas tienden a ir mal. Aquí tienes algunos ejemplos que ilustran esta idea:

▷ **Destierro en tribus primitivas:** ser apartado del grupo era prácticamente una sentencia de muerte, porque la supervivencia dependía de la comunidad.

▷ **Impacto del aislamiento:** la soledad afecta profundamente, tanto desde el punto de vista emocional como físico, aumentando el riesgo de enfermedades crónicas y deterioro cognitivo.

▷ **«Morirse de pena»:** los casos de personas que fallecen tras la pérdida de un ser querido nos recuerdan que el dolor emocional puede provocar reacciones físicas extremas. El impacto emocional puede desencadenar graves problemas de salud, como el síndrome del corazón roto o arritmias.

▷ **Suicidio:** a menudo está relacionado con una desconexión social profunda y la sensación de no pertenecer a ningún grupo o red de apoyo.

▷ **Ego y aislamiento:** cuando nos centramos demasiado en nosotros mismos (yo, yo, yo), el ego puede desconectarnos de los demás, afectando a nuestras relaciones y generando aislamiento emocional.

▷ **Migración y salud:** las personas que migran y pierden su red de apoyo suelen enfrentar mayores riesgos para la salud. Por ejemplo, las inmigrantes japonesas en Estados Unidos presentan una mayor prevalencia de cáncer de mama, no solo por los cambios en el estilo de vida, sino también por la falta de apoyo social.

▷ **Sistema inmune debilitado:** el aislamiento social está vinculado a la inmunodepresión, lo que hace que incluso enfermedades comunes, como un simple resfriado, sean más graves en personas que están solas.

Esto nos lleva a reflexionar sobre lo que vivimos durante la pandemia de **COVID-19**. ¿Tuvo sentido haber experimentado niveles tan extremos de desconexión social prolongada, cuando ya conocíamos los efectos devastadores de la soledad y el aislamiento en la salud física y mental? Es un recordatorio poderoso de que, como seres humanos, no estamos diseñados para vivir separados. Nuestra conexión con los demás es esencial no solo para nuestro bienestar emocional, sino también para nuestra salud física.

Cuerpo, mente y energía: la tríada del equilibrio

¡Felicidades! Si has llegado hasta aquí y has interiorizado todo lo que hemos hablado sobre el biocampo, ya puedes considerarte en el nivel A1 de Medicina Cuántica. No te subestimes: esto no es poca cosa. A mí me llevó años comprenderlo, y no porque el conocimiento no estuviera disponible, sino porque a veces no estamos listos para recibirlo. Gran parte de esta sabiduría se la debo al Dr. Ballester, cuyas investigaciones me ayudaron a conectar conceptos que, en su momento, parecían estar a años luz de distancia, y, por sorprendente que te pueda parecer, también a una lectura de registros akásicos que me hicieron en un momento crucial de mi vida.

Con esta base, ahora podrás comprender mejor la idea de que no somos solo cuerpo físico; somos una red de sistemas interconectados que se manifiestan de tres formas:

▷ **Cuerpo físico:** compuesto por nuestros tejidos, órganos y sistemas fisiológicos, es el vehículo que nos permite existir en este plano material.
▷ **Cuerpo espiritual:** incluye nuestra psique, esa combinación de mente y emociones que nos conecta con nuestra esencia y propósito.
▷ **Cuerpo astral o energético:** es lo que algunas tradiciones llaman *aura*, el campo electromagnético que rodea y afecta a nuestro ser físico y emocional.

Hace no tanto, yo misma decía: «Yo no soy espiritual», pero, ¿sabes qué?, eso es como decir que no tienes pulmones porque no te gusta respirar. **Todos somos espíritu,** lo queramos o no, porque esa parte de nosotros está presente en cada emoción que sentimos, en cada pensamiento que nos impulsa y en la energía que movemos día a día. Reconocerlo no tiene nada de místico ni extraño, es simplemente aceptar lo que ya somos.

Los tres cuerpos —físico, espiritual y energético— son interdependientes y forman un entramado multisistémico profundamente conectado. Cada uno está estrechamente relacionado y opera en sincronía gracias a los sistemas nervioso, inmunológico y endocrino. El cuerpo energético, a través de los chakras y el biocampo, interactúa con el cuerpo físico utilizando estas redes fisiológicas como puente, mientras que el cuerpo espiritual, que abarca

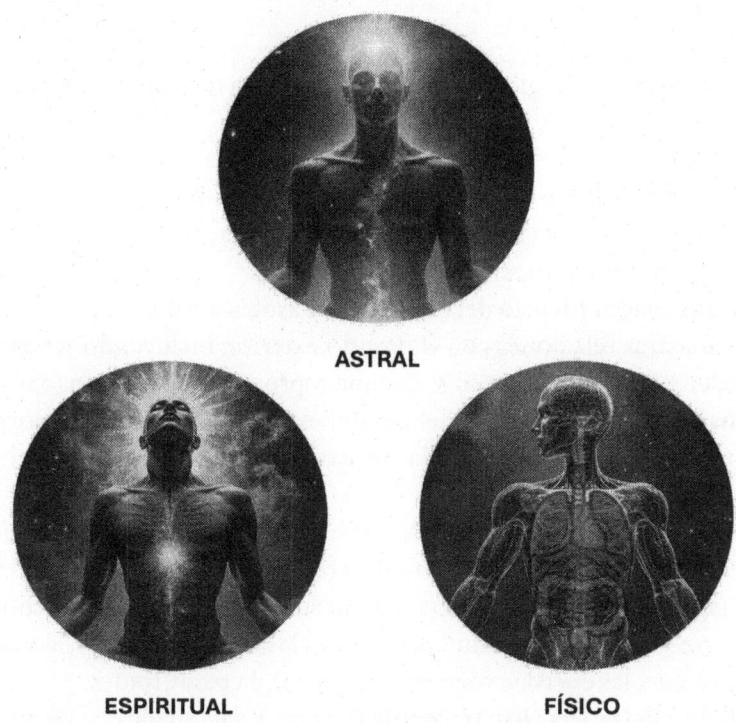

ASTRAL

ESPIRITUAL

FÍSICO

Ilustración 1.5. Los tres cuerpos. Fuente: elaboración propia.

nuestra psique, emociones y mente, actúa como el hilo conductor que integra la experiencia humana en todos sus niveles.

En conjunto, estos cuerpos y sistemas trabajan como un todo para mantener el equilibrio interno, procesar emociones y pensamientos, y responder a los desafíos externos. Esta interacción constante demuestra que la salud no es simplemente la ausencia de enfermedad, sino un estado de armonía que abarca el cuerpo, la mente y la energía.

En el corazón de este sistema energético encontramos los **chakras,** esos vórtices giratorios de energía que procesan y almacenan cada pensamiento y emoción que vivimos a diario. Estos centros de energía no solo están alineados a lo largo de la columna vertebral, sino que también vibran a frecuencias específicas, se asocian con colores del espectro de luz y corresponden a notas musicales. Su equilibrio está directamente relacionado con el bienestar físico y emocional, y su alineación puede elevar nuestra vibración hacia estados de autorrealización, como apuntaba Maslow.

Aquí tienes un desglose de cómo cada chakra interactúa con el cuerpo físico:

▷ **Chakra raíz** (base de la columna): se vincula con temas de seguridad, familia y tribu. Está relacionado con el sistema musculoesquelético[17] y las glándulas suprarrenales.

▷ **Chakra sacro** (debajo del ombligo): se asocia a emociones que surgen de nuestras relaciones con el mundo exterior, incluyendo sexualidad, poder y dinero. Influye en el sistema reproductivo y las gónadas.

▷ **Chakra del plexo solar** (debajo del esternón): almacena emociones vinculadas a la autoestima y la autoconfianza. Se relaciona con el sistema digestivo y el páncreas.

▷ **Chakra del corazón** (centro del pecho): su energía está ligada al amor y las relaciones. Influye en el sistema circulatorio, el respiratorio y el timo.

▷ **Chakra de la garganta** (garganta interna y externa): regula la comunicación y la fuerza de voluntad, y afecta a la laringe, la faringe, la tráquea, el esófago, las cuerdas vocales, la tiroides y la paratiroides.

▷ **Chakra del entrecejo o tercer ojo** (frente): relacionado con la intuición y los procesos mentales, se conecta al sistema nervioso y la hipófisis o glándula pituitaria.

▷ **Chakra de la corona** (parte superior de la cabeza): representa la conexión con lo divino y está vinculado al córtex cerebral y la glándula pineal.

Cuando estos chakras están equilibrados, la energía fluye de manera armónica por nuestro cuerpo. Sin embargo, si alguno de estos vórtices se bloquea o desajusta, pueden surgir síntomas tanto físicos como emocionales. Por ejemplo, un desequilibrio en el chakra del corazón (cuarto chakra) puede generar problemas respiratorios o circulatorios o conflictos en nuestras relaciones emocionales, mientras que un desequilibrio en el chakra del plexo solar (tercer chakra) puede traducirse en inseguridad, falta de autoestima o dificultades para aceptarnos tal y como somos, además de problemas digestivos.

· · · · · · · · · · · · · ·

17. El sistema musculoesquelético se compone de huesos, músculos, cartílagos, tendones, ligamentos, articulaciones y fascias.

Para encontrar ese equilibrio entre los tres cuerpos —físico, espiritual y energético— a lo largo de este libro compartiré contigo algunas terapias y herramientas que han demostrado ser efectivas. Casi todas las he probado personalmente y he tenido la oportunidad de observar los resultados de algunas de ellas en pacientes y personas cercanas. Cada opción tiene algo valioso que aportar, y mi intención es que encuentres la que más resuene contigo (¡sí, como hemos mencionado antes!) o incluso las combines, adaptándolas a lo que necesites en cada momento.

Chakra	Ubicación en la columna vertebral	Emociones y pensamientos	Sistema físico y glándula endocrina
Raíz	Base de la columna	Relacionados con la familia y las raíces	Sistema musculoesquelético y glándulas suprarrenales
Sacro	Justo debajo del ombligo	Mundo exterior, sexualidad, poder y dinero	Sistema reproductivo y gónadas
Del plexo solar	Debajo del esternón	Sobre uno mismo, como la autoconfianza y la autoaceptación	Sistema gastrointestinal y páncreas
Del corazón	Centro del pecho	Amor	Sistemas circulatorio y respiratorio y timo
De la garganta	Área interna y externa de la garganta	Comunicación y voluntad	Sistema linfático, tiroides y paratiroides
Tercer ojo	Centro de la frente (entrecejo)	Procesos mentales e intuitivos	Sistema nervioso central y glándula pituitaria
De la corona	Parte superior de la cabeza	Conexión con lo divino	Glándula pineal

Tabla 1.2. Chakras, emociones y su conexión con el cuerpo.
Fuente: elaboración propia

La fórmula: escribir, imaginar y crear tu realidad

¿Quién no tuvo un diario en su infancia o adolescencia? Ya sabes de cuáles hablo: esos con el candadito, que parecían más seguros que una caja fuerte. Mi hermana y yo teníamos los nuestros y ¡qué drama cuando no los encontrábamos donde los habíamos dejado! En esos momentos, ya nos imaginábamos a todo el mundo leyendo nuestros «secretos más oscuros», como quién nos había sacado de quicio ese día o qué chico de clase nos gustaba.

La palabra *journaling* significa, literalmente, 'escribir en un diario'. Durante mi mes en Bali (sí, me escapé allí para sanar el *burnout* laboral que arrastraba tras refugiarme en el trabajo después de una ruptura), me enamoré del ritual de sentarme en las cafeterías de Ubud a escribir mientras veía a otros hacer lo mismo. La mayoría eran australianos o americanos, culturas donde el *journaling* es parte de un estilo de vida que prioriza el autocuidado y la salud mental. Por suerte, cada vez es más habitual verlo también en España.

El *journaling* significa mucho más que poner tus pensamientos sobre papel. Es como un espejo que refleja tu mundo interior, no solo en el momento en que escribes, sino también con el tiempo. Releer lo que escribiste hace semanas o meses te ayuda a ver cómo has evolucionado emocionalmente. Y créeme, cuando empieces, te sorprenderás de que esos problemas que parecían enormes ayer, con perspectiva, se hacen mucho más pequeños o incluso desaparecen.

Además, escribir nos regala un momento único de soledad buscada. Es ese espacio donde no necesitas nada más que tu compañía, y, aunque a veces enfrentarnos a nuestros propios pensamientos puede ser incómodo, este ejercicio de conexión interna es esencial para trabajar en nuestras emociones y entendernos mejor. Porque, al final, nadie puede conocerte tan bien como tú mismo cuando te das el tiempo para escucharte.

La escritura terapéutica es una herramienta increíblemente eficaz para cuidarte y fortalecer tu salud mental. Una de sus formas más conocidas es la **escritura expresiva**, desarrollada por el psicólogo James Pennebaker. Este método consiste en volcar tus pensamientos y emociones sobre experiencias difíciles, ayudándote a liberar lo que llevas dentro y a procesar esas emociones intensas o reprimidas que a veces te bloquean.

Pero la escritura terapéutica no solo sirve para soltar lo negativo; también puede enfocarse en lo positivo, ¡y aquí es donde cobra aún más fuerza!

La **escritura positiva** te invita a centrarte en tus fortalezas y en los aspectos buenos de tu vida. ¿El resultado? Una mayor capacidad para regular tus emociones y adoptar una visión más optimista.

Aquí tienes un par de ejercicios sencillos para empezar con la escritura positiva:

▷ **El mejor yo posible:** este ejercicio te invita a imaginar tu vida ideal. Piensa en un futuro en el que todo te vaya bien y escribe cómo te gustaría ser, qué estarías haciendo y cómo te sentirías. Es una forma de visualizar tus metas y motivarte a dar los pasos necesarios para lograrlas.

▷ **Agradecer:** este ejercicio de gratitud se centra en reconocer las cosas buenas de tu vida, desde pequeños momentos cotidianos hasta logros importantes, y en valorar a las personas que te han apoyado o inspirado. De hecho, si llegas al final de este libro, encontrarás mis propios agradecimientos, dedicados a quienes me han traído hasta aquí y me han ayudado en este camino. Reflexionar sobre estas conexiones y su impacto en mi vida ha sido una forma especial de conectar con la gratitud, y te animo a hacer lo mismo.

Pronto te daré un ejemplo práctico para que puedas empezar a integrar estos ejercicios en tu rutina diaria y experimentar sus beneficios. ¡Dedicarte unos minutos al día puede ser más transformador de lo que imaginas!

Y seguramente te estarás preguntando qué beneficios puede aportarte esta práctica diaria. Diversos estudios han demostrado que el *journaling* tiene un impacto muy positivo en nuestra salud mental y emocional. He aquí algunos de los efectos más destacados:

▷ **Ayuda a regular las emociones:** escribir te permite gestionar y expresar lo que sientes de forma consciente, conectándote con lo que realmente te hace sentir mejor. Al reflexionar sobre tus emociones, puedes ajustar tu respuesta a esas situaciones que antes te desbordaban.

▷ **Reduce la ansiedad, el estrés y la depresión:** tener un espacio para liberar tensiones y poner en palabras esos pensamientos que a menudo rondan en tu mente puede ser una válvula de escape eficaz. Esto disminuye notablemente los niveles de estrés acumulado y alivia síntomas de ansiedad y depresión.

▷ **Aumenta las emociones positivas:** cuando practicas la escritura positiva, ya sea expresando gratitud o visualizando un futuro ideal, alimentas las emociones agradables. Esto contribuye directamente a tu bienestar general, haciéndote sentir más motivado y en paz contigo mismo.

El *journaling* es una herramienta autoterapéutica sencilla, práctica y accesible para cualquiera que busque mejorar su bienestar emocional con pocos recursos. Al escribir, te das la oportunidad de conectar contigo mismo, organizar tus pensamientos y profundizar en lo que sientes, lo que te ayuda a comprender mejor tus patrones y necesidades emocionales. Si crees que necesitas una perspectiva externa para trabajar ciertos temas o explorar más a fondo, puede ser buena idea complementarlo con un acompañamiento psicológico.

El *three-minute mental makeover*, o **transformación mental en tres minutos**, es una técnica rápida de *journaling* diseñada para mejorar tu estado mental y bienestar emocional en tan solo tres minutos. Es sencilla de integrar en tu rutina diaria y te ayudará a replantear pensamientos negativos, aumentar tu optimismo y sentirte más centrado. Solo necesitas un lugar tranquilo, papel y boli. Estos son los pasos:

1. **Gratitud:** durante el primer minuto, escribe tres cosas por las que te sientas agradecido en este momento. Pueden ser detalles sencillos como la luz del sol que entra por la ventana, un desayuno delicioso o una conversación con alguien especial. Este paso te ayuda a conectar con lo positivo y a generar una sensación de satisfacción.

2. **Tu mejor versión:** en el segundo minuto, escribe sobre quién quieres ser. Imagina cómo quieres ser en el futuro: ¿qué cualidades te gustaría potenciar?, ¿qué metas quieres alcanzar?, ¿cómo te gustaría que los demás te percibieran? Describe cómo sería un día perfecto siendo esa versión de ti mismo y qué hábitos te acercarían a ello. Este ejercicio te motiva a visualizar tus objetivos y a dar pasos hacia ellos.

3. **Declaración afirmativa:** en el tercer minuto, escribe una frase sobre ti mismo que te inspire y te fortalezca. Puede ser algo como «Soy capaz de superar cualquier reto», «Merezco cosas

buenas en mi vida», «Soy suficiente tal y como soy» o «Tengo la fuerza para afrontar lo que venga». Estas afirmaciones positivas ayudan a contrarrestar los pensamientos negativos y a reforzar una mentalidad positiva y de autoconfianza.

El *three-minute mental makeover* se puede realizar en cualquier momento del día y es especialmente útil en momentos de estrés o desánimo. Este ejercicio breve y eficaz se adapta incluso a los días más ajetreados, permitiéndote cultivar una mentalidad más positiva y resiliente en solo tres minutos.

Te regalo mi declaración afirmativa favorita: «**Confía en la vida. Todo encontrará su camino**». Es mi mantra personal cuando necesito calmarme y reenfocarme, y ha sido una gran ayuda en los momentos difíciles. Sin embargo, te animo a crear tu propia afirmación, algo que realmente conecte contigo. Encuentra esas palabras que te den fuerza y serenidad, y repítelas cuando las necesites.

Las afirmaciones como esta no solo nos calman, también son una herramienta poderosa en la escritura de manifestación, ayudándonos a atraer aquello que deseamos al enfocar nuestra mente en lo positivo y en lo posible.

Manifestar no es simplemente desear algo y esperar que ocurra como por arte de magia. Tampoco es un concepto místico o sin fundamento. Todo lo que has leído hasta ahora, como las afirmaciones y el *journaling*, son herramientas que nos ayudan en este proceso, porque nos aportan claridad, confianza y enfoque para alcanzar nuestros objetivos.

Además de las afirmaciones del tipo «Yo soy», existen muchos métodos de escritura para manifestar. Uno de mis favoritos es la **escritura libre**, una técnica que practico a diario. Escribir sin reglas ni restricciones, dejando que los pensamientos fluyan libremente, puede desbloquear ideas o emociones que quizás no sabías que tenías. Este ejercicio no solo es liberador, sino que también te ayuda a reflexionar más profundamente y a ganar claridad sobre lo que realmente deseas.

Otros métodos útiles son las intenciones matutinas y las reflexiones nocturnas. Las **intenciones matutinas** consisten en escribir tus metas y emociones al empezar el día, permitiéndote vivir con mayor propósito y alineación. Por otro lado, las **reflexiones nocturnas** te permiten evaluar cómo ha sido tu día, identificar si has logrado lo que te has propuesto y reflexionar sobre qué puedes mejorar.

Elige la técnica que mejor se adapte a ti: la que encaje con tu tiempo, tu personalidad o tus necesidades. Lo importante no es cuál elijas, sino que te comprometas con tu proceso y la conviertas en parte de tu rutina diaria. Lo esencial es empezar.

Las herramientas que hemos explorado no solo te ayudan a conectar con tus metas y deseos, sino que incluyen, de alguna forma, otra técnica poderosa: la **visualización**. Al manifestar, estás visualizando lo que quieres lograr, imaginando cómo sería alcanzarlo y conectando con las emociones que eso te genera.

Seguro que alguna vez has escuchado frases como «¡Visualiza lo que quieres!» o «Imagina que ya lo has logrado». Y, claro, tú piensas: «¿Y cómo se supone que hago eso?». Pues resulta que la visualización no es solo un consejo bienintencionado, sino una herramienta con una sólida trayectoria, especialmente en ámbitos como el deporte o los negocios. Se ha demostrado como un método eficaz para aumentar la motivación y la confianza, ayudando a atletas y ejecutivos a alcanzar su máximo potencial. Pero no necesitas ser Novak Djokovic ni Amancio Ortega para beneficiarte de ella; también es útil para manejar enfermedades crónicas o afrontar procesos de cambio personal.

La visualización consiste en imaginar de manera detallada un evento, acción o resultado futuro deseado, incluyendo sensaciones, emociones y el contexto que los rodea. No se trata solo de «ver» el objetivo en tu mente, sino de sentir cómo sería haberlo alcanzado. Normalmente, este ejercicio se hace en primera persona, lo cual ayuda a crear una experiencia más realista y motivadora.

Numerosos estudios han confirmado su efectividad en diversas áreas de la vida. Por ejemplo, se ha utilizado con éxito para ayudar a las personas a:

▷ Incrementar la actividad física.
▷ Mejorar los hábitos de estudio.
▷ Reducir el consumo de alcohol.
▷ Fomentar una alimentación más saludable.
▷ Mejorar la calidad del sueño.
▷ Controlar el estrés y la ansiedad.

La visualización es efectiva para ayudarnos a cambiar nuestro comportamiento porque influye directamente en nuestras actitudes, creencias y emociones, lo que a su vez impacta en nuestras acciones. Según la **teoría de la autoeficacia** de Albert Bandura, imaginar que logramos algo refuerza nuestra confianza en que somos capaces de conseguirlo, de manera similar a cómo observar el éxito de otros puede motivarnos a intentarlo. En resumen, esta práctica no solo refuerza nuestras intenciones y aumenta nuestra motivación, sino que también favorece cambios reales en nuestras acciones.

Una forma creativa y visualmente atractiva de practicar la visualización es mediante los **tableros de visión** (*vision boards*). Personalmente, me encanta hacerlos el día de Año Nuevo, un momento ideal para reflexionar sobre el año que comienza y establecer intenciones claras.

Aquí te presento el paso a paso para crear tu propio tablero de visión:

1. **Prepara los materiales:** reúne cartulinas, fotos de revistas, pegamento, tijeras y cualquier elemento decorativo que te guste (como pegatinas, botones, cintas o incluso hojas secas). También puedes buscar imágenes en Pinterest o usar fotografías personales. El objetivo es crear una representación visual de tus metas y aspiraciones con imágenes, palabras o recortes que te inspiren. Si lo haces con amigos, familia o alumnos, muestra ejemplos de tableros para inspirar y motivar.

2. **Reflexiona antes de empezar:** dedica unos minutos a pensar en tus objetivos y deseos. Responde preguntas como «¿Qué me hace feliz?», «¿Dónde quiero estar en 10 años?», «¿Qué objetivos quiero alcanzar?», «¿Qué pasos puedo dar para alcanzar mis sueños?», «¿Qué personas me inspiran y por qué?», «¿Qué me apasiona?». Si lo haces con niños, adapta las preguntas: «¿Qué me gustaría ser de mayor?», «¿Qué me gusta hacer en mi tiempo libre?», «¿Cómo puedo ayudar a los demás?». Esta reflexión les ayudará a explorar su identidad y a visualizar un futuro positivo.

3. **Planifica tus ideas:** antes de pegar las imágenes o palabras en el tablero, escribe tus respuestas en un diario o coméntalas con

quienes compartas esta actividad. Esto te dará mayor claridad sobre lo que quieres reflejar.

4. **Tómate tu tiempo:** esto es un proceso personal y creativo. Si lo haces en grupo, ofrece apoyo y mantén la motivación a través de preguntas y sugerencias.

5. **Comparte tu tablero:** una vez terminado, puedes compartirlo con personas importantes en tu vida. Hablar sobre tus metas y aspiraciones futuras refuerza tu compromiso con ellas y, si lo haces con niños, fomentarás el desarrollo de su identidad y la confianza en sus sueños.

6. **Mantenlo visible:** coloca tu tablero en un lugar donde lo veas a diario, como tu habitación o zona de trabajo. Revísalo con frecuencia para mantenerte motivado y enfocado.

Así como el *journaling* nos permite expresar nuestras intenciones por escrito, la visualización les da forma mental, haciendo que esas metas se sientan más reales y alcanzables. Al combinar ambas técnicas —escritura y visualización— creas una herramienta poderosa para manifestar lo que realmente deseas en tu vida.

Descifrando el mensaje emocional de un síntoma

La **biodescodificación** o **descodificación biológica** puede entenderse como el proceso de descifrar o desentrañar cómo nuestras emociones y vivencias impactan en el cuerpo, manifestándose en forma de síntomas o enfermedades. Esta metodología busca explorar el vínculo entre lo emocional y lo físico, ayudándonos a comprender la raíz emocional de ciertas dolencias.

El médico alemán Ryke Geerd Hamer es considerado el precursor de este enfoque. Aunque no utilizó el término *biodescodificación*, sus teorías sobre el origen emocional de la enfermedad influyeron profundamente en el desarrollo de esta corriente. Más tarde, figuras como Enric Corbera y Christian Flèche adaptaron y popularizaron estos conceptos bajo el nombre de *biodescodificación*, ampliando su alcance.

Hamer sentó las bases de esta idea con su teoría de la Nueva Medicina Germánica. Según él, muchas enfermedades, en especial el cáncer, tienen su origen en conflictos emocionales intensos y no resueltos. Estos conflictos generan lo que llamó un *choque biológico* que el cuerpo somatiza. Dentro de este planteamiento, definió el **síndrome de Dirk Hamer**, en honor a su hijo fallecido trágicamente, cuya muerte, según él, fue el evento emocional que desencadenó su propio cáncer de testículo.

Hamer llegó a una conclusión que marcó su vida: la resolución de conflictos emocionales, acompañada de cambios personales profundos, había sido esencial para la remisión de su enfermedad. En 1981 presentó su teoría como tesis en la Universidad de Tubinga, pero fue rechazada, generando gran controversia en el ámbito científico.

A pesar de la polémica, Hamer desarrolló su teoría en torno a cinco **leyes biológicas**, que intentan explicar cómo los conflictos emocionales afectan a órganos específicos y desencadenan enfermedades. Sostenía que enfermedades graves como el cáncer surgen de experiencias traumáticas y que la clave para sanar radica en resolver esos conflictos desde una mirada integrativa. Estas son las cinco leyes:

◆ **Ley número 1 de Hamer:** la ley de hierro del cáncer. Hamer plantea que todo cáncer tiene su origen en un choque emocional profundo que impacta directamente en la biología del paciente. En este contexto surge la descodificación biológica, una metodología que conecta los síntomas físicos con experiencias emocionales intensas o traumáticas. Este enfoque plantea que activamos «programas biológicos de supervivencia», no solo en momentos de peligro evidente, sino también en situaciones de estrés intenso o conflictos emocionales profundos. Además, distingue entre el *shock* biológico y el psicológico. ¿La diferencia? Un *shock* biológico es una respuesta automática e instintiva del cuerpo ante situaciones de vida o muerte, diseñada para activar mecanismos de supervivencia. En cambio, un *shock* psicológico se refiere a un conflicto emocional consciente, que por sí solo no produce una alteración fisiológica inmediata.

  Imagina que estás en el trabajo y, de forma inesperada, tu jefe te llama a su despacho sin previo aviso con un tono serio. De repente, notas que tu cuerpo reacciona automáticamente: quizá sientas una leve tensión en el pecho o en los hombros, un nudo en el estómago o simplemente una sensación de inquietud. Esto es un *shock* biológico, una respuesta automática de tu organismo que te prepara para afrontar lo que percibes como una posible amenaza. Más tarde, al salir de la reunión, sigues dándole vueltas a lo que ha pasado: «¿Habré hecho algo mal? ¿Qué pensará de mí?». Ese análisis mental es un *shock* psicológico, un conflicto emocional consciente que no genera una respuesta física inmediata como el biológico.

◆ **Ley número 2 de Hamer:** fase patogénica y salutogénica de la enfermedad. Hamer establece que cada enfermedad atraviesa dos fases clave:
  - Fase de desarrollo (patogénica): la enfermedad comienza a manifestarse tras un choque emocional intenso.
  - Fase de sanación (salutogénica): el cuerpo pone en marcha su proceso de recuperación para restablecer el equilibrio perdido.

Esta perspectiva conecta con la **teoría de la salutogénesis** de Aaron Antonovsky, que ocurre al recuperar la coherencia y el equilibrio en la vida de una persona. ¿Recuerdas lo que hemos hablado sobre la coherencia al principio del capítulo?

Para Hamer, el dolor es una parte esencial del proceso de sanación y no se limita al plano físico; también abarca aspectos emocionales y el sentido personal de la vida. Según él, una recuperación auténtica implica resolver cuestiones concretas en nuestra vida cotidiana, más allá de trabajar únicamente en el plano mental (psique).

En consulta, he visto que muchas personas se sienten atrapadas por preguntas profundas que les resulta difícil resolver, como «¿Por qué no siento una conexión real con mi familia?», «Estoy en una relación difícil, pero ¿quién sería yo sin ella?» o «¿Vale la pena dedicar tantas horas a un trabajo que no me llena?». Estas preguntas existenciales, si no encuentran una respuesta, pueden bloquearnos y afectar a nuestra vida diaria, dificultando así el proceso de sanación.

◆ **Ley número 3 de Hamer:** la enfermedad como transformación simbólica. Esta ley plantea que nuestros conflictos emocionales pueden manifestarse simbólicamente en el cuerpo, afectando a órganos específicos según la emoción o el conflicto vivido. En esta visión, el cuerpo actúa como un espejo de nuestros problemas internos, expresando mediante síntomas físicos aquello que muchas veces queda atrapado en nuestra mente. Es decir, nuestro organismo responde de forma instintiva a estos conflictos, generando síntomas como una forma de restaurar el equilibrio interno y amortiguar el impacto emocional.

Aprender a escuchar las señales que nos envía nuestro cuerpo, identificar cómo el estrés y las emociones no resueltas se expresan físicamente nos abre la puerta a liberar esos bloqueos y fortalecer nuestro bienestar.

La biodescodificación adopta este enfoque, invitándonos a comprender para sanar. Se trata de una oportunidad para tomar conciencia de lo que nos afecta, transformar nuestras emociones y recuperar la armonía en nuestra salud.

¿Estás listo para escuchar lo que tu cuerpo tiene que decir?

◆ **Ley número 4 de Hamer:** las bacterias y virus como aliados en el proceso de sanación. Según Hamer, las bacterias y los virus no son únicamente agentes perjudiciales; también pueden actuar como colaboradores en el proceso de sanación. En su visión, tras un evento emocional intenso o un choque biológico, el cuerpo activaría estos microorganismos para reparar tejidos dañados o descomponer aquellos que ya no son necesarios, contribuyendo así a restablecer el equilibrio interno.

Este enfoque guarda cierta similitud con la conocida **reacción de Herxheimer**,[18] también llamada *crisis curativa*, que observo frecuentemente en consulta al tratar condiciones como el SIBO, la parasitosis, la candidiasis o la toxicidad por micotoxinas. Durante estos tratamientos, el cuerpo inicia un proceso de desintoxicación para eliminar microorganismos o toxinas acumuladas, lo que puede provocar síntomas temporales como fatiga, dolor de cabeza, fiebre leve, molestias digestivas o dolor muscular. Aunque estos síntomas pueden percibirse como un empeoramiento inicial, en realidad indican que el cuerpo está trabajando para procesar y liberar lo acumulado, avanzando hacia la sanación. En este sentido, tanto Hamer como la reacción de Herxheimer

• • • • • • • • • • • • • •

18. La reacción de Herxheimer recibe su nombre del dermatólogo alemán Karl Herxheimer, quien, junto con su colega Adolf Jarisch, observó este fenómeno mientras trataba la sífilis a principios del siglo xx. Ambos notaron que, al administrar el tratamiento, los pacientes experimentaban un empeoramiento temporal de los síntomas, como fiebre y dolor. Este empeoramiento inicial se debía a la liberación de toxinas cuando las bacterias (particularmente la *Treponema pallidum*, causante de la sífilis) morían rápidamente.

subrayan la idea de que el cuerpo, en su sabiduría innata, pone en marcha mecanismos para restaurar el equilibrio, incluso cuando esto implica cierto malestar temporal.

◆ **Ley número 5 de Hamer:** todas las enfermedades son racionales y beneficiosas. Hamer propone que las enfermedades no son simples accidentes o fallos biológicos, sino **respuestas funcionales y adaptativas** del organismo. Desde esta perspectiva, el cuerpo «elige» una enfermedad específica como una estrategia para ayudar al individuo a afrontar o resolver un conflicto emocional o una situación particular. En esta visión, la enfermedad se convierte en una herramienta evolutiva para la adaptación y el crecimiento.

En el marco de la biodescodificación, los conflictos emocionales intensos o *shocks* biológicos se ven como desencadenantes de mecanismos biológicos diseñados para la adaptación y sanación. Según Hamer, la enfermedad tiene un propósito biológico: ayudarnos a procesar, adaptarnos y liberar cargas emocionales.

Este enfoque conecta con conceptos de la biología moderna como la **epigenética** y el mal llamado *ADN basura*, ambos relevantes para entender cómo nuestras experiencias emocionales influyen en nuestra biología.

En la década de 1970 el genetista Susumu Ohno acuñó el término *ADN basura* para describir aquellas regiones del ADN que no codifican proteínas y que en ese momento se consideraban inútiles. Sin embargo, investigaciones recientes han demostrado que este ADN no codificante tiene un papel crucial en la regulación genética y en la transmisión de efectos epigenéticos a través de generaciones. El ADN basura actúa como una especie de memoria biológica, capaz de almacenar las huellas de experiencias intensas o traumas vividos por nosotros o nuestros antepasados. Aunque la secuencia del ADN no cambia, factores como el estrés o los traumas pueden dejar marcas epigenéticas que regulan la activación o desactivación de genes. Estas marcas influyen en cómo nuestro cuerpo responde al estrés y maneja conflictos emocionales o físicos. Este fenómeno, conocido como *herencia transgeneracional*, sugiere que las experiencias de nuestros ancestros pueden afectarnos en el presente, influyendo en nuestra biología y en cómo enfrentamos los conflictos o desafíos.

La biodescodificación es un viaje hacia el interior, donde el cuerpo se interpreta como un mapa que refleja nuestras experiencias emocionales más profundas. Como al pelar una cebolla, vamos eliminando capas para descubrir las verdaderas causas de nuestros síntomas físicos. No se trata simplemente de relaciones comunes como que la ansiedad provoca gastritis, sino de explorar las capas más escondidas del subconsciente, donde habitan emociones reprimidas y recuerdos inconscientes que el cuerpo podría estar expresando.

En cada consulta, los terapeutas asumimos el papel de detectives emocionales, buscando conexiones entre vivencias y síntomas físicos. Con preguntas como «¿Recuerdas la primera vez que notaste este síntoma?» o «¿Hubo algún evento significativo en esa etapa de tu vida?» —seguro que mis pacientes las recordarán de su primera visita médica—, exploramos el contexto emocional que podría estar detrás del síntoma. Cada respuesta nos ayuda a quitar una capa más, conectando experiencias personales, y a veces familiares, con lo que está ocurriendo en el presente. Este proceso permite llegar a las raíces emocionales de los síntomas y ofrece una comprensión liberadora del camino hacia la sanación.

Aquí es donde la **desprogramación** se convierte en un pilar esencial. Este enfoque permite que las personas se liberen de creencias y patrones limitantes que afectan a su bienestar. Al combinar los principios de la biodescodificación con técnicas de desprogramación, se facilita una liberación profunda, tanto de emociones propias como de patrones heredados que influyen en la salud del paciente.

Para desprogramar, es necesario acceder al subconsciente. Esto se puede lograr mediante diversas técnicas, como visualizaciones y meditaciones guiadas, hipnosis terapéutica, terapia de movimiento somático y terapia EMDR,[19] así como con la respiración consciente por la boca y la terapia con psicodélicos, de las que te hablaré más adelante. Estas prácticas nos permiten ir más allá de la mente lógica y conectar con una sabiduría interna que ayuda a liberar emociones reprimidas y a replantear experiencias desde una perspectiva más libre.

Como en cualquier terapia (incluidas las que veremos a continuación), la **integración** es un paso fundamental en la biodescodificación. Este es el momento en que cada revelación emocional se incorpora en la vida cotidiana mediante pensamientos conscientes y cambios en el comportamiento.

· · · · · · · · · · · · · · ·

19. Del inglés *eye movement desensitization and reprocessing* o desensibilización y reprocesamiento por movimientos oculares.

Es como reprogramar el sistema operativo del cuerpo de una manera suave y progresiva, sin necesidad de un reinicio brusco. Este paso asegura que la transformación no solo sea profunda, sino también duradera, permitiendo que la nueva forma de sentir, vivir y relacionarse con uno mismo se convierta en parte natural de uno mismo.

Explorando el significado emocional de un síntoma

Este ejercicio te ayudará a conectar con el trasfondo emocional de un síntoma físico o una situación que estés atravesando. Busca un lugar tranquilo para que no te interrumpan y sigue estos pasos:

1. **Identifica el síntoma o situación**
   - Elige un síntoma físico (como dolor de cabeza, tensión muscular, problemas digestivos) o una situación concreta (un conflicto personal, un bloqueo emocional, etc.) que quieras explorar.
   - Escríbelo en una hoja o en tu diario y describe cómo lo experimentas: ¿qué sientes exactamente?, ¿cómo afecta a tu día a día?
2. **Explora las emociones relacionadas**
   - Cierra los ojos y respira profundamente. Lleva tu atención a la parte de tu cuerpo donde sientes el síntoma o visualiza la situación elegida.
   - Pregúntate: «¿Qué emociones surgen cuando pienso en esto?». Puede ser tristeza, enojo, miedo o frustración.
   - Anota las emociones que surjan sin juzgarlas ni analizarlas demasiado. Simplemente déjalas surgir.
3. **Busca conexiones con el pasado**
   - Reflexiona si ha habido momentos de tu vida en los que hayas sentido emociones similares a las que acabas de identificar.
   - Pregúntate: «¿Cuándo fue la primera vez que experimenté algo parecido?» o «¿Qué eventos de mi historia personal podrían estar relacionados con este síntoma o situación?».
   - Anota cualquier recuerdo o imagen que te venga a la mente, incluso si no parece tener una relación directa.

4. **Explora las creencias subconscientes**
   - Pregúntate: «¿Qué creencias tengo sobre mí o sobre la vida que podrían estar relacionadas con este síntoma o situación?»; por ejemplo: «Tengo que ser perfecto», «No puedo mostrar debilidad» o «Siempre debo estar ocupado».
   - Escribe las creencias que surjan, sin cuestionarlas.
5. **Liberación y reprogramación**
   - Lee en voz alta lo que has escrito y observa si sientes alguna liberación emocional. A veces, el simple hecho de reconocer una emoción o creencia nos ayuda a soltarla.
   - Visualiza cómo podrías transformar esa creencia o emoción en algo más positivo. Por ejemplo, si identificas la creencia «Debo hacerlo todo perfectamente», podrías cambiarla por «Es suficiente con dar lo mejor de mí».
   - Repite la nueva creencia en voz alta o escríbela en un lugar donde puedas verla a diario.
6. **Reflexión final**
   - Tómate unos minutos para escribir cómo te sientes después del ejercicio. ¿Ha cambiado tu percepción sobre el síntoma o la situación?
   - En los próximos días, presta atención a cómo te sientes, ¿Ha cambiado el síntoma? ¿Notas alguna liberación emocional?[20]

Descubriendo las raíces de tu historia

Las **constelaciones familiares** han ganado popularidad en los últimos años, en parte gracias a la serie de Netflix *Mi otra yo*. En esta historia, la protagonista, una doctora, explora cómo los conflictos emocionales y traumas familiares no resueltos pueden influir en nuestra vida y salud de manera

· · · · · · · · · · · · · ·

20. La liberación emocional se siente como un alivio, una calma inesperada o ganas de llorar o reír. También puedes notar el cuerpo más relajado, la mente más clara o una perspectiva renovada sobre lo que te preocupaba. Incluso es posible que duermas mejor o sientas una paz interna, como si hubieras hecho las paces contigo mismo. Estos cambios pueden aparecer de inmediato o en los días siguientes.

inconsciente. A través de la trama, descubrimos que ciertos lazos familiares pueden afectar a nuestras relaciones y decisiones actuales de formas sorprendentes.

Brasil es hasta ahora el único país que ha integrado formalmente las constelaciones familiares en su sistema de salud pública. En otros países, como Alemania, donde se originaron, y en lugares como Argentina y España, su práctica es común en centros privados de psicología y terapias alternativas, pero no forma parte de los sistemas de salud estatales.

Este enfoque fue desarrollado por el terapeuta alemán Bert Hellinger, quien propuso que los conflictos familiares no resueltos pueden heredarse y manifestarse en problemas emocionales, relacionales o incluso físicos en las generaciones posteriores. Las constelaciones familiares buscan desentrañar estos «enredos» o patrones heredados para abordar las raíces de los conflictos y liberar al individuo de estas cargas. Mediante un enfoque fenomenológico y sistémico, esta herramienta permite identificar los patrones ocultos en el sistema familiar y facilitar una comprensión más profunda de nuestras experiencias y relaciones.

Desde una perspectiva terapéutica **transpersonal**,[21] las constelaciones familiares no solo exploran nuestras propias vivencias, sino también los conflictos no resueltos de generaciones anteriores. Algunos especialistas sugieren que, al tomar conciencia de estos traumas heredados, podemos incluso influir en los patrones epigenéticos de una persona. Esto se conecta con el llamado *efecto observador*, que plantea que, al reconocer un trauma heredado, es posible cambiar la forma en que ciertos patrones genéticos o de memoria celular se manifiestan en nuestro bienestar. Este enfoque encuentra su fundamento en conceptos de la **teoría de los campos**, ya discutidos al inicio del capítulo.

En una sesión de constelaciones familiares, el proceso comienza cuando una persona —el constelado o consultante— plantea un tema, síntoma o problema que afecta a su vida. Puede tratarse de un conflicto personal, un bloqueo emocional o incluso un síntoma físico que desee explorar en el contexto de su historia familiar. A partir de ahí, el facilitador o constelador

· · · · · · · · · · · · · · ·

21. La psicología transpersonal va más allá de la experiencia individual para abarcar aspectos espirituales, colectivos y la conexión con algo mayor que uno mismo. Este enfoque considera que no solo vivimos a través de nuestras emociones y pensamientos conscientes, sino que también estamos influenciados por una memoria colectiva o inconsciente colectivo, como lo denominó Carl Jung.

guía el proceso y, junto con el constelado, decide quiénes representarán a los miembros de su familia o elementos simbólicos de su vida, como el amor, el dinero, la seguridad o la salud. Estos representantes,[22] sin conocer detalles específicos sobre la familia, comienzan a expresar movimientos, emociones o reacciones espontáneas que, de manera sorprendente, suelen reflejar las dinámicas emocionales y tensiones de los familiares a quienes representan.

Recuerdo vivamente una experiencia en la que una mujer de mediana edad fue elegida para representar a Berta, una versión de mí misma cuando tenía apenas cuatro o cinco años. Lo más impactante fue cómo logró encarnar con tanta precisión esa energía tan particular de mi infancia: mis ojos enormes y atentos, abiertos de par en par, captando cada pequeño detalle a mi alrededor. Yo era una niña curiosa, inquieta y emocionada por descubrir el mundo en cada mirada. Verla reflejar esa esencia de manera tan auténtica fue sobrecogedor. Sentí una mezcla de fascinación y escalofríos, como si alguien estuviera reviviendo una parte de mí que ni siquiera sabía que otros podían percibir con tanta claridad. Fue una experiencia profundamente impactante y mágica, que ilustra el inmenso poder de las constelaciones familiares. ¿Cómo alguien, sin conocerme en absoluto, podía expresar con tanta autenticidad una parte tan íntima de mi historia?

Pero no solo eso. Durante esa sesión, no se movió únicamente algo mío, sino que también empezó a despejarse el panorama de mi historia familiar. Es curioso que, al verlo representado, es como si estuvieras observando tu vida en una película. Todo se muestra de una manera mucho más clara, y comienzas a tomar conciencia de conexiones que antes no habías visto. Fue como si se abriera una puerta hacia aspectos ocultos de mi historia familiar que habían permanecido en silencio durante años. A raíz de esa experiencia, muchas piezas empezaron a encajar y, aunque no fue algo que se resolviera de inmediato, me permitió comprender y abordar algo que, sin duda, llevaba mucho tiempo necesitando salir a la luz.

La **teoría de Bert Hellinger** plantea que en cada familia existe un orden natural, donde cada miembro tiene un lugar y un rol específico que son esenciales para mantener el equilibrio familiar. Durante el proceso de constelaciones familiares, se trabaja para que cada persona pueda liberar las

· · · · · · · · · · · · · ·

22. A veces, en sesiones individuales, algunos terapeutas utilizan figuras de muñecos, como los populares Playmobil, o fichas simbólicas para representar a los familiares o aspectos significativos de la vida del consultante.

cargas emocionales asumidas de otros familiares y restablecer las jerarquías naturales. Este reajuste permite que cada individuo recupere su propio espacio emocional, liberándose de conflictos ajenos y alcanzando una mayor paz, equilibrio emocional y relaciones familiares más saludables. Este enfoque también facilita que los conflictos y lealtades familiares inconscientes se hagan conscientes, abriendo la posibilidad de liberarlos y reconfigurar las dinámicas familiares de una forma más sana y equilibrada.

Hay estudios disponibles en PubMed que respaldan la seguridad y eficacia de las constelaciones familiares para reducir síntomas de ansiedad y depresión, además de mejorar el bienestar general. Gracias a su brevedad y accesibilidad, esta intervención se presenta como una herramienta efectiva que puede ofrecer mejoras significativas en un corto periodo de tiempo, facilitando el acceso a la salud emocional de manera más amplia.

Ejercicio de reflexión sobre tu historia familiar

Encuentra un lugar tranquilo, respira profundamente y anota en un cuaderno todo lo que surja: recuerdos, emociones o pensamientos. Este ejercicio te ayudará a identificar patrones o experiencias no resueltas y a dar el primer paso hacia una mayor comprensión y libertad emocional. Reflexiona sobre las siguientes preguntas:

- **¿Existen patrones familiares que se repiten en varias generaciones?** Piensa en conflictos, miedos o experiencias difíciles que parecen repetirse en la historia familiar. Observa si esos patrones también están presentes en tu vida y si de alguna manera influyen en tus decisiones o emociones.
- **¿Hay alguna actitud o creencia familiar que haya influido en tu forma de ver el mundo?** Reflexiona si has adoptado alguna visión, decisión o forma de reaccionar que parece heredada. ¿Te encuentras repitiendo un ciclo o reaccionando a ciertas situaciones de una manera que te cuesta cambiar?
- **¿Llevas una carga que no es completamente tuya?** A veces, sentimos responsabilidades, emociones o culpas que en realidad no nos pertenecen. Pregúntate si cargas con alguna obligación emocional hacia algún miembro de tu familia que ha condicionado tus elecciones o tu forma de vivir.

- **¿Sientes que debes honrar a algún miembro de tu familia?** Los sentimientos de lealtad familiar pueden llevarnos a actuar o vivir de una manera específica para honrar a nuestros antepasados. Reflexiona si has sentido la necesidad de seguir un camino particular por ellos o si sus experiencias han condicionado las tuyas.
- **¿Existen secretos o conflictos familiares no hablados?** A veces, los temas no discutidos, aunque olvidados conscientemente, pueden generar tensiones o miedos subconscientes que siguen afectando a la familia. Pregúntate si hay algo en la historia de tu familia que nunca se ha resuelto y que podría estar afectándote. Claro, si es un secreto, puede que no lo conozcas todavía, y este ejercicio no será suficiente para descubrirlo. En esos casos, herramientas como las constelaciones familiares podrían ser más útiles para explorar lo que está oculto.

Somos polvo de estrellas viviendo una experiencia humana

Aún recuerdo mi primera lectura de carta astral o carta natal. Estaba en quinto de Medicina y al día siguiente, todavía en *shock*, le conté todo a mi amiga Patri. Mi mente hipermegarracional no podía comprender cómo, con solo tres datos de mi nacimiento (fecha, hora exacta y lugar), podían decirme tantas cosas sobre mí. Cosas que intuía, pero no terminaba de comprender (o aceptar) del todo.

Desde entonces, como buena luna en Géminis, mi curiosidad insaciable no me ha dejado parar. He leído libros y probado técnicas como la revolución solar y el *astromapping* (una herramienta fascinante para explorar lugares donde sentirme en casa), y sigo aprendiendo. Una búsqueda compleja, por cierto, cuando tienes cinco planetas en Acuario y tres en su propia casa. Sé que los frikis de la astrología me entenderán, especialmente mi amiga Marta, que usaba su conocimiento astrológico como filtro para los chicos que iba conociendo. Parece una broma, pero...

Cuando la **astrología** se convirtió en religión y ciencia a la vez —el horóscopo personal más antiguo data del año 410 a.C.—, ya había recorrido un largo proceso de evolución. Pero antes de adentrarnos en su historia es importante destacar que la astrología no es exclusiva de la tradición europea; ha estado presente en todas las grandes religiones y culturas, cada una con su propio nivel de complejidad y enfoque.

La astrología comenzó como un culto a los cuerpos celestes[23] tanto en Mesopotamia como en el Antiguo Egipto y evolucionó hacia una práctica que combinaba creencias religiosas y cálculos matemáticos. En Mesopotamia, ya en el año 2100 a.C., los movimientos de los planetas se observaban y calculaban con precisión, y la escritura cuneiforme asociaba a los dioses con las estrellas.

Los babilonios fueron los primeros en desarrollar un sistema astrológico formal. Más tarde, este sistema fue adoptado y enriquecido por culturas como la egipcia, la griega y la romana. En Egipto, la astrología estaba vinculada al dios Hermes. En Grecia, se mezcló con la filosofía y la astronomía, influenciada por filósofos como Platón y Aristóteles.

El astrónomo y matemático griego Ptolomeo marcó un antes y un después en la astrología con su obra *Tetrabiblos*, uno de los textos más influyentes en la tradición astrológica occidental. Ptolomeo intentó darle un fundamento científico relacionando los movimientos planetarios con los eventos en la Tierra y sentó las bases de la astrología tal y como la conocemos hoy.

La astrología divide el cielo en secciones geométricas, calcula las órbitas de los planetas y utiliza fórmulas complejas para crear un horóscopo. De hecho, la palabra *horóscopo* viene del griego y significa 'mirar la hora', refiriéndose al momento exacto del nacimiento. Y no, esto no tiene nada que ver con los horóscopos de revista que dicen cosas como «Hoy conocerás a alguien especial»… La astrología auténtica se basa en cálculos precisos y busca ofrecer una visión profunda y simbólica del cosmos. En un mundo lleno de incertidumbre, millones de personas recurren a la astrología para conocerse mejor, entender sus dinámicas internas y encontrar un sentido más profundo en sus vidas.[24]

• • • • • • • • • • • • • •

23. Término que incluye todos los objetos naturales que se encuentran en el espacio, como estrellas, planetas, lunas, cometas, asteroides y otros objetos astronómicos.

24. Si todo esto ha despertado tu curiosidad y estás buscando buenos astrólogos, te recomiendo a Pedro Alarcón (astrologiadespierta.com), Silvia Susach y Elva Abril.

Aunque la astrología no se considera una disciplina científica en el sentido estricto, el interés en su estudio desde la psicología y las ciencias sociales está creciendo. El mismísimo Carl Jung, por ejemplo, utilizó la astrología como herramienta para explorar el inconsciente y los arquetipos humanos. Además, centros académicos como el Kepler College (Estados Unidos) ofrecen programas sobre astrología, y universidades como la de Southampton (Reino Unido) investigan su impacto sociocultural y su influencia en la toma de decisiones personales. Estas investigaciones suelen abordarse desde departamentos de historia, antropología, y psicología, enfocándose en la astrología como un fenómeno cultural.

Un estudio realizado en la Universidad de San Diego analizó cómo la astrología puede servir como herramienta para fomentar el autodescubrimiento, la conciencia y el crecimiento personal. Los resultados mostraron que, aunque no se trataba de determinar si las lecturas astrológicas eran «verdaderas», las personas que las utilizan encuentran en ellas un valor práctico. La astrología puede ayudarnos a conocernos mejor, entender nuestras relaciones, encontrar sentido a nuestras experiencias, explorar el subconsciente y promover la sanación.

La astrología es una forma ancestral de entender el mundo y nuestro lugar en él. A pesar de las críticas académicas, religiosas y científicas, sigue ayudando a muchas personas a conectarse consigo mismas y con algo más grande. Su propósito no es predecir el futuro, sino proporcionar una vía para explorar aspectos más profundos y espirituales de nuestra naturaleza.

El astrofísico Carl Sagan popularizó la frase «Somos polvo de estrellas» para explicar que los elementos que componen nuestro cuerpo —como el carbono y el oxígeno— se originaron en el núcleo de antiguas estrellas. Esto nos conecta físicamente con el universo. De manera similar, la astrología explora esta conexión desde un plano simbólico, sugiriendo que formamos parte de un todo universal, tanto física como espiritualmente.

Ejercicio de autoconocimiento astrológico

Este ejercicio está diseñado para ayudarte a explorar aspectos clave de tu carta natal, conectando con tu identidad y reflexionando sobre tus potencialidades y desafíos. Si tienes tu carta astral a mano, enfócate en el signo y la posición de tu sol, tu luna y tu ascendente.

Si aún no la tienes, puedes calcularla fácilmente en varias páginas web, introduciendo tu fecha, hora exacta y lugar de nacimiento.

- **Sol: identidad y propósito**
  El sol representa tu esencia y la dirección de tu vida. Reflexiona sobre estas preguntas:
  - «¿Qué aspectos de mi signo solar siento que me representan mejor?».
  - «¿Cuáles son mis talentos o las áreas en los que me siento seguro y realizado?».
  - «¿En qué situaciones siento que brillo naturalmente?».
- **Luna: emociones y necesidades internas**
  La luna simboliza tus emociones, tu intuición y aquello que necesitas para sentirte emocionalmente equilibrado. Pregúntate:
  - «¿Qué necesito para sentirme emocionalmente seguro y en paz?».
  - «¿Cómo expreso mis emociones y cómo me afectan los cambios de humor?».
  - «¿De qué manera me cuido y me nutro a nivel emocional?».
- **Ascendente: primera impresión y forma de relacionarte**
  El ascendente refleja cómo te presentas al mundo y enfrentas situaciones nuevas. Pregúntate:
  - «¿Cómo creo que me perciben los demás cuando me acaban de conocer?».
  - «¿Qué rasgos del signo de mi ascendente veo en mi forma de actuar o relacionarme?».
  - «¿Cómo manejo los cambios y las experiencias nuevas?».

Psicodélicos: ciencia, tradición y transformación personal

La palabra *psicodélico* tiene un origen curioso y revelador: proviene del griego *psyche* ('mente') y *delos* ('manifestar'), y significa, literalmente, 'manifestación de la mente'. Este término describe a la perfección la esencia de estas sustancias, que nos permiten hacer visibles y conscientes procesos mentales que, por lo general, están ocultos en las profundidades de nuestro inconsciente.

A lo largo del tiempo, se han usado diferentes nombres para referirse a los psicodélicos, cada uno con sus propias connotaciones, muchas veces influenciadas por ideologías o contextos históricos. Por ejemplo:

▷ **Alucinógenos:** se centran en los efectos visuales y sensoriales que producen estas sustancias, pero ofrecen una visión reducida al destacar solo un aspecto de su impacto.

▷ **Enteógenos:** resaltan su dimensión espiritual, considerándolos herramientas para manifestar lo divino.

▷ **Psicomiméticos:** los asocian erróneamente a estados patológicos, como si fueran comparables a la psicosis, lo que resulta estigmatizante.

▷ **Psicodislépticos:** sugieren que son disruptivos o negativos, una visión que muchas veces ha sido utilizada políticamente para desacreditarlos.

▷ **Psicoplastógenos:** término más reciente que destaca una propiedad fascinante de estas sustancias: su capacidad para promover la neuroplasticidad, es decir, la habilidad del cerebro para adaptarse y formar nuevas conexiones. Este concepto abre posibilidades terapéuticas prometedoras que exploraremos más adelante.

El uso de sustancias psicodélicas no es nuevo, puesto que han acompañado a la humanidad durante siglos, desempeñando un papel fundamental en rituales de sanación y ceremonias espirituales y en la búsqueda de autoconocimiento en diferentes culturas alrededor del mundo. Algunos ejemplos emblemáticos son:

▷ **Ayahuasca:** en la cuenca amazónica, esta bebida sagrada, elaborada con *Banisteriopsis caapi* y otras plantas ricas en DMT,[25] ha sido utilizada durante siglos por las comunidades indígenas. En las ceremonias chamánicas, la ayahuasca ayuda a sanar heridas emocionales, explorar el yo profundo y reconectar con lo espiritual.

• • • • • • • • • • • • • •

25. DMT (*dimetiltriptamina*) es una molécula con propiedades psicodélicas que se encuentra en algunas plantas como la ayahuasca y también en el cerebro humano.

▷ **Peyote y sampedro:** los pueblos huicholes y navajos, entre otros, han empleado estos cactus que contienen mescalina en rituales de sanación y conexión con lo divino. El peyote, además, es una parte esencial de la religión de la Iglesia Nativa Americana, facilitando visiones espirituales transformadoras.

▷ **Hongos psilocibios:** en América Central y México, los mayas y aztecas veneraban estos hongos que contienen psilocibina como una «carne de los dioses».[26] En sus rituales, los utilizaban para obtener sabiduría espiritual y comprender su relación con la naturaleza, el universo y la vida humana. Su simbolismo estaba profundamente entrelazado con su visión del cosmos y sus prácticas religiosas.

Lo interesante del término *psicodélico* es que no describe una sustancia en sí, sino su capacidad para inducir **estados alterados de conciencia**. Estos estados representan formas de percibir la realidad que se desvían de lo habitual, generando una profunda introspección, exaltación emocional[27] y, a menudo, acceso a recuerdos o experiencias ocultas en nuestra mente. En esencia, actúan como amplificadores inespecíficos de la psique, permitiendo que exploremos áreas normalmente bloqueadas o inaccesibles. Aunque estas experiencias son difíciles de expresar con palabras para quienes no las han vivido, su valor es reconocido desde hace siglos en culturas ancestrales, que las han utilizado para alcanzar estados de conciencia expandidos con fines espirituales y de sanación.

Es crucial, sin embargo, no confundir estos estados con una psicosis. Aunque quienes los experimentan pueden percibir cambios radicales en la forma en que sienten el tiempo, el espacio o incluso su identidad, estos fenómenos no implican una pérdida de contacto con la realidad, sino una transformación temporal de la percepción.

Como te contaba, los psicodélicos han sido conocidos y utilizados por la humanidad durante miles de años, pero su estudio científico moderno comenzó con un hito clave: la síntesis del **LSD**. Aunque ya se habían realizado investigaciones con mescalina, fue en 1938 cuando el químico Albert

· · · · · · · · · · · · · ·

26. Hoy en día, estos hongos son más conocidos coloquialmente como *setas mágicas*, *setas alucinógenas* o *monguis*.

27. Se refiere a un estado en el que las emociones se intensifican o amplifican, ya sea de forma positiva o negativa.

Hofmann descubrió el LSD, marcando el inicio de un profundo interés por estas sustancias. Durante las décadas de 1950 y 1960, tanto el LSD (popularmente conocido como *ácido* o *tripi*) como la psilocibina comenzaron a estudiarse como tratamientos prometedores para trastornos como la depresión y el alcoholismo.

Uno de los estudios más significativos tuvo lugar en Canadá, donde los psiquiatras Humphry Osmond y Abram Hoffer observaron que el LSD podía ser una herramienta efectiva para tratar el alcoholismo. Los participantes reportaban experiencias de introspección profunda o incluso vivencias místicas que les ofrecían una perspectiva completamente nueva sobre su adicción. En términos simples, era como si el cerebro recibiera un «reinicio», permitiendo procesar la experiencia de una forma más flexible y renovadora.

Décadas más tarde, en los años noventa, comenzaron las investigaciones científicas sobre el **DMT**, el componente activo de la ayahuasca, considerado uno de los psicodélicos más potentes conocidos. Lo fascinante es que el DMT no solo está presente en ciertas plantas, sino que también lo produce nuestro propio cerebro, especialmente en estados específicos como la meditación profunda, el ayuno prolongado, con técnicas de respiración rápida e intensa e incluso en experiencias cercanas a la muerte. Tal y como afirma el psiquiatra e investigador Óscar Soto, los psicodélicos ofrecen una vía directa hacia estados alterados de conciencia, pero no son el único camino para alcanzar estas experiencias transformadoras.

Existen también prácticas que permiten explorar y expandir nuestra percepción sin necesidad de utilizar sustancias. Una de las más estudiadas es la **meditación**, que, como subraya la neurocientífica Nazareth Castellanos, «es la forma de que el cerebro escuche al corazón» y puede llevar a estados de claridad, paz interior e incluso disolución del ego. Por otro lado, prácticas como el **tantra** exploran la conexión entre cuerpo, mente y espíritu a través de la energía sexual, mientras que el **ejercicio intenso**, conocido por generar el fenómeno del *runner's high*, puede inducir un estado similar al trance en algunas personas. Durante actividades prolongadas, como correr largas distancias, el cerebro libera endorfinas y endocannabinoides, sustancias químicas que generan bienestar, calma y una conexión plena con el presente, disipando preocupaciones y promoviendo una experiencia de euforia y claridad mental. El **arte**, ya sea en forma de pintura, poesía o música, también tiene el poder de sumergirnos en estados de conexión profunda, en especial en personas con alta sensibilidad, creatividad o una marcada capacidad para sumergirse en experiencias, como los artistas, las personas altamente sensibles o las personas dentro del espectro autista. Estas vivencias, aunque menos intensas que las inducidas por los psicodélicos, pueden intensificarse según el contexto emocional, como durante un momento de duelo o introspección. Por ejemplo, alguien que siente escalofríos al escuchar una sinfonía, llora frente a una pintura o se pierde en un poema está experimentando esta conexión profunda con el arte. Además, prácticas como el **aislamiento sensorial** que ocurre en retiros de *Vipassana* y el **ayuno prolongado** han sido utilizadas a lo largo de la historia para explorar la mente. Incluso algunas condiciones neurológicas, como la **epilepsia del lóbulo temporal**, han demostrado la capacidad del cerebro para generar de forma espontánea experiencias místicas o trascendentales. Por último, la **respiración consciente activa**, una técnica que consiste en mantener un patrón sostenido de respiración por la boca, puede desbloquear tensiones emocionales reprimidas y llevar a un estado profundo de introspección. Esta técnica, cuyos detalles exploraré en el próximo capítulo, es otra herramienta poderosa para romper barreras internas, reconectar con tu propósito y descubrir aspectos de ti que quizá otras terapias no alcanzarían.

En 2006, la Universidad Johns Hopkins inició estudios sobre los estados místicos inducidos por la **psilocibina**, el compuesto activo de los hongos mágicos. Paralelamente, las prácticas tradicionales de curanderismo con ayahuasca,[28] propias de los shipibo de Perú, comenzaron a captar la atención de la comunidad científica. Estas ceremonias, lideradas por curanderos autodenominados *vegetalistas*, enfatizan que su poder curativo proviene de los espíritus o «madres» de las plantas maestras, también conocidas como *doctores*, consideradas guías en el proceso de sanación y aprendizaje espiritual. Como parte de la preparación para estas ceremonias, se sigue una **dieta vegetalista**, que implica evitar el consumo de azúcar, sal, carne, alcohol, drogas y alimentos picantes y la actividad sexual, con el propósito de optimizar los efectos de la planta y facilitar la conexión con sus propiedades curativas.

Sé que para algunos la palabra *ceremonia* puede sonar extraña, tal vez mística o incluso asociada con prácticas sectarias, lo que puede generar rechazo. Pero te invito a mantener la mente abierta. Al leer este capítulo hasta el final, podrías descubrir una perspectiva completamente diferente sobre estos rituales y su verdadero propósito.

• • • • • • • • • • • • • •

28. Una práctica ancestral que utiliza plantas medicinales, cánticos y rituales para la sanación espiritual y física.

En los últimos años, estamos viviendo un verdadero renacimiento en la investigación científica sobre los psicodélicos. Estas sustancias, que durante décadas estuvieron estigmatizadas y rodeadas de restricciones legales, están siendo redescubiertas y revalorizadas como herramientas terapéuticas de gran potencial. Ensayos clínicos actuales investigan su uso en el tratamiento de trastornos psiquiátricos complejos como el trastorno de estrés postraumático (TEPT), la depresión resistente, la ansiedad existencial en pacientes terminales, la anorexia nerviosa, las adicciones y el trastorno obsesivo-compulsivo.

¿Cómo funcionan los psicodélicos en el cerebro?

Tal vez te estés preguntando cómo es posible que los psicodélicos tengan efectos tan variados y sean efectivos en diferentes trastornos mentales al mismo tiempo. Esta capacidad, conocida como *eficacia transdiagnóstica*, ha captado la atención de los investigadores en los últimos años, ya que sugiere que estas sustancias no solo abordan síntomas específicos, sino que actúan sobre las bases comunes de muchos trastornos. Aquí te explico los principales mecanismos que hay detrás de su funcionamiento:

▷ **Neuroplasticidad:** los psicodélicos parecen potenciar la capacidad del cerebro para reorganizarse y crear nuevas conexiones neuronales. Al estimular la formación de nuevas sinapsis, ayudan al cerebro a aprender nuevas conductas y dejar atrás patrones de pensamiento rígidos. Esto es especialmente relevante en trastornos como la depresión y la ansiedad, donde el cerebro suele quedarse «atrapado» en ciclos de emociones negativas difíciles de romper.

▷ **Eje intestino-cerebro:** sorprendentemente, los psicodélicos también podrían influir en el equilibrio de la microbiota intestinal. Estudios preliminares sugieren que estas sustancias podrían mejorar la comunicación entre el intestino y el cerebro, regulando la inflamación y, con ello, favoreciendo un mejor estado emocional y cognitivo.

▷ **Modulación inmunológica y neuroendocrina:** los psicodélicos parecen tener efectos en el sistema inmunológico, nervioso y endocrino, reduciendo la inflamación y modulando la respuesta al estrés. Este mecanismo es fundamental para tratar trastornos relacionados con el estrés crónico, como la ansiedad o el TEPT.

Estos mecanismos nos ofrecen una nueva forma de entender y abordar la salud mental. En lugar de centrarse solo en los síntomas, los psicodélicos actúan sobre sistemas clave del cerebro y el cuerpo, permitiendo un enfoque más integrativo y holístico para la sanación.

Uno de los estudios más fascinantes sobre cómo los psicodélicos promueven la **neuroplasticidad** fue liderado por David E. Olson en la Universidad de California. Su equipo descubrió que sustancias como la psilocibina, el LSD y el DMT estimulan el crecimiento de nuevas conexiones neuronales en el cerebro. Este proceso no solo permite percibir la realidad de una forma diferente durante las horas que dura la experiencia psicodélica, sino que genera cambios estructurales duraderos. Estas nuevas conexiones ayudan a las personas a desbloquear soluciones a problemas que antes parecían imposibles de resolver.

El psiquiatra y neurocientífico Franz Vollenweider, en un estudio realizado en Suiza, demostró que la psilocibina puede romper ciclos de pensamientos repetitivos y destructivos, un beneficio crucial para quienes sufren de depresión. Al facilitar nuevas conexiones neuronales, los psicodélicos promueven una mayor flexibilidad psicológica y emocional, permitiendo que la mente se libere de patrones negativos y aborde los desafíos con mayor apertura y resiliencia.

Esta flexibilidad psicológica es comparable a la que fomentan terapias como el *mindfulness* o la terapia de aceptación y compromiso, que enseñan a aceptar y enfrentar el sufrimiento en lugar de evitarlo. Al desarrollar esta capacidad de adaptación y cambio, los psicodélicos no solo ayudan a aliviar síntomas, sino que también facilitan una conexión más profunda con uno mismo y con el mundo, promoviendo un enfoque más saludable y equilibrado ante la vida.

Desde la **teoría de los sistemas dinámicos**, los psicodélicos actúan como disruptores que empujan la mente hacia un nuevo equilibrio. Esta teoría, que analiza el funcionamiento de los sistemas complejos, nos recuerda que todo está interconectado: mente, cuerpo y entorno forman un sistema en el que cada elemento influye en el otro. Este enfoque nos permite comprender cómo cada pieza afecta al conjunto, ayudándonos a ver el puzle completo.

Un sistema en estado de equilibrio dinámico tiende a repetir los mismos patrones hasta que recibe suficiente energía o información para romper el ciclo. Frente al estrés, esto puede manifestarse como pensamientos negativos y pesimistas que nos atrapan en un ciclo de autosabotaje. Los psicodélicos actúan como un impulso para interrumpir este patrón y abrir nuevas perspectivas.

Además de transformar nuestra percepción, los estudios han demostrado que los psicodélicos también tienen un impacto positivo en nuestra biología. Al reducir marcadores de estrés e inflamación, sugieren un potencial como herramientas antiinflamatorias. Esto refleja, una vez más, que la mente y el cuerpo están profundamente conectados, y que un cambio en nuestra conciencia puede tener efectos tangibles en nuestra salud física.

Incluso a nivel molecular, los psicodélicos tienen el potencial de afectar la transcripción genética, es decir, modificar la expresión de ciertos genes y la producción de proteínas. Esto podría explicar por qué sus efectos perduran mucho después de una sola dosis, generando cambios profundos y sostenidos en la forma en que el cerebro procesa las experiencias. Además, la **epigenética** nos muestra que estas sustancias pueden liberar energías asociadas a traumas y experiencias emocionales intensas, que pueden haberse originado en distintas etapas de la vida, desde la prenatal hasta la adulta. También pueden estar influenciadas por factores externos como el entorno, las relaciones personales o incluso traumas ancestrales.

Los traumas, especialmente los vividos en la infancia y adolescencia, aunque parezcan olvidados, continúan afectando a nuestra vida presente. Durante las etapas críticas del desarrollo, como los primeros cinco años de vida o la adolescencia (de los 12 a los 18 años), el cerebro está en un estado de alta plasticidad, lo que lo hace especialmente receptivo a los estímulos externos. En estos periodos, se establecen patrones emocionales y físicos duraderos que moldean nuestra manera de experimentar y responder al mundo. A medida que crecemos, estas «ventanas críticas» se cierran y el cerebro pierde parte de su flexibilidad para adaptarse, incluso si las condiciones externas mejoran. Por eso, los traumas vividos durante estas etapas tienen un impacto más profundo: establecen las bases de cómo respondemos emocionalmente a lo largo de la vida.

Los psicodélicos, al promover la neuroplasticidad, ayudan al cerebro a recuperar parte de esta flexibilidad, facilitando una **sanación profunda**. Sustancias como la ayahuasca pueden abrir una especie de ventana temporal que reorganiza patrones emocionales y neurológicos, fomentando cambios duraderos en la salud mental y emocional. Sin embargo, para que estos cambios sean estables y efectivos, es crucial acompañar la experiencia con un proceso de preparación previa e integración posterior.

La **integración**, que incluye herramientas como la psicoterapia, prácticas de autocuidado, meditación y respiración consciente, es clave para consolidar las transformaciones logradas durante la experiencia psicodélica. Más allá de lo vivido en el «viaje», lo importante es cómo esos cambios se aplican en la vida cotidiana, reforzando los avances emocionales, evitando recaer en patrones reactivos o decisiones impulsivas y permitiendo una exploración segura de la psique.

Cuando hablamos de cómo sustancias como la psilocibina, el DMT, la ketamina o la ayahuasca afectan al cerebro, el foco principal está en los cambios que generan en redes neuronales clave. La investigación ha revelado que estos compuestos alteran las conexiones entre diferentes áreas del cerebro, facilitando lo que se conoce como *experiencia mística*. [29]

La red neuronal por defecto y el filtro talámico

La red neuronal por defecto, también conocida como *red de modo predeterminado* o *default mode network* en inglés, es una de las estructuras más afectadas por los psicodélicos. Esta red está formada por áreas clave del cerebro que trabajan en conjunto para regular nuestro estado de conciencia. Se activa cuando la atención se dirige hacia el interior y se desactiva cuando prestamos atención al entorno externo. A continuación, te explico cómo está organizada:

▷   **Córtex prefrontal medial:** ubicado en la parte frontal del cerebro, es responsable de la metacognición, es decir, el pensamiento sobre uno mismo.

• • • • • • • • • • • • • •

29. Se define como un estado alterado de conciencia caracterizado por una profunda sensación de conexión con la naturaleza, el universo o una presencia superior, junto con una percepción distorsionada del tiempo y el espacio, trascendencia del ego o pérdida de la percepción del yo y una sensación de disolución o de formar parte de algo más grande. También incluye una profunda paz y bienestar, una sensación de revelación o significado trascendental y la inefabilidad, es decir, la dificultad para expresar lo vivido con palabras. Aunque no es necesario que se den todos estos elementos simultáneamente, la presencia de varios de ellos, especialmente la sensación de unidad, el significado profundo y la pérdida de la percepción del yo individual, acompañada por una sensación de disolución, es esencial para clasificar la experiencia como mística.

▷ **Córtex tempoparietal medial:** situado en las áreas laterales del cerebro, incluye el hipocampo, esencial para la memoria episódica y la narrativa personal, facilitando el acceso a experiencias pasadas necesarias para procesos introspectivos como la reflexión sobre el yo.
▷ **Córtex cingulado anterior:** está conectado con el sistema límbico del cerebro, que se encarga de regular las emociones.
▷ **Córtex cingulado posterior:** juega un papel importante en la autorreflexión y el procesamiento de los recuerdos.

Estas áreas trabajan en conjunto para construir nuestra **identidad**, permitiéndonos reflexionar sobre el pasado, imaginar el futuro y analizar nuestros pensamientos y emociones. Sin embargo, cuando esta red está hiperactiva, como sucede en trastornos como la depresión o la ansiedad, puede generar patrones rígidos y repetitivos de pensamiento, como la rumiación o la autocrítica excesiva. Los psicodélicos han demostrado ser efectivos para reducir la actividad basal de la red neuronal por defecto, modulándola y permitiendo que funcione de manera más equilibrada. Este efecto está vinculado a una mayor presencia plena, una disminución de los pensamientos negativos repetitivos y la capacidad de romper ciclos de pensamiento destructivo, lo que contribuye a una mayor flexibilidad psicológica y emocional.

En un estudio realizado en 2011 por Robin Carhart-Harris se mostró que, mientras las personas que tomaban un placebo mantenían la actividad habitual en la red neuronal por defecto, quienes consumían psilocibina experimentaban una desconexión temporal en las áreas centrales de esta red. Este aflojamiento permitió al cerebro operar de manera más flexible, desbloqueando patrones rígidos de pensamiento y facilitando la apertura a nuevas perspectivas y experiencias místicas.

Para entender cómo los psicodélicos transforman tu percepción, es útil pensar en cómo tu cerebro filtra la realidad. Una de las áreas clave en este proceso es el **tálamo**, cuya función principal es evitar que te sientas abrumado por la gran cantidad de información sensorial que recibes constantemente.

Imagina que caminas por las Ramblas de Barcelona, rodeado de personas, luces, sonidos y movimiento. Normalmente, tu cerebro filtra gran parte de estos estímulos para que puedas enfocarte en lo que necesitas: tal vez estés buscando una tienda específica o asegurándote de mantener tus pertenencias seguras. Este filtro evita que te satures con todo lo que ocurre a tu alrededor, permitiendo que te concentres solo en lo relevante.

Sin embargo, cuando introduces un psicodélico, este filtro se relaja. La percepción se amplía, permitiendo que llegue más información sensorial a tu conciencia, revelando conexiones o patrones que, por lo general, pasarías por alto. Este cambio no solo afecta a tu percepción del mundo externo, sino también a cómo organizas tus creencias y percepciones internas, en un proceso conocido como *condicionamiento predictivo jerárquico*. Según esta teoría, nuestras creencias más profundas estructuran lo que percibimos, ayudándonos a distinguir lo importante de lo accesorio. Bajo el efecto de un psicodélico, estas creencias se flexibilizan, permitiéndote ver el mundo desde nuevas perspectivas. Esto puede ayudarte a replantear viejas creencias y hábitos, desde tus relaciones con los demás hasta la gestión de tus emociones.

Estas experiencias suelen llevar a las personas a cuestionar profundamente sus valores y prioridades, reconsiderando aspectos fundamentales de su vida. Muchas incluso toman decisiones trascendentales, como cambiar de trabajo o estilo de vida, en busca de un propósito más significativo. Este tipo de transformación personal es más común de lo que parece, como sugieren los numerosos relatos de quienes han vivido experiencias similares.

Los psicodélicos y el receptor serotoninérgico 5-HT2A

Los psicodélicos clásicos, como el LSD, la psilocibina (hongos mágicos), el DMT (ayahuasca) y la mescalina (presente en cactus como el peyote y el sampedro), interactúan principalmente con los receptores de serotonina, en especial con el receptor 5-HT2A, que juega un papel crucial en nuestra percepción del mundo, al modular aspectos como el estado de ánimo, la percepción sensorial y el procesamiento de información.

Este receptor está presente en altas concentraciones en varias áreas del sistema nervioso central, como:

▷ **Corteza prefrontal:** relacionada con la toma de decisiones y la autorreflexión.
▷ **Corteza cingulada:** implicada en la regulación emocional y la atención.
▷ **Hipocampo:** clave en la memoria y el aprendizaje.
▷ **Núcleo estriado:** asociado a la recompensa y la motivación.
▷ **Tálamo:** encargado de procesar la información sensorial.

También se encuentra en tejidos periféricos como el sistema digestivo, el sistema cardiovascular y las plaquetas, donde influye en funciones como la motilidad intestinal, la regulación de la presión arterial y la coagulación sanguínea.

La interacción de los psicodélicos con este receptor produce **cambios profundos en la conciencia**, modificando cómo procesamos nuestras emociones, sensaciones y pensamientos. Sin embargo, la afinidad y el modo en que cada sustancia se une al receptor varían significativamente: el LSD, por ejemplo, tiene una afinidad particularmente alta, lo que significa que pequeñas dosis generan efectos muy potentes. Por otro lado, aunque el DMT y la psilocibina también actúan sobre el mismo receptor, su unión ocurre de forma distinta, generando efectos únicos en términos de duración e intensidad.

Además, algunas de estas sustancias, como el DMT, no inducen tolerancia,[30] permitiendo que cada experiencia conserve su intensidad incluso con usos repetidos. Esto resalta la singularidad de cada psicodélico, no solo en su mecanismo de acción, sino también en las experiencias que inducen.

Cuando consumes un psicodélico, estas sustancias se acoplan a los receptores de serotonina y aumentan la actividad cerebral, pero no de la manera en que lo haría un estimulante típico. En lugar de simplemente acelerar las funciones cerebrales, inducen lo que algunos describen como un «cerebro anárquico», desorganizando de forma temporal las redes neuronales rígidas y estructuradas. Esto permite que áreas del cerebro que normalmente no se comunican entre sí lo hagan de forma más libre, creando un estado en el que percibes el mundo de manera completamente diferente: los colores se intensifican, la percepción del tiempo se distorsiona y puede experimentarse la disolución del ego o un estado de trascendencia en el que desaparecen las barreras entre uno mismo y el entorno, creando una profunda sensación de unidad.

Este estado de conciencia alterada provoca una especie de *reset* mental. Por un lado, reduce la rumiación, esos ciclos de pensamientos obsesivos que nos atrapan en preocupaciones constantes. Por otro lado, permite observar

• • • • • • • • • • • • • • •

30. Cuando se dice que ciertos psicodélicos «no inducen tolerancia», significa que el organismo no se adapta o se acostumbra rápidamente a sus efectos, por lo que la misma dosis continúa generando respuestas similares con cada uso, incluso después de repetidas administraciones. Esto es distinto de sustancias como los opioides o los estimulantes, que suelen requerir dosis cada vez mayores para lograr el mismo efecto, debido a la tolerancia que el cuerpo desarrolla rápidamente hacia ellas.

la vida y las emociones desde una perspectiva completamente nueva. Este proceso facilita una introspección profunda y transformadora, ayudando a confrontar traumas, emociones reprimidas o patrones de comportamiento que antes parecían inaccesibles.

A largo plazo, los efectos pueden ser profundamente terapéuticos. Los psicodélicos han mostrado su potencial para tratar condiciones como la depresión, la ansiedad y las adicciones, pero también pueden inducir cambios duraderos en la personalidad y en la forma de relacionarse con el mundo. Muchas personas reportan un mayor sentido de conexión con la naturaleza y con su comunidad, algo especialmente beneficioso para la salud mental, ya que la soledad es un factor clave en el desarrollo de muchos trastornos.

Psicoterapia asistida con psicodélicos

Más allá de las experiencias espirituales, los psicodélicos pueden ser herramientas profundas para el **autoconocimiento**. Su efectividad, sin embargo, no depende únicamente de la sustancia, sino también del entorno en el que se utiliza. La terapia asistida con psicodélicos combina sustancias como el MDMA,[31] la psilocibina o el LSD con sesiones de apoyo antes, durante y después de la experiencia. Este enfoque terapéutico crea un espacio seguro que permite a los pacientes explorar traumas y emociones reprimidas con mayor apertura e introspección, maximizando los beneficios emocionales y psicológicos.

El **estado pivotal** inducido por los psicodélicos es un momento en el que el cerebro se vuelve extremadamente plástico y receptivo a nueva información. Este estado puede ser profundamente transformador, pero también conlleva riesgos si se experimenta en un entorno adverso o sin la preparación adecuada, pudiendo reforzar patrones patológicos de creencias y comportamientos o incluso desencadenar trastornos graves como la psicosis. Por ello, el contexto o *setting* no se limita solo al ambiente físico (como la habitación o

• • • • • • • • • • • • • •

31. El MDMA, clasificado como un empatógeno o entactógeno, no induce las alucinaciones típicas de los psicodélicos clásicos. En cambio, se centra en aumentar la empatía, reducir el miedo al disminuir la actividad de la amígdala y generar bienestar al liberar serotonina, dopamina y oxitocina. Por ello, se utiliza en terapia asistida para tratar el TEPT, ayudando a los pacientes a procesar traumas de forma más abierta y segura.

la música), sino que también incluye el estado emocional y las experiencias previas de la persona. Esto subraya la importancia de tomar psicodélicos en entornos seguros y con la guía de profesionales capacitados.

Aunque los psicodélicos tienen mucho potencial terapéutico, también conllevan ciertos riesgos, en especial si se usan de forma irresponsable o en contextos no controlados. Uno de los riesgos más comunes son los «malos viajes», experiencias perturbadoras durante las cuales la persona puede experimentar ansiedad extrema, paranoia o alucinaciones difíciles de manejar sin el apoyo adecuado. Además, ciertas personas, como aquellas con predisposición genética o historial familiar de trastornos psicóticos o de personalidad, deben evitarlos, ya que estas sustancias pueden desencadenar episodios de psicosis o agravar síntomas preexistentes. Según un análisis de Robin Carhart-Harris y su equipo, las personas con predisposición genética o historial familiar de psicosis tienen un riesgo significativamente mayor de sufrir brotes psicóticos al usar estas sustancias.

El uso de psicodélicos debe hacerse de forma consciente. La mentalidad o *set* con que se aborda la experiencia es crucial, ya que nuestras expectativas y creencias influyen directamente en lo que vivimos. En este sentido, el efecto placebo juega un papel importante, no porque sea falso, sino porque demuestra que nuestras expectativas pueden moldear de manera tangible los resultados. De hecho, se estima que el efecto placebo representa entre el 30 y el 40% de la efectividad en muchos tratamientos médicos, lo que refuerza la importancia de una mentalidad y un entorno adecuados para aprovechar plenamente la experiencia psicodélica.

Por otro lado, el contexto cultural también tiene un gran impacto en los efectos de los psicodélicos. Por ejemplo, alguien que consuma ayahuasca en una ceremonia chamánica vivirá algo muy diferente de quien la tome en un entorno clínico, sin familiaridad con la tradición indígena de los shipibo ni con sus prácticas ceremoniales. Estas diferencias culturales moldean las expectativas de cada persona, influyendo no solo en lo que sienten durante la experiencia, sino también en cómo procesan lo vivido después.

El contexto legal de los psicodélicos sigue siendo un desafío, ya que en muchos países estas sustancias son ilegales y clasificadas como drogas de alto riesgo, limitando el acceso a tratamientos prometedores para trastornos como la depresión resistente o el TEPT. Sin embargo, esto está cambiando: en Estados Unidos, y algunos estados, como Oregón, han despenalizado la psilocibina para uso terapéutico, y están surgiendo movimientos en todo el país para legalizar su uso médico bajo supervisión.

Organizaciones como MAPS[32] lideran ensayos clínicos avanzados para la aprobación del MDMA en el tratamiento del TEPT, mostrando resultados prometedores que en pocas sesiones logran avances comparables a años de terapia convencional.

El interés por la psicoterapia asistida con psicodélicos crece rápidamente, con estudios en curso no solo con la psilocibina y el MDMA, sino también con sustancias como la ayahuasca y el DMT, ampliando las posibilidades de tratamientos innovadores para la salud mental.

En resumen, los psicodélicos tienen un potencial increíble para tratar trastornos mentales complejos y promover el crecimiento personal. La ciencia respalda su capacidad para fomentar una introspección profunda y ayudar a las personas a enfrentar sus traumas de manera más efectiva y duradera. Sin embargo, también conllevan ciertos riesgos. Para que de verdad puedan ser una herramienta poderosa para explorar la psique y sanar emocionalmente, es fundamental su uso responsable: en el contexto adecuado, con apoyo profesional y una preparación cuidadosa. Esto maximiza los beneficios terapéuticos y minimiza los riesgos, asegurando que quienes los usen puedan aprovechar al máximo lo que estas sustancias tienen para ofrecer, sin exponerse a situaciones innecesarias o peligrosas.

Ceremonias

¿Y qué ocurre en un contexto ceremonial? Más allá del ámbito clínico, muchas culturas indígenas han utilizado psicodélicos durante siglos en ceremonias sagradas, centradas en la conexión con la naturaleza y la espiritualidad. Una historia fascinante que ilustra esta tradición es la **profecía del águila y el cóndor**, originaria de los pueblos indígenas de América del Sur y compartida hasta el norte con los hopi y lakota. Según esta profecía, la humanidad tomó dos caminos diferentes: el del cóndor, en representación de las culturas indígenas conectadas con el corazón, la intuición y la espiritualidad, y el del águila, símbolo de las culturas occidentales enfocadas en el intelecto, la industrialización y el control racional. La profecía predijo que, tras 500 años de separación y materialismo, que comenzaron con la colonización de América en 1492, llegaría un periodo de reencuentro a partir de

• • • • • • • • • • • • • •

32. *Multidisciplinary Association for Psychedelic Studies* (https://maps.org).

1992.[33] Este proceso de integración entre lo racional (águila) y lo espiritual (cóndor) no terminó en 2022; más bien, marca el inicio de un nuevo ciclo de reunificación y sanación global. Hoy, la sabiduría ancestral del cóndor, tras siglos de colonización y dolor, está resurgiendo para compartir su conocimiento y ayudarnos a sanar, mientras que la sabiduría occidental del águila empieza a reconocer las limitaciones de un camino puramente racional. La crisis de salud mental en países como Estados Unidos, India y China, junto con la crisis ambiental global, demuestra que la razón por sí sola no basta. La popularización de herramientas como la ayahuasca, utilizadas para sanar y conectar profundamente, ejemplifica este diálogo entre ciencia y tradición.

El Dr. Joe Tafur, en una formación a la que asistí, explicó que la ciencia y la espiritualidad pueden complementarse para sanar a la humanidad, reflejando el espíritu de esta profecía. Además, en 2023, el presidente de MAPS declaró que los años veinte serían la década psicodélica, un fenómeno que parece cumplir la predicción de maneras significativas.

Curiosamente, este cambio también se alinea con teorías astrológicas sobre la **era de Acuario**, que algunos astrólogos asocian con la gran conjunción de Júpiter y Saturno en diciembre de 2020, mientras que otros lo vinculan con la entrada de Plutón en Acuario en enero de 2024, donde permanecerá durante 20 años. Ambos eventos simbolizan el inicio de un nuevo ciclo de conciencia colectiva, pensamiento progresista y responsabilidad hacia el planeta y la humanidad, resonando con el mensaje de la profecía del águila y el cóndor: equilibrio, conexión y unidad global.

La **ilustración 1.6.**, en la página siguiente, es una pequeña representación de lo que ocurre durante una ceremonia tradicional de ayahuasca, donde el canto de los ícaros,[34] entonados por el chamán o sanador, establece una conexión profunda o resonancia límbica con el paciente. Estos cantos trabajan primero en el cuerpo energético, para luego penetrar en el cuerpo emocional, estrechamente ligado a la mente y al cuerpo físico.

• • • • • • • • • • • • • •

33. Curiosamente, en este mismo año, Nelson Mandela fue liberado, lo que marcó el fin del *apartheid* y el cierre de una era colonial en Sudáfrica.

34. Se especula que la palabra *ícaro* podría derivar del verbo quichua *ikaray*, que significa 'soplar humo' con fines de sanación. Por su parte, el verbo *icarar*, empleado en el contexto ritual, hace referencia al acto de cantar o silbar un ícaro sobre una persona, objeto o sustancia, con el propósito de dotarlo de propiedades específicas, como protección, limpieza, sanación o vigor, o incluso para influir en la voluntad de alguien.

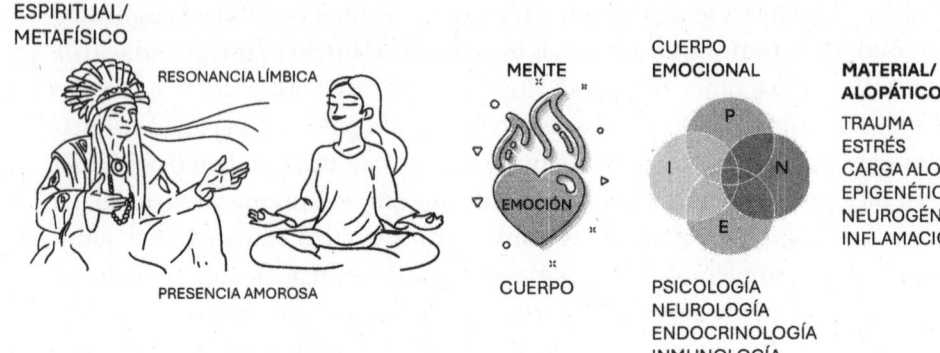

ESPIRITUAL/
METAFÍSICO

RESONANCIA LÍMBICA

PRESENCIA AMOROSA

PERDÓN   AUTOESTIMA   COMPASIÓN   GRATITUD

MENTE

EMOCIÓN

CUERPO

CUERPO
EMOCIONAL

P
I   N
E

PSICOLOGÍA
NEUROLOGÍA
ENDOCRINOLOGÍA
INMUNOLOGÍA

MATERIAL/
ALOPÁTICO:

TRAUMA
ESTRÉS
CARGA ALOSTÁTICA
EPIGENÉTICA
NEUROGÉNICA
INFLAMACIÓN

Ilustración 1.6. El poder sanador de las ceremonias de ayahuasca. [35]
Fuente: elaboración propia a partir de Tafur.

Este proceso moviliza energías atrapadas o bloqueadas, facilitando una liberación profunda tanto a nivel emocional como energético.

Descritos como la quintaesencia del poder chamánico, los ícaros también son considerados «el arma sanadora del curandero, su sabiduría, la
expresión de su energía personal, el símbolo de su poder y su legado para el
aprendiz».[36] Estas melodías cumplen diversas funciones: la invocación (para
llamar a una persona, planta o animal), la protección (*ícaros arkana*, que protegen al curandero o al paciente), el amor (*huarmi ícaros*, para atraer el amor
de alguien), la sanación (empleados para curar enfermedades, como ocurre
entre los shipibo-conibo), la modificación de efectos (alterando los efectos de
la ayahuasca u otras plantas maestras) y otros propósitos específicos, como
influir en los elementos naturales. En esencia, los ícaros son herramientas
fundamentales a través de las cuales el chamán canaliza su conocimiento y
poder, constituyendo pilares esenciales en los rituales de sanación.

• • • • • • • • • • • • • •

35. Tafur, J. (2019). *La llamada del río*. Ediciones Obelisco.

36. Bustos, S. (2004). *The healing power of the curanderos' songs or "Icaros": A pheno-
menological study* (Propuesta de disertación). Humanities East-West Psychology,
California Institute of Integral Studies, San Francisco.

El **amor**, definido como «la aceptación de todas las cosas tal como son, sin reservas»,[37] subyace en el proceso de sanación espiritual. Los pacientes, a medida que avanzan en su proceso de sanación emocional, atraviesan pasos fundamentales relacionados con las facultades del alma: amor propio, perdón, compasión y gratitud. Aunque puedan parecer abstractas, estas cualidades tienen un impacto tangible en el bienestar físico y emocional. La PNIE respalda esta conexión, demuestra que trabajar con estas emociones positivas influye en los sistemas neurológico, inmunológico y endocrino.

A nivel metafísico o espiritual, estas facultades del alma actúan como una energía transformadora, liberando bloqueos emocionales y alineando los siete chakras, lo que facilita la sanación física y reduce la «carga alostática» (el desgaste que el estrés crónico genera en el organismo). Estudios recientes muestran que el estrés emocional y los traumas no resueltos pueden causar inflamación en el sistema nervioso, conocida como *inflamación neurogénica*, lo que demuestra la conexión entre nuestras emociones y la salud física. De este modo, la sanación espiritual impacta tanto en nuestra energía como en nuestro cuerpo físico o alopático, tal y como lo confirman investigaciones sobre trauma, estrés y epigenética.

No se trata solo de tomar la medicina y esperar resultados. Como hemos comentado antes, el éxito de la ceremonia depende de varios factores clave: el *set* y el *setting* (la mentalidad y el entorno), la sesión (el viaje o la experiencia en sí) y la integración (cómo aplicamos lo aprendido en nuestra vida diaria). Todo esto debe llevarse a cabo con amor y presencia, entendiendo que la experiencia es un regalo que conlleva la responsabilidad de cuidarlo y ponerlo en práctica para transformar nuestra vida de forma significativa.

El mensaje es claro: las perspectivas indígenas nos enseñan que la espiritualidad y la sanación son una misma cosa. La salud, en su esencia más profunda, es **espiritualidad**. Todo lo que fomente el crecimiento personal, el perdón, el amor propio, la compasión y la gratitud actúa como medicina para el cuerpo. Por eso, muchas personas recurren a estas ceremonias, ya sea viajando a lugares donde las prácticas son tradicionales o participando en ceremonias cercanas. No buscan solo una medicina física, sino una sanación espiritual que transforme cuerpo y mente. Ni las tradiciones indígenas ni la ciencia occidental tienen todas las respuestas, pero juntas, con corazón y mente, podemos encontrar el equilibrio entre lo espiritual y lo material.

· · · · · · · · · · · · · · · ·

37. Tafur, J. (2019). *La llamada del río*. Ediciones Obelisco.

Microdosis

Hasta ahora, hemos explorado el uso de psicodélicos en psicoterapia asistida y ceremonias tradicionales, enfoques que buscan experiencias profundas y transformadoras. Sin embargo, existe otra forma más sutil de emplear estas sustancias, conocida como *microdosis*. Este método consiste en consumir cantidades mínimas de un psicodélico, las suficiente para mejorar el estado de ánimo, el enfoque o la creatividad, pero sin inducir un completo estado alterado de conciencia.

Un estudio publicado en *European Psychiatry* en 2024 investigó los efectos de la microdosificación en adultos con síntomas graves de trastorno por déficit de atención e hiperactividad. En este ensayo, los participantes utilizaron diferentes sustancias: la mayoría (91 personas) consumió hongos y trufas con psilocibina, 14 optaron por lisergamidas novedosas como 1P-LSD, 11 por LSD y 1 por ayahuasca. Después de cuatro semanas, quienes practicaron la microdosificación mostraron una reducción en los síntomas de trastorno por déficit de atención e hiperactividad y una mejora en la regulación emocional, comparados con aquellos que utilizaron medicación convencional. Este enfoque sugiere que las microdosis podrían ser una alternativa prometedora para ciertos trastornos, aunque se necesita más investigación.

Otras herramientas de autoconocimiento

En los apartados anteriores, hemos explorado diversas herramientas de autoconocimiento como el *journaling*, la escritura terapéutica, la visualización, la manifestación, la biodescodificación, las constelaciones familiares, la carta astral y el uso de psicodélicos, entre otras; también hemos mencionado prácticas como el reiki, la terapia EMDR y la meditación, e incluso he incluido ejercicios prácticos en cuadros grises para que puedas realizarlos directamente en casa. Sin embargo, existen otras herramientas igual de fascinantes que pueden ofrecernos nuevas perspectivas sobre quiénes somos y cómo funcionamos.

El **eneagrama**, cuyo nombre proviene del griego y significa 'nueve líneas', describe un sistema que identifica nueve tipos de personalidad, cada uno con su propio modelo mental o manera de interpretar la realidad. Funciona como una lente subjetiva que filtra nuestras experiencias, ayudándonos a comprender qué nos motiva y cómo reaccionamos ante el mundo.

Aunque ya se ha hecho muy popular, especialmente gracias a divulgadores como Borja Vilaseca, el eneagrama también ha sido adoptado en el ámbito clínico. Por ejemplo, el psiquiatra Yoar Corres utiliza este modelo en su práctica terapéutica. Cada uno de los nueve tipos está relacionado con patrones de comportamiento específicos y, en algunos casos, con trastornos mentales descritos en el DSM-V.[38] Por ejemplo, el eneatipo 1, conocido como el *perfeccionista*, puede asociarse con el trastorno obsesivo-compulsivo y con trastornos alimentarios y depresivos. Esto resalta no solo su utilidad para el autoconocimiento y el crecimiento personal, sino también su valor como herramienta en el ámbito terapéutico.

El **Diseño Humano** es un sistema más reciente que combina tradiciones antiguas como la astrología, el I Ching, la cábala y los chakras con conceptos científicos como la genética y la física cuántica. Ofrece una especie de mapa energético personalizado basado en nuestra fecha, hora y lugar de nacimiento, que nos permite descubrir nuestro tipo de energía, cómo tomar decisiones de manera más alineada y cuál es nuestra autoridad interna, entre otros aspectos clave de nuestra personalidad.

Existen cuatro tipos principales en el Diseño Humano: manifestador, generador, proyector y reflector, junto con un subtipo llamado *generador manifestante*. El 35 % de la población somos generadores manifestantes y lo que nos define es la necesidad de canalizar nuestra energía hacia lo que realmente nos apasiona. A diferencia de los generadores tradicionales, nuestra energía es más rápida y espontánea, gracias a la conexión directa entre nuestro centro motor y el centro de la garganta. Sin embargo, nuestro mayor reto es la frustración, que surge cuando no estamos dedicando nuestra energía a lo que nos llena. Quizás este sea un buen momento para detenerte y preguntarte si estás poniendo tu foco en lo que te hace sentir auténtico, realizado y en conexión contigo mismo.

¿Recuerdas que al principio de este capítulo te he hablado del biocampo, ese campo energético que rodea nuestro cuerpo e influye en nuestra salud? Pues bien, hay quienes afirman que este campo también guarda una especie de memoria universal, conocida como los **registros akáshicos**. Según esta perspectiva, los registros contienen toda la historia de nuestra alma y los

· · · · · · · · · · · · · · ·

38. El DSM-V es un manual de la Asociación Americana de Psiquiatría (APA) que clasifica y describe los trastornos mentales, proporcionando criterios diagnósticos estandarizados para psicólogos y psiquiatras en la identificación y tratamiento de condiciones psicológicas.

aprendizajes acumulados a lo largo de diferentes vidas. Al acceder a ellos, se pueden obtener revelaciones profundas sobre patrones emocionales, traumas o bloqueos que influyen en nuestra vida actual, ayudándonos a comprender y sanar desde una dimensión más amplia.

Por otro lado, el *kundalini activation process* se centra en activar la energía kundalini, considerada nuestra energía vital, para liberar bloqueos emocionales y energéticos. Durante las sesiones, el cuerpo se mueve de forma completamente espontánea, sin que tú tengas que hacer nada ni controlarlo. Si alguna vez has visto vídeos, puede que te parezca que la gente está exagerando o forzando algo, pero cuando lo experimentas, te das cuenta de que no es así. Es tu cuerpo respondiendo y liberándose a su manera. Lo más especial es que cada persona vive algo único en cada sesión: el cuerpo se expresa según lo que necesita en ese momento, haciendo que la experiencia sea profundamente personal e irrepetible.

La lista de **terapias somáticas** que pueden apoyarte en tu camino de autoconocimiento y sanación es innumerable. En este capítulo, he querido ofrecerte una amplia variedad de opciones para que puedas elegir las que más resuenen contigo. Recuerda que no somos seres lineales; lo que te sirve puede cambiar según el momento vital en el que te encuentres. Quizás, en determinados días, la respiración consciente sea tu mejor aliada, mientras que, en otros, prefieras optar por una meditación. También puedes combinarlas, recordando siempre que más no es siempre mejor; lo importante es elegir lo que realmente te beneficia en cada momento y priorizar la calidad sobre la cantidad. Escucha lo que tu cuerpo y tu mente necesitan y adapta las herramientas a esas necesidades.

En el próximo capítulo, exploraremos una de mis prácticas favoritas: la respiración consciente, pero, antes de profundizar en sus beneficios, es importante entender cómo funciona nuestro sistema nervioso, que representa la N de mi disciplina médica, la PNIE.

CAPÍTULO 2
LA N: LA NEUROLOGÍA

"La plantilla común para cualquier enfermedad es el trauma, pero hay una sabiduría en el trauma. Cuando trabajamos esas respuestas traumáticas, nos convertimos en nosotros mismos.

GABOR MATÉ

Piensa en tu cuerpo como en una ciudad inmensa y vibrante, siempre llena de actividad. En el centro de todo, controlando cada detalle, se encuentra el sistema nervioso, un sofisticado sistema operativo que organiza el tráfico, las comunicaciones y hasta los servicios de emergencia. La neurología, entonces, sería como los ingenieros que estudian, reparan y optimizan este sistema, asegurándose de que todo funcione como debería.

Desde migrañas hasta condiciones más complejas como el alzhéimer, el párkinson o la esclerosis múltiple, los problemas en este sistema operativo pueden generar atascos o incluso apagones en la ciudad. Por eso, entender cómo funciona es clave para cuidarlo y, en muchos casos, para prevenir problemas mayores.

En el corazón de esta ciudad encontramos el **sistema nervioso central**, que actúa como la sala de control principal. Aquí, el cerebro sería el alcalde, encargado de tomar decisiones, organizar recursos y procesar toda la información que llega de la ciudad. Por otro lado, la médula espinal funciona como una autopista de alta velocidad, conectando el centro con las afueras y llevando mensajes de ida y vuelta a una velocidad impresionante.

Pero una ciudad no podría funcionar sin sus sistemas de mensajería y transporte, y ahí entra en juego el **sistema nervioso periférico**. Esta red de nervios conecta el centro de mando con cada rincón de la ciudad, asegurándose de que todos los barrios —los músculos y órganos— reciban las órdenes adecuadas y de que las señales de lo que ocurre en las calles lleguen al cerebro.

Imagina que ves una bicicleta acercándose mientras caminas por la acera. Tus nervios periféricos envían al cerebro información sobre su velocidad y dirección. Al mismo tiempo, el sistema nervioso somatosensorial detecta lo que ocurre a tu alrededor: las vibraciones del suelo, el aire frío en tu piel o los olores del ambiente. Cada uno de estos detalles llega al cerebro gracias a un equipo de receptores especializados:

▷ Los **mecanorreceptores**, en la piel y otros tejidos, detectan las vibraciones y el movimiento, permitiendo que sientas el contacto del suelo al caminar.

▷ Los **quimiorreceptores**, en la nariz y la lengua, identifican olores y sabores, completando su percepción del entorno.

▷ Los **termorreceptores** reaccionan a los cambios de temperatura, como el aire frío en la cara.

▷ Los **nociceptores,** en la piel, los músculos y otros tejidos, detectan estímulos que pueden causar daño, como el dolor provocado por presión, calor excesivo o sustancias químicas irritantes.

▷ Los **fotorreceptores,** en los ojos, captan la luz para ofrecerte una imagen clara de lo que ocurre frente a ti.

Con toda esta información procesada en cuestión de milisegundos, el cerebro envía una orden directa a los músculos de tus piernas: «¡Desplázate a un lado!». Al mismo tiempo, órganos clave como el corazón y los pulmones ajustan su actividad para darte la energía y estabilidad necesarias para reaccionar con rapidez y seguridad.

Dentro de esta red, encontramos dos sistemas clave que aseguran el orden en la ciudad:

▷ **Sistema nervioso somático:** es como el departamento de actividades diarias, encargado de coordinar las decisiones conscientes, como caminar, escribir o hablar. Es el sistema que mantiene a tu «ciudad» activa y funcional.

▷ **Sistema nervioso autónomo (SNA):** este es el equipo que gestiona lo que ocurre en segundo plano, sin que lo notes. Por ejemplo, se asegura de que las luces de la ciudad se mantengan encendidas (respiración) y los sistemas de agua y energía sigan funcionando (digestión y ritmo cardíaco). Este sistema tiene dos modos de operación, como se muestra en la página siguiente en la **ilustración 2.1:**

  • **Sistema nervioso simpático (SNS):** se activa en situaciones de emergencia para poner a la ciudad en estado de alerta. Si ocurre un incendio o un problema urgente, este sistema moviliza todos los recursos necesarios. En tu cuerpo, esto se traduce en el famoso «lucha o huye»: el corazón late más rápido, la respiración se acelera y los músculos se preparan para la acción.

  • **Sistema nervioso parasimpático:** este sistema es el encargado de restaurar la calma después de la tormenta. Es como los servicios de limpieza que dejan la ciudad en orden tras un evento estresante, ayudándote a descansar, digerir alimentos y recuperar energía.

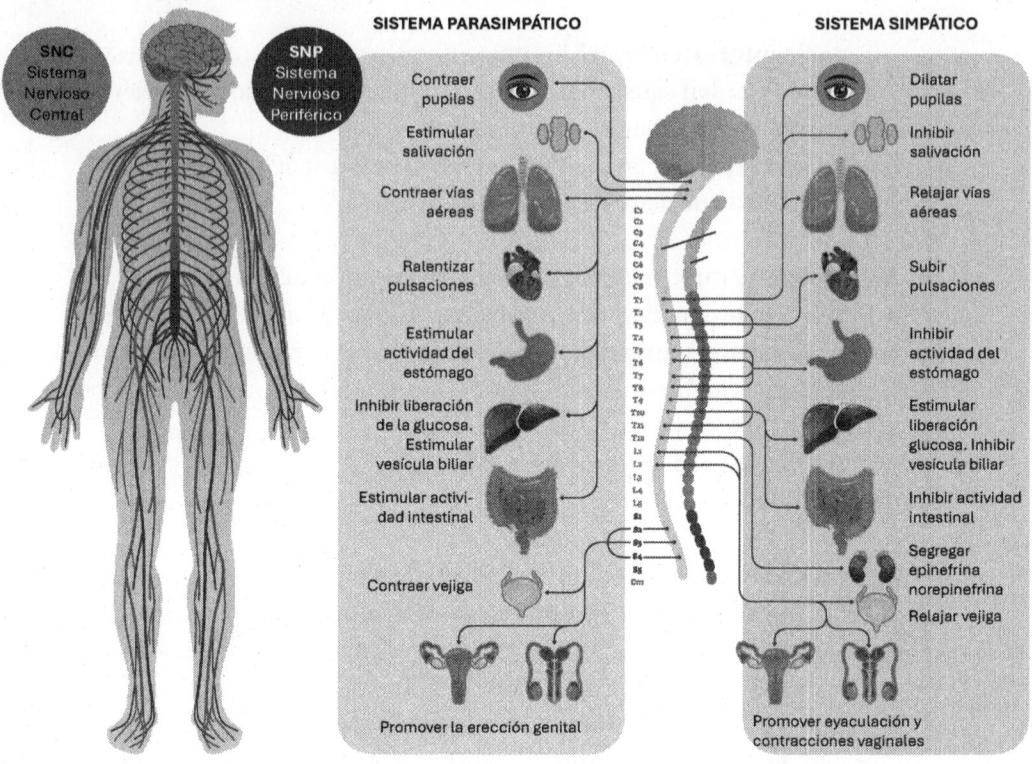

Ilustración 2.1. El sistema nervioso autónomo: equilibrio entre activación y relajación. Fuente: elaboración propia a partir de imagen de Shutterstock.com

A lo largo de este capítulo, descubriremos cómo el sistema nervioso influye en cada aspecto de nuestra vida diaria y qué ocurre cuando algo no funciona como debería.

Cómo cuerpo y cerebro responden al trauma: la teoría polivagal

Imagina que, en nuestra ciudad, además del tráfico y los sistemas de transporte, existe una red de comunicación constante entre el centro de mando (el cerebro) y las calles (el cuerpo). Sin embargo, esta comunicación no es equilibrada: el 80% de la información que llega al cerebro proviene del cuerpo (por ejemplo, reportes desde los barrios sobre su estado y necesidades) y solo el

20% de los mensajes se envían en dirección contraria, desde el cerebro hacia el cuerpo. Este flujo desigual revela algo esencial: las sensaciones y cambios que ocurren en nuestro cuerpo son fundamentales para regular cómo nos sentimos, pensamos y reaccionamos.

La **teoría polivagal** (TPV), desarrollada por Stephen Porges en 1995, nos muestra que el sistema nervioso no es solo un simple «interruptor» que activa o relaja la ciudad. En lugar de eso, funciona como un sistema jerárquico de respuestas, diseñado a lo largo de la evolución para adaptarse a diferentes situaciones. Desde estados de tranquilidad, donde todo fluye con calma, hasta emergencias que demandan acción inmediata, el sistema nervioso utiliza estrategias sofisticadas para mantener el equilibrio en la ciudad.

Hasta ahora, hemos conocido dos grandes «departamentos» que mantienen la ciudad en funcionamiento:

▷ **Sistema simpático:** este es el equipo de emergencia que entra en acción ante cualquier peligro, como los bomberos que responden rápidamente a un incendio. Moviliza los recursos necesarios para proteger a los habitantes y garantizar su supervivencia.

▷ **Sistema parasimpático:** superada la crisis, este departamento de mantenimiento se encargará de restaurar el orden. Actúa como los equipos de limpieza que reparan los daños y devuelven la calma a las calles.

La TPV introduce un tercer sistema fundamental: el **sistema de compromiso social** (SCS), que va más allá de la supervivencia física. Su función es fomentar la conexión entre los habitantes de la ciudad, fortaleciendo los lazos y promoviendo una coexistencia armoniosa.

La jerarquía de respuestas del sistema nervioso asegura que la ciudad esté preparada para cualquier eventualidad. En tiempos de calma, predomina el **complejo vagal ventral** (CVV), promoviendo la cooperación y la estabilidad. Sin embargo, si surge una amenaza, el SNS toma el control, preparando la ciudad para una acción inmediata. Cuando la situación es tan extrema que no hay escapatoria, entra en escena el **complejo vagal dorsal** (CVD), llevando a la ciudad a un estado de «apagón» para ahorrar recursos y protegerse.

Sistema de compromiso social (complejo vagal ventral)

El SCS, también conocido como *complejo vagal ventral*, es la parte más reciente en términos evolutivos dentro de la jerarquía de respuestas del sistema nervioso. Su misión principal es regular emociones y facilitar interacciones sociales saludables en contextos de **seguridad y conexión.**

Cuando nos sentimos seguros, el CVV se activa, creando un estado de calma y conexión. Gracias a las fibras mielinizadas del nervio vago, este sistema actúa con rapidez y precisión, regulando el ritmo cardíaco y la respiración, sin comprometer la homeostasis.[39] Su activación fomenta interacciones desde un estado emocional equilibrado, reflejándose en una respiración tranquila y en señales de serenidad como expresiones faciales, movimientos de la cabeza y modulaciones en el tono de voz.

Además, el CVV coordina los movimientos de la cabeza y los músculos de la cara y del oído medio, permitiendo identificar señales sociales clave, desde tonos de voz humanos hasta sonidos de alerta, como gritos de auxilio. Esta capacidad de respuesta social está representada en la página siguiente en la **ilustración 2.2.**, donde se observa la interacción entre el tronco encefálico, los nervios craneales y los músculos implicados en la comunicación y en la regulación fisiológica.

Desde una perspectiva fisiológica, el CVV tiene dos componentes principales que regulan diferentes funciones corporales:

▷ **Componente somatomotor:** controla los músculos estriados de la cara y la cabeza mediante vías eferentes viscerales especiales. Es crucial para movimientos voluntarios como la expresión facial, la deglución, la masticación y la succión.

▷ **Componente visceromotor:** compuesto por fibras mielinizadas del nervio vago, regula los músculos lisos de órganos internos como el corazón, los bronquios y el esófago. Estas fibras, originadas en el núcleo ambiguo del cerebro, controlan funciones esenciales como la frecuencia cardíaca y la respiración.

• • • • • • • • • • • • •

39. Según el *Diccionario del Estudiante* de la Real Academia Española, tendencia a mantener unas condiciones fisiológicas constantes, independientemente de las condiciones externas, mediante un conjunto de procesos de autorregulación.

Ambos componentes del CVV, el somatomotor y el visceromotor, trabajan en sinergia para promover estados de calma, facilitar la conexión social mediante expresiones faciales y movimientos coordinados y mantener el equilibrio en funciones vitales como la respiración y el ritmo cardíaco.

El CVV no solo optimiza nuestras interacciones sociales, sino que también nos permite afrontar desafíos con **flexibilidad**, preservando siempre una sensación de seguridad.

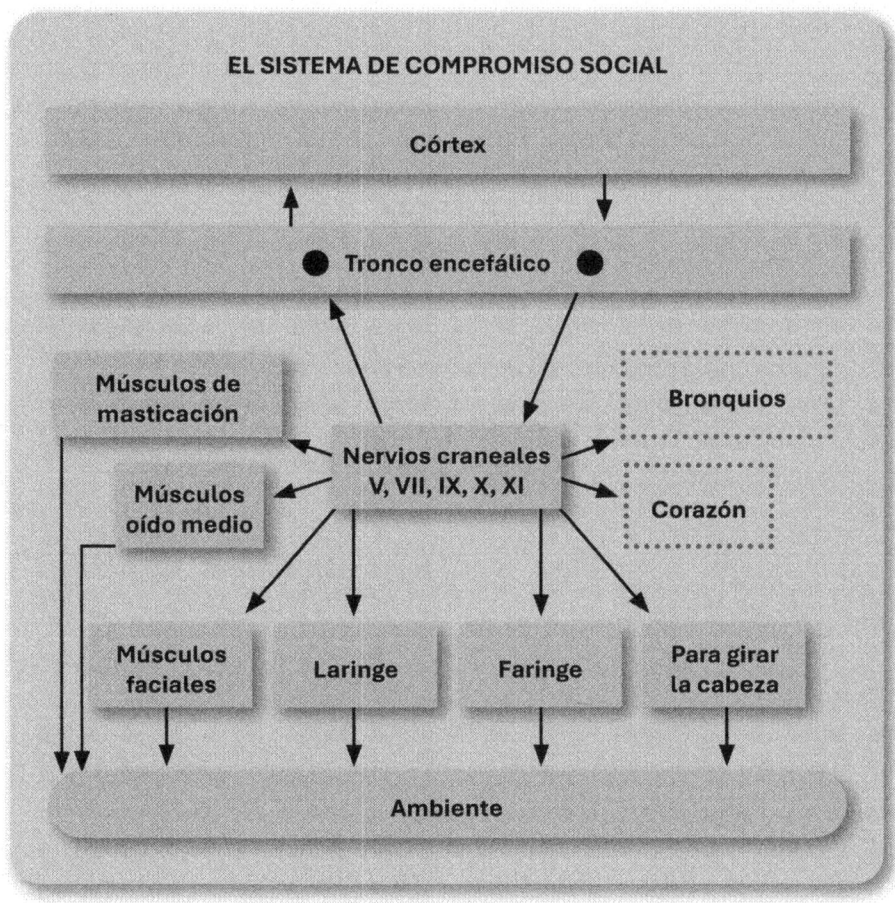

Ilustración 2.2. El sistema de compromiso social y su impacto en la regulación corporal. Fuente: elaboración propia a partir de https://pmc.ncbi.nlm.nih.gov/articles/PMC3108032/

Un aspecto crucial de este sistema es cómo el tronco del encéfalo regula las señales sociales. Dentro de la metáfora de la ciudad, actúa como el ayuntamiento, el centro neurálgico que coordina actividades vitales, como el latido del corazón, la respiración y el control de los músculos de la cara y la cabeza. Además, juega un papel clave en la interacción social, gestionando nuestra voz, las expresiones faciales y la capacidad de escuchar activamente.

Veamos cómo regula el ayuntamiento o tronco del encéfalo las señales sociales:

▷ **En calma:** cuando la ciudad está tranquila y segura, el ayuntamiento garantiza un ritmo cardíaco lento y estable. La voz se vuelve prosódica, melódica y tranquilizadora, gracias a las vías vagales que controlan los músculos laríngeos y faríngeos. Este tono armonioso actúa como un mensaje del ayuntamiento a los ciudadanos, transmitiendo calma y seguridad para mantener el equilibrio en las relaciones sociales.

▷ **En caso de miedo o ira:** si ocurre un disturbio en la ciudad, como una amenaza externa, el ayuntamiento activa sus sistemas de emergencia. El corazón late más rápido, la respiración se acelera y la voz pierde su prosodia, volviéndose más plana o brusca, como una sirena de alarma que indica peligro. En estos momentos, el ayuntamiento prioriza la supervivencia sobre la conexión social, asegurándose de responder rápidamente a la amenaza.

Al igual que un buen ayuntamiento organiza tanto las operaciones básicas como el bienestar de sus ciudadanos, el tronco del encéfalo equilibra nuestras funciones vitales con nuestras capacidades sociales. Cuando está en armonía, facilita interacciones positivas y envía señales claras de seguridad. Sin embargo, en momentos de estrés, redirige los recursos hacia la protección de la ciudad, dejando temporalmente en segundo plano las conexiones sociales.

El CVV también desempeña un papel crucial en la **gestión del estrés**. Funciona como un freno biológico que regula el eje hipotálamo-hipófisis-adrenal, reduciendo las respuestas físicas asociadas al estrés y ayudando al cuerpo a restablecer el equilibrio. De este modo, atenúa las señales de alarma generadas por sistemas más primitivos, como el SNS y el CVD, permitiendo que nuestra fisiología se mantenga en un estado de homeostasis.

Sin embargo, cuando percibimos una amenaza significativa, este freno natural se desactiva para que el cuerpo entre en un estado de lucha o huida. En este escenario, el control pasa del CVV al SNS o al CVD, según la intensidad de la situación, acelerando el ritmo cardíaco y preparando al organismo para una respuesta inmediata.

Aquí es donde entra en juego el diafragma, que actúa como una frontera fisiológica en la regulación autonómica. Por encima de él, el **complejo vagal ventral (CVV)**, coordina funciones supra-diafragmáticas como la voz, la expresión facial y la frecuencia cardíaca, promoviendo la conexión social. Por debajo, el **complejo vagal dorsal (CVD)**, regula funciones sub-diafragmáticas como la digestión y la motilidad intestinal, jugando un papel esencial en la respuesta al estrés y la conservación de energía.

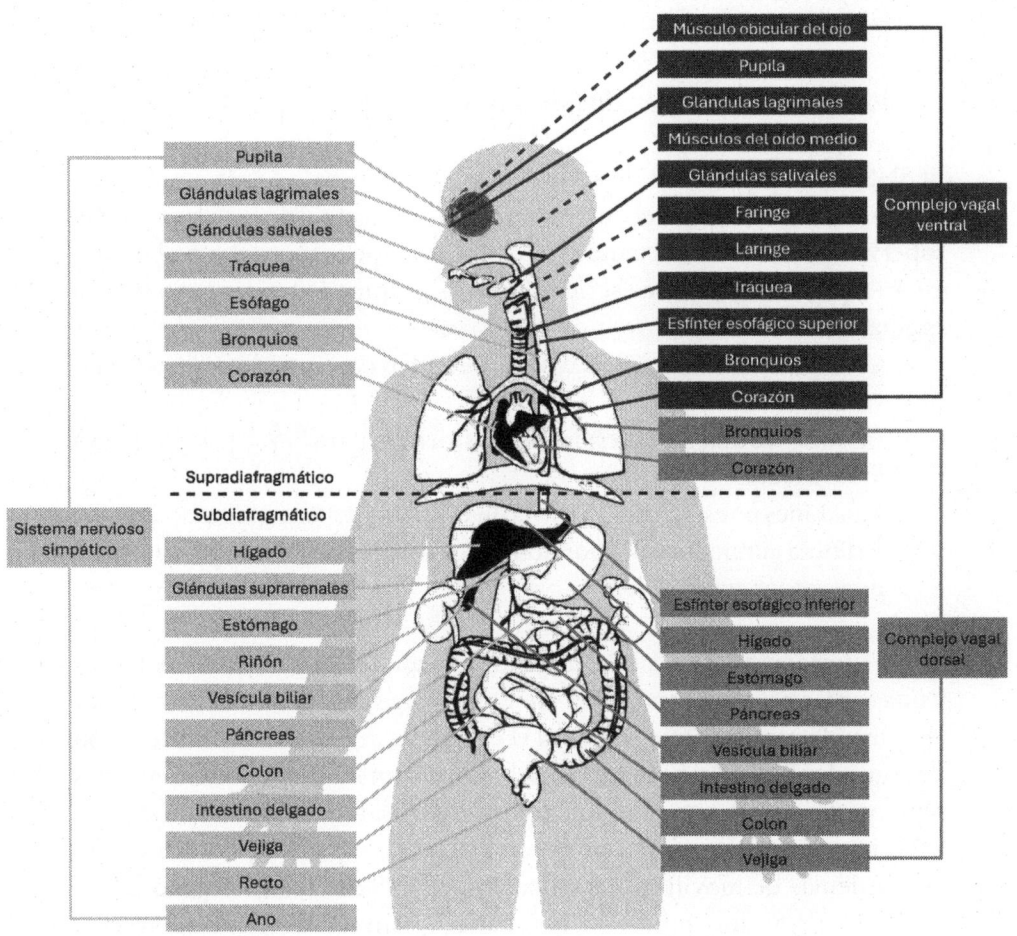

Ilustración 2.3. Regulación autonómica: la interacción entre el sistema nervioso simpático, el vago y el diafragma. Fuente: elaboración propia a partir de https://pubmed.ncbi.nlm.nih.gov/30953358/

Aunque el CVV no inerva directamente los órganos por debajo del diafragma, su coordinación permite gestionar el estrés de manera eficiente, protegiendo funciones esenciales como la digestión. En este sentido, la respiración diafragmática, de la que te hablaré más adelante, juega un papel clave como modulador del sistema nervioso, facilitando la activación del CVV y promoviendo un estado de seguridad y conexión.

Esta regulación autonómica se observa en la página anterior en la **ilustración 2.3**, que muestra cómo el sistema nervioso simpático, el CVV y el CVD inervan diferentes órganos y estructuras, influyendo tanto en la respuesta al estrés como en la capacidad de conexión social.

Sistema de lucha o huida (sistema nervioso simpático)

El SNS es nuestro motor de acción ante situaciones de estrés o amenaza, diseñado para movilizar el cuerpo rápidamente. Este sistema, clave para la supervivencia, se activa cuando percibimos un **peligro**, ya sea real o imaginario, y desencadena una serie de respuestas inmediatas para enfrentar o escapar del problema.

Cuando el SNS entra en acción, el cuerpo pasa a «modo emergencia»:

▷ El ritmo cardíaco y la respiración aumentan para llevar más oxígeno a los músculos.
▷ Funciones no esenciales, como la digestión, se detienen temporalmente.
▷ Se libera adrenalina, proporcionando ese subidón de energía necesario para actuar con rapidez.

Físicamente, esto se siente como un corazón acelerado, músculos tensos y una sensación de urgencia. Por ejemplo, imagina que vas caminando por la calle y, de repente, un coche toca el claxon justo detrás de ti. En cuestión de segundos, tu cuerpo reacciona: saltas hacia un lado, tu corazón late más rápido y tus sentidos se agudizan, todo sin necesidad de pensarlo. Este es el SNS en acción, alertándote y preparando tu cuerpo para responder.

Además de movilizar los músculos, el SNS influye en órganos clave como el corazón, los pulmones y el sistema digestivo, redirigiendo los recursos corporales hacia las áreas que más los necesitan en ese momento. Esto asegura una reacción rápida y efectiva.

Sin embargo, un SNS hiperactivo, como ocurre en el **estrés crónico**, puede tener un impacto significativo en la salud. Las consecuencias incluyen:

▷ Fatiga y ansiedad.
▷ Tensión muscular y problemas digestivos.
▷ Desarrollo de inflamación crónica de bajo grado: aunque aparentemente sutil, su carácter persistente puede desequilibrar el organismo y afectar a la salud a largo plazo.

Exploraremos el impacto del estrés crónico con mayor detalle en el último capítulo.

En resumen, el SNS es nuestro botón de emergencia, diseñado para protegernos en momentos de peligro. Sin embargo, como cualquier sistema que se mantiene encendido demasiado tiempo, necesita descansar para evitar el desgaste. Si no le damos esa pausa, este estado de alerta constante puede causar una sensación de estar siempre tensos, como si nunca pudiéramos bajar la guardia. Este impacto no solo afecta a nuestra mente, causando ansiedad y agotamiento, sino que también repercute en nuestro cuerpo con el tiempo.

Sistema de inmovilización (complejo dorsal del nervio vago)

El CVD es el sistema más antiguo de nuestro sistema nervioso desde una perspectiva evolutiva. Este circuito se activa en situaciones de **amenaza extrema**, cuando las opciones de luchar o huir (controladas por el SNS) no son viables. Es el recurso de apagado del cuerpo, diseñado para protegernos al conservar energía y minimizar la actividad metabólica. En estos casos, podemos experimentar respuestas como:

▷ Parálisis o inmovilización.
▷ Desconexión emocional.
▷ Desmayos, como el síncope vasovagal ante un *shock* emocional.
▷ Una sensación de no estar completamente presentes, conocida como *disociación*.

El CVD, mediado por el nervio vago no mielinizado, lleva al cuerpo a un estado de inmovilización extrema. Aunque esta respuesta es crucial para la supervivencia en momentos críticos, también puede desencadenar estados emocionales y físicos difíciles, como aislamiento social, desesperanza, pérdida de propósito vital o depresión.

Desde una perspectiva fisiológica, el CVD regula órganos situados debajo del diafragma, como el estómago, los intestinos y el páncreas. En situaciones extremas, este sistema reduce la actividad digestiva y ralentiza otros procesos metabólicos como una estrategia de ahorro de energía.

Sin embargo, cuando el CVD se activa de manera disfuncional, puede provocar náuseas, dolor abdominal y dificultad para digerir los alimentos, que puede manifestarse de muchas formas: hinchazón o distensión abdominal, eructos frecuentes, flatulencias, acidez o reflujo y alteraciones en las deposiciones, entre otras. ¿Has identificado alguno de estos síntomas en momentos de estrés o malestar emocional?

Recuerdo una anécdota durante uno de mis rotatorios en sexto de Medicina que ahora viene a mi mente porque está muy relacionada con el tema. Acompañé a un cardiólogo en la evaluación de un chico de 15 años, que acudía con su madre para hacerse una ecocardiografía tras varios episodios de desmayos en el instituto. En su historial, destacaba que su padre había tenido un infarto a una edad temprana, lo que justificaba descartar una posible enfermedad cardíaca. Sin embargo, al hablar con el paciente, descubrimos un patrón interesante: los desmayos ocurrían antes de exposiciones en clase o en partidos de fútbol, momentos donde sentía una gran presión. Aunque inicialmente se pensó en causas cardíacas, el caso terminó siendo un claro ejemplo de una respuesta de inmovilización. Su sistema nervioso, desbordado por el estrés, activaba el CVD como una estrategia de protección, apagándose ante situaciones percibidas como insostenibles. En lugar de optar por una respuesta de lucha o huida, su cuerpo se desconectaba, lo que en su caso se manifestaba como desmayos. Este mecanismo, además de regular funciones fisiológicas, desempeña un papel crucial en la respuesta al trauma psicológico, enviando un mensaje claro: «No puedo más; necesito protegerme».

Aunque esta reacción puede ser útil en situaciones extremas, su activación repetida o fuera de contexto puede tener un impacto significativo en la salud emocional y física. Esto puede llevar a disociación, aislamiento o problemas digestivos, entre otras complicaciones.

En este capítulo, vamos a hablar sobre el **trauma** en sus diversas formas. Para entender cómo nos impacta, cómo lo vivimos y, sobre todo, cómo podemos sanarlo, es importante definirlo bien desde el principio.

Lo primero que debes saber es que existen dos tipos de traumas: el trauma con T mayúscula y el trauma con t minúscula.

El **trauma simple** (trauma con t minúscula) suele ocurrir como resultado de un acontecimiento único que nos impacta profundamente. En ocasiones, ese evento es tan intenso desde el punto de vista emocional que no podemos procesarlo ni expresarlo de forma natural, ya sea a través del miedo, la rabia, la tristeza o incluso el asco.

Cuando esto sucede, las emociones se silencian, y no encontramos una manera de integrar o entender lo que ha pasado. Ese *shock* emocional nos deja sin herramientas para manejarlo, convirtiéndose en una herida que permanece atrapada dentro de nosotros. Es algo que ocurre de forma repentina e inesperada, con una intensidad que nos hace sentir como si nos rompiera por dentro.

Este tipo de trauma puede ocurrir en cualquier momento de la vida, porque no entiende de edades.

Algunos ejemplos de trauma simple son:

▷ Abuso sexual o violaciones.
▷ Secuestros o robos violentos.
▷ Presenciar la muerte de un ser querido.
▷ Desastres naturales, como terremotos o huracanes.
▷ Accidentes graves.
▷ Operaciones quirúrgicas importantes.
▷ Despidos laborales.

Por otro lado, situaciones como el divorcio o la infidelidad también pueden considerarse traumáticas, dependiendo de cómo se experimenten y del contexto emocional en el que ocurran. Estas experiencias, en ciertos casos, podrían encajar más dentro del trauma complejo debido al impacto sostenido que generan en la persona.

El **trauma complejo** (trauma con T mayúscula) se refiere a experiencias repetidas y sostenidas a lo largo del tiempo que, aunque no son tan impactantes de forma inmediata como el trauma simple, generan un daño emocional constante. La principal diferencia es que el trauma complejo ocurre de manera prolongada y suele desarrollarse durante la infancia y adolescencia, etapas en las que somos más vulnerables. En estos casos, si no hay una figura adulta que sostenga y valide el dolor emocional, el niño o la persona afectada experimenta una **ruptura interna** gradual, similar al trauma simple, pero más progresiva.

Ejemplos de trauma complejo son:

▶ **Maltrato físico:** repetidos episodios de violencia que no solo dejan marcas físicas, sino también heridas emocionales profundas.

▶ **Abuso de poder:** situaciones de sometimiento constante por parte de figuras de autoridad, como abuso emocional o psicológico, que dañan la autoestima y generan una sensación de indefensión.

▶ **Desprotección:** falta de cuidado en momentos clave, dejando al niño o adolescente expuesto a peligros o sin la seguridad que necesita.

▶ **Abandono:** cuando los cuidadores principales, por lo general los padres, se separan emocional o físicamente durante periodos prolongados, dejando al niño en una soledad emocional que afecta profundamente a su desarrollo y su capacidad para confiar en los demás.

▶ **Negligencia:** cuando los cuidadores no cubren las necesidades básicas del niño, ya sean emocionales, físicas o educativas. Esto crea un entorno de inseguridad que dificulta su desarrollo y bienestar.

▶ **Acoso escolar (*bullying*) o laboral (*mobbing*):** experiencias repetidas de exclusión, humillación o abuso emocional que desgastan la confianza en uno mismo y en los demás.

▶ **Castigo físico:** aunque muchas veces se normaliza, el uso de medidas disciplinarias físicas impacta profundamente en la seguridad emocional del niño, incluso cuando no hay un daño físico inmediato.

Para entender mejor la diferencia entre ambos, podemos imaginar que el trauma simple (t) es como recibir un golpe fuerte en la cabeza, un evento repentino que deja una marca visible. En cambio, el trauma complejo (T) se asemeja a cargar constantemente con una mochila pesada: al principio, el peso parece soportable, pero con el tiempo ese esfuerzo continuo comienza a afectar a nuestra postura, energía y bienestar.

Esta metáfora no es solo figurativa. Métodos como las cadenas musculares y articulares GDS,[40] o estudios sobre las fascias muestran que el estrés prolongado puede alterar nuestra alineación corporal y reflejarse físicamente (lo abordaré con detalle más adelante en este capítulo).

Además, es importante destacar que un padre o madre que ha experimentado un trauma puede, sin querer, transmitir su dolor emocional no resuelto a sus hijos, perpetuando un **ciclo intergeneracional de sufrimiento**; es lo que se conoce como *trauma transgeneracional*. Reconocer este patrón no solo es clave para romperlo, sino también para sanar a las generaciones futuras.

Estados globales: el equilibrio entre calma, acción e inmovilización

Recapitulando la teoría polivagal (TPV)

La TPV nos enseña que nuestro sistema nervioso autónomo (SNA) trabaja a través de tres sistemas principales para garantizar nuestra supervivencia y adaptabilidad. Estos sistemas no funcionan de forma aislada, sino que operan en un orden jerárquico, priorizando las respuestas en función del nivel de **amenaza percibida**:

▷ **Primera línea de defensa (CVV):** en momentos de seguridad, el cuerpo activa el sistema social para mantenernos calmados y conectados con el entorno. Este sistema regula el tono de voz, las expresiones

· · · · · · · · · · · · · · · ·

40. El estudio biomecánico de las cadenas musculares y articulares GDS, desarrolladas por Godelieve Denys-Struyf, distingue seis familias musculares que trabajan en equilibrio y se compensan entre sí para ajustar la postura y facilitar el movimiento. Este enfoque, utilizado en algunas áreas de la fisioterapia y la osteopatía, sostiene que nuestra musculatura no solo responde a factores biomecánicos, sino también a patrones emocionales y de comportamiento, lo que permite un abordaje más global del cuerpo en terapias manuales y de rehabilitación.

faciales y otras señales que fomentan la interacción social, ayudando a calmar el SNA. Sin estos recursos, es más probable que entremos en estados defensivos.

▷ **Segunda línea de defensa (SNS):** si la conexión social no es suficiente para resolver la situación, el cuerpo activa el sistema de lucha o huida. Este sistema moviliza energía para enfrentar la amenaza o escapar de ella. Sin embargo, si esta respuesta persiste, puede derivar en un estado de movilización crónica, marcado por una sensación de ansiedad constante o hipervigilancia.

▷ **Último recurso (CVD):** en momentos de peligro extremo o cuando la situación parece insuperable, el cuerpo recurre al sistema de inmovilización. Este mecanismo, aunque protector, nos lleva a un estado de desconexión total, como si el cuerpo se apagara para conservar energía y minimizar el daño.

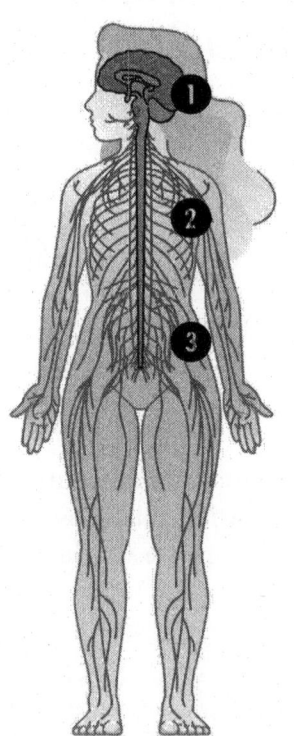

1) Sistema social
Nervio vago ventral / rama más reciente
Sintonización y conexión segura con los demás

2) Sistema de Lucha-Huida
Sistema nervioso simpático
Activación: respuesta de huida ligera

3) Inmovilización
Nervio vago dorsal / rama más antigua
Inmovilización y disociación/desprendimiento

Ilustración 2.4. Cómo responde tu cuerpo al peligro: los tres niveles del SNA. Fuente: elaboración propia a partir de https://www.frontiersin.org/journals/psychology/articles/10.3389/fpsyg.2024.1382007/full

Esta jerarquía de respuestas muestra que nuestro SNA se adapta a contextos diversos, desde momentos de calma y seguridad hasta situaciones de peligro extremo. Su funcionamiento define no solo cómo respondemos al estrés, sino también cómo nos sentimos, pensamos y nos relacionamos con los demás.

Comprender esta estructura, junto con su relación con el eje hipotálamo-hipófisis-adrenal, es clave para entender el impacto de nuestras respuestas al estrés en nuestra salud física, emocional y social.

Sin embargo, la TPV va un paso más allá y nos muestra que estos sistemas jerárquicos también pueden trabajar en conjunto, dando lugar a cinco estados globales que expanden nuestra comprensión del SNA.

Los cinco estados globales según la teoría polivagal

La TPV identifica cinco estados globales, que reflejan cómo los sistemas del SNA (CVV, SNS y CVD) pueden trabajar de manera predominante o en coactivación para adaptarse a diferentes situaciones:

Estado	Dominancia/ coactivación	Características
Estado de seguridad	Complejo ventral del nervio vago	Calma, conexión social y recuperación
Estado de lucha o huida	Sistema nervioso simpático	Preparación para acción rápida, lucha o huida
Estado de inmovilización	Complejo dorsal del nervio vago	Inmovilización y conservación de energía
Estado de movilización segura	Coactivación del complejo vagal ventral y el sistema nervioso simpático	Acción con calma y seguridad
Estado de inmovilización segura	Coactivación del complejo vagal ventral y el complejo vagal dorsal	Inmovilización con propósito

Tabla 2.1. Estados del sistema nervioso autónomo según la TPV.
Fuente: elaboración propia.

El estado de movilización segura es el que experimentamos durante actividades que implican movimiento desde la calma, como crear algo, bailar, jugar o hacer ejercicio. En este estado, el cuerpo está activo, pero en un contexto de seguridad que permite disfrutar de la experiencia.

Por otro lado, el estado de inmovilización segura está asociado a momentos de vínculo social profundo y protección, como el parto, la lactancia o instantes íntimos de conexión emocional. En este estado, aunque el cuerpo permanece inmóvil, el contexto de seguridad y confianza convierte la experiencia en algo reparador y enriquecedor.

Neurocepción: la brújula del sistema nervioso

La TPV es una forma más de comprender cómo el cuerpo y el cerebro están en constante comunicación, como si mantuvieran una conversación bidireccional. Por un lado, el cuerpo envía señales al cerebro sobre su estado interno; por otro, el cerebro interpreta estas señales y ajusta nuestras respuestas según perciba el entorno como seguro, peligroso o bajo una amenaza extrema.

Estos sentimientos de seguridad o amenaza no son universales, sino interpretaciones subjetivas que surgen de cómo nuestro SNA procesa la información interna del cuerpo, un proceso conocido como *interocepción*: la capacidad de sentir lo que ocurre dentro de nosotros.

La neurocepción en los mamíferos: más allá de la detección de amenazas

La neurocepción actúa como un radar automático, evaluando de forma inconsciente y constante si estamos en un entorno seguro o peligroso. Aunque la neurocepción no es exclusiva de los mamíferos —incluso organismos simples, como células o plantas, tienen mecanismos primitivos para detectar amenazas—, los mamíferos tienen una capacidad única: además de detectar el peligro, pueden responder rápidamente a señales de seguridad. Esto les permite reducir sus defensas y acercarse a los demás sin miedo, un proceso esencial para la sociabilidad y para alcanzar un estado de calma física y psicológica.

Cuando nos sentimos seguros, nuestro sistema nervioso ajusta sus funciones para optimizar la energía, proteger al cerebro y evitar respuestas extremas, como el desmayo o la parálisis, que están asociadas a mecanismos de defensa más antiguos.

En este estado, cuando nos sentimos seguros, somos más capaces de **conectar emocionalmente** con los demás, lo que favorece nuestra salud global y fortalece nuestra capacidad para enfrentar los desafíos de la vida de una manera más equilibrada y resiliente.

Sin embargo, en estados de estrés prolongado, la neurocepción puede mantener nuestro cuerpo en un modo defensivo constante. Esto afecta a funciones esenciales como la digestión, la respiración y la frecuencia cardíaca, al tiempo que compromete nuestra recuperación y equilibrio fisiológico.

¿Cómo funciona la neurocepción?

La neurocepción actúa como un circuito de «sentir-pensar-actuar». Las señales detectadas por el cuerpo viajan al cerebro, se traducen en emociones como tranquilidad o alerta, y estas influyen en nuestros pensamientos y acciones. Por ejemplo, cuando el cuerpo detecta señales de amenaza, genera tensión física, pensamientos de preocupación y comportamientos defensivos, como evitar una situación o prepararse para luchar o huir. Si percibe seguridad, fomenta sensaciones de calma y apertura, favoreciendo la conexión emocional con los demás.

Este proceso se activa de manera bidireccional:

▷ De arriba abajo: el cerebro interpreta señales externas como expresiones faciales, gestos o tonos de voz para evaluar intenciones.
  • Una voz amable o un rostro cálido generan una sensación de seguridad.
  • Un tono agresivo o movimientos bruscos activan la alerta y las respuestas defensivas.
▷ De abajo arriba: el cuerpo envía información al cerebro a través de la interocepción, como el ritmo cardíaco o la tensión muscular. Estas señales físicas se interpretan como emociones, como calma o ansiedad, aunque a menudo no somos conscientes del estímulo que las provoca.

La seguridad como una necesidad biológica

La TPV nos ofrece una perspectiva fascinante sobre la seguridad, mostrándola como una necesidad biológica esencial. Nos enseña que la seguridad no es simplemente la ausencia de amenazas, sino un estado fisiológico activo que fomenta la calma, la conexión social y el equilibrio interno. Este estado no solo nos protege, sino que también nos permite prosperar a través de la cooperación, el cuidado mutuo y los vínculos emocionales.

Nuestra biología no está diseñada únicamente para defendernos en momentos de peligro, sino también para poder crecer y florecer en entornos de confianza. Comprender este sistema integrado nos ayuda a manejar mejor el estrés, construir relaciones más sólidas y llevar una vida más plena y equilibrada.

Existen varios principios clave de la «ciencia de la seguridad»:

▷ **Un cuerpo en calma es el punto de partida:** cuando nuestro sistema nervioso está regulado por la vía vagal ventral, experimentamos un estado de seguridad que favorece la salud, el crecimiento y la resiliencia.

▷ **El estrés y la ansiedad reflejan un cuerpo en defensa:** cuando nuestro sistema nervioso entra en modo de protección, interrumpe funciones esenciales como la digestión y la capacidad de recuperación, priorizando la supervivencia inmediata.

▷ **La seguridad activa nuestra capacidad de conectar:** estar en calma nos permite usar herramientas sociales como la voz, las expresiones faciales y los gestos, fundamentales para construir vínculos positivos.

▷ **Transmitimos señales de seguridad:** pequeñas acciones como una sonrisa o una voz tranquila generan un efecto tranquilizador en los demás, creando un círculo constructivo de confianza y corregulación.

▷ **La corregulación refuerza la confianza:** compartir momentos de calma con los demás fortalece las relaciones y genera espacios de confianza mutua esenciales para el bienestar emocional.

▷ **La calma libera nuestra mente:** un sistema nervioso tranquilo permite que el cerebro funcione con mayor claridad, favoreciendo la creatividad, el pensamiento efectivo y la resolución de problemas.

▷ **La conexión beneficia a todos:** crear espacios de seguridad no solo mejora la salud individual, sino que también fortalece familias, grupos y comunidades, promoviendo un bienestar colectivo.

Como humanos, estamos en una constante búsqueda de seguridad. Este estado es la base sobre la que se construyen nuestras emociones, relaciones y acciones. Cuando nos sentimos seguros, nuestro SNA regula eficazmente nuestras funciones internas, permitiéndonos dedicarnos a tareas esenciales como reparar el cuerpo, fortalecer el sistema inmunológico y fomentar la creatividad y la conexión emocional.

La seguridad, además de facilitar nuestro bienestar individual, potencia nuestra capacidad para confiar, crear y conectar con los demás. Aplicar estos principios en entornos como hospitales, escuelas o comunidades puede transformar la manera en que sanamos, aprendemos y nos relacionamos.

Priorizar la seguridad y la conexión no solo respeta nuestra biología más básica, sino que también construye un futuro más saludable y resiliente para todos. Por tanto, el sentimiento de seguridad no es un lujo ni una emoción pasajera, sino un requisito esencial para nuestra supervivencia y calidad de vida.

Según Porges, esta seguridad se construye sobre dos pilares principales:

▷ **Neurocepción** (ya explicada anteriormente): es la capacidad inconsciente del sistema nervioso para detectar señales de seguridad o peligro en el entorno. Actúa como un radar automático, ajustando nuestras respuestas incluso antes de que seamos conscientes de ellas. Este mecanismo no solo es esencial para la supervivencia, sino también para sentar las bases de una vida emocionalmente rica y socialmente conectada.

▷ **Corregulación y conexión social** (las exploraremos en detalle en el siguiente apartado): destaca la importancia de las interacciones humanas para sentirnos tranquilos, sostenidos y conectados.

Corregulación: el poder de sanar en conexión

Según la TPV, la conexión social solo es posible cuando nuestro cuerpo se siente seguro cerca de otras personas. Este sentimiento de seguridad activa el SCS, que facilita interacciones positivas y equilibra nuestro sistema nervioso a través de la corregulación. Este proceso, presente desde el nacimiento, permite que nuestras relaciones promuevan calma, bienestar y recuperación.

Un ejemplo claro de corregulación ocurre en la relación entre un bebé y su madre. Las vocalizaciones melódicas, los gestos suaves y las expresiones cálidas de la madre regulan el sistema nervioso del bebé, sentando las bases para un apego seguro y relaciones saludables en la vida adulta. Este mecanismo es mediado por el CVV, controlado por el núcleo ambiguo en el tronco del encéfalo.

En los primeros días de vida, el CVV coordina funciones esenciales como succionar, tragar y respirar, necesarias para la supervivencia. Con el tiempo, estas habilidades evolucionan, desempeñando un papel clave en la regulación emocional y el desarrollo social.

En la adultez, el CVV sigue siendo fundamental, especialmente en contextos sociales donde nos sentimos seguros. Por ejemplo, durante una conversación tranquila con un amigo, el CVV ajusta el tono de voz, estabiliza el ritmo cardíaco y transmite señales de seguridad como el contacto visual o una sonrisa sincera. Estas señales envían un mensaje poderoso al sistema nervioso: «Todo está bien, puedes conectar y disfrutar».

Lo más interesante de este proceso es que no depende únicamente de palabras o gestos conscientes. Para que la conexión con los demás sea auténtica, requiere señales genuinas de seguridad que activen una neurocepción (percepción inconsciente) de confianza y tranquilidad.

Todos hemos sentido esta sensación con ciertas personas cuya sola presencia nos calma. Estas personas, a las que podríamos llamar *supercorreguladoras*, generan espacios compartidos de calma y confianza. A través de esta corregulación mutua, se equilibran los sistemas nerviosos de ambas personas, fortaleciendo tanto el equilibrio emocional como la capacidad de autorregulación.[41]

Cuando la corregulación falla: el impacto del trauma

Cuando el SCS se ve afectado —ya sea por estrés crónico, un trauma o condiciones psiquiátricas como la depresión o el trastorno de estrés postraumático—, el cuerpo puede quedar atrapado en un estado de defensa

• • • • • • • • • • • • • •

41. La autorregulación es la habilidad de calmarse y sentirse seguro por uno mismo, mientras que la corregulación se da cuando dos personas colaboran para manejar sus emociones y estrés. En el caso de los niños pequeños, que aún no han desarrollado la autorregulación, dependen de la corregulación con sus cuidadores.

constante. Según Stephen Porges, el trauma es una ruptura crónica de la conectividad, que deja al sistema nervioso en alerta permanente.

Esto no solo dificulta la conexión social y la autorregulación, sino que también se manifiesta físicamente en problemas como migrañas, síndrome del intestino irritable o fibromialgia.

Estas alteraciones reflejan cómo un sistema nervioso atrapado en estados defensivos afecta tanto a nuestra salud emocional como a la física. Este impacto puede observarse en aspectos cotidianos como:

▷ **Procesamiento emocional:** respuestas automáticas de lucha, huida o desconexión emocional.

▷ **Expresiones faciales y tono de voz:** disminución de la expresividad, dificultando las interacciones sociales.

▷ **Audición:** en situaciones de calma, el nervio vago regula los músculos del oído medio para filtrar sonidos relevantes, como la voz humana, mientras atenúa ruidos perturbadores. Sin embargo, en condiciones como el estrés postraumático, la ansiedad o la depresión, este mecanismo puede desajustarse, provocando una hipersensibilidad a ruidos de fondo, que puede dificultar la comprensión del habla, y una hiposensibilidad a las voces humanas. Este desajuste refleja un estado de hiperactivación del SNA, contribuyendo a una constante sensación de incomodidad y alerta.

Además, los mamíferos contamos con una característica única en el oído medio: un sistema de huesos independientes que nos permite filtrar sonidos relacionados con la comunicación social y evitar ruidos de baja frecuencia, como los de posibles depredadores. Este mecanismo está estrechamente vinculado no solo con la audición, sino también con la regulación emocional. Por ejemplo, los niños con retrasos en el lenguaje o problemas de procesamiento auditivo suelen presentar dificultades para regular sus emociones, subrayando así la conexión entre la percepción sensorial y el equilibrio emocional.

Restaurar el equilibrio del sistema nervioso a través de señales de seguridad es esencial para desactivar estos estados defensivos y facilitar la **reconexión social.** Para quienes han sufrido un trauma, reconstruir el vínculo mente-cuerpo es un paso clave. Preguntas como «¿Qué sientes ahora?» o «¿Dónde notas esa emoción?» ayudan a dirigir la atención hacia las sensaciones físicas, facilitando la reconexión con el cuerpo y promoviendo la autorregulación. Aunque este proceso requiere de tiempo y paciencia, es esencial para reactivar el SCS y restaurar la capacidad de calma y conexión.

En mi práctica clínica, uno de mis principales objetivos es activar el SCS en mis pacientes, creando un espacio donde puedan sentirse cómodos y protegidos. Gestos simples, como el contacto visual, una sonrisa genuina o un tono de voz cálido, son herramientas esenciales para transmitir confianza. Estas pequeñas acciones crean un ambiente de calma que invita al paciente a abrirse y compartir, fortaleciendo su capacidad de conectar con los demás e impulsando su proceso de sanación desde un lugar de serenidad y equilibrio interior.

El estado del SNA actúa como un filtro que modela cómo interpretamos y reaccionamos ante nuestro entorno. Por ejemplo, una situación que en un estado de calma parecería manejable puede sentirse abrumadora cuando el cuerpo está en alerta.

Estas diferencias no solo varían entre personas, sino también dentro de una misma persona en distintos momentos. Investigaciones recientes han mostrado que el estado del SNA influye en diversos contextos, como:

▷   La percepción y manejo del estrés en estudiantes universitarios.
▷   El impacto de la pandemia en la salud mental.
▷   La efectividad de tratamientos para el dolor abdominal mediante neuroestimulación.
▷   Los comportamientos calmantes en bebés tras situaciones estresantes o en guarderías.

De modo que, para facilitar la recuperación del equilibrio del sistema nervioso, es esencial que los terapeutas creen un **entorno seguro y estructurado**, donde los pacientes puedan expresar sus emociones sin sentirse abrumados. Este proceso, sin embargo, no es unidireccional: los sistemas nerviosos de las personas tienden a resonar entre sí (¿recuerdas el capítulo 1?), lo que significa que el estado emocional y fisiológico del terapeuta también influye en el paciente, y viceversa.

Por ello, el terapeuta debe ser consciente de su propio nivel de estrés y evitar absorber la tensión emocional del paciente. Cuidar su bienestar no es solo una responsabilidad personal, sino también una herramienta fundamental para garantizar un acompañamiento eficaz.

El **autocuidado del terapeuta** incluye diversas estrategias para preservar su equilibrio emocional y físico:

▷ **Técnicas de autorregulación emocional,** como la respiración consciente, las técnicas de *grounding*, [42] la meditación guiada, la visualización positiva, la escritura terapéutica o el movimiento consciente, entre otras. Estas y otras prácticas mencionadas a lo largo del libro ayudan a mantener un estado de calma y estabilidad interna.

▷ **Establecer límites claros en la relación terapéutica:** aunque esta cercanía puede parecer útil en un principio, una comunicación continua fuera del entorno terapéutico puede generar una dependencia innecesaria, dificultando uno de los objetivos principales de la terapia: fomentar la autonomía del paciente. [43]

▷ **Mantener una carga de trabajo equilibrada,** gestionando la agenda para evitar la saturación y asegurando la calidad de la atención.

Estas prácticas protegen al terapeuta de la sobrecarga emocional y aseguran que pueda ejercer con atención plena, estando completamente presente para cada paciente. Un terapeuta que se cuida no solo mejora la calidad de la consulta, sino que también garantiza su capacidad para sostener el proceso terapéutico a largo plazo.

La conexión auténtica con los demás, mediada por nuestro sistema nervioso, es una de las herramientas más poderosas para sanar y construir una vida plena.

Cuando nos desconectamos: el camino hacia la resiliencia

Cuando el SCS no se activa, el sistema nervioso recurre a respuestas defensivas diseñadas para protegernos: la movilización (lucha o huida) o la inmovilización. Estas respuestas forman parte de lo que la TPV denomina *jerarquía evolutiva*, un mecanismo que prioriza las respuestas más avanzadas,

• • • • • • • • • • • • • •

42. Este concepto se desarrolla en profundidad en el capítulo 4.

43. Este concepto incluye no solo la autonomía emocional, sino también la capacidad de tomar decisiones, actuar de manera independiente y relacionarse con los demás desde un lugar de equilibrio y confianza.

como la conexión social mediada por el freno vagal, y, si estas fallan, retrocede hacia circuitos más antiguos y primitivos.

El neurofisiólogo J. Jackson describió este retroceso evolutivo como una disolución, un fenómeno en el que, ante desafíos extremos como una enfermedad, lesión o amenaza, el cerebro desactiva funciones avanzadas y activa respuestas más primitivas. Si bien estas estrategias defensivas son adaptativas en el corto plazo, su cronicidad puede generar importantes dificultades como:

▷ **Desconexión emocional:** dificultad para conectar genuinamente con los demás.
▷ **Falta de confianza:** percepción constante de amenaza en el entorno.
▷ **Dificultad para la corregulación:** incapacidad para compartir momentos de calma y seguridad con otras personas.

Este círculo vicioso de estrés crónico y desconexión puede perpetuarse, afectando tanto a las relaciones como a la salud física. Sin embargo, **restaurar señales de seguridad** en las interacciones sociales es una vía poderosa para interrumpir este ciclo y permitir que el sistema nervioso recupere su equilibrio.

La capacidad del sistema nervioso para regresar a un estado de calma tras una amenaza, conocida como *resiliencia*, es fundamental para nuestra salud y bienestar. Sin embargo, esta capacidad varía entre las personas. Quienes tienen un historial de trauma, especialmente aquellos que sufrieron abuso o negligencia en la infancia, pueden quedar atrapados en un modo defensivo crónico. Incluso en entornos seguros, sus cuerpos reaccionan como si estuvieran en peligro, dificultando tanto la relajación como las relaciones sociales.

Nuestra cultura ha influido profundamente en cómo entendemos nuestras respuestas emocionales. Durante siglos, se ha priorizado la razón sobre las emociones, considerándolas algo que debía controlarse o reprimirse. Sin embargo, la TPV nos muestra que las emociones no son un obstáculo, sino un aliado fundamental en nuestra biología. Reconocerlas y trabajar con ellas es clave para restaurar nuestro equilibrio interno y desbloquear nuestro verdadero potencial.

Cuando el sistema nervioso queda atrapado en estos estados defensivos crónicos —un fenómeno conocido como *disolución*—, las áreas más primitivas del cerebro toman el control, bloqueando el acceso al CVV, que es clave para la calma y la conexión social. Esto puede explicar por qué trastornos como el de estrés postraumático, el dolor crónico o incluso condiciones del desarrollo, como el trastorno del espectro autista (TEA) o el síndrome de Prader-Willi, están asociados a dificultades para autorregularse.

Por ejemplo, durante una enfermedad o un episodio de estrés extremo, el cuerpo abandona funciones avanzadas como la creatividad o la conexión social, para centrarse en lo esencial: sobrevivir. Este enfoque adaptativo es útil a corto plazo porque prioriza respuestas inmediatas para enfrentar la amenaza. Sin embargo, cuando el cuerpo se queda atrapado en este estado por estrés prolongado o trauma, esas adaptaciones se vuelven disfuncionales. Una mayor hipervigilancia o tensión pueden ayudar al organismo a enfrentarse a un entorno hostil, pero a largo plazo generan problemas como dolores crónicos o alteraciones emocionales.

A pesar de ello, la evolución también nos ha dado una herramienta poderosa: la **conexión humana**. Las relaciones genuinas —sentirnos escuchados, cuidados y comprendidos— actúan como un calmante natural, ayudando a nuestro sistema nervioso a recuperar el equilibrio. Estas conexiones no solo nos calman, sino que nos devuelven al estado donde realmente podemos florecer.

Un aspecto clave de la resiliencia es la **flexibilidad emocional**, la habilidad de regular nuestras emociones tras momentos de estrés o activación. Esta capacidad nos permite movernos entre diferentes estados emocionales de manera efectiva y lograr:

▷ Recuperar el equilibrio interno del cuerpo.
▷ Sentirnos seguros y abiertos a conectar con los demás.
▷ Fomentar comportamientos prosociales, como la empatía y la generosidad.

El estrés crónico puede comprometer profundamente nuestra resiliencia. Cuando el cuerpo permanece en un estado de alerta constante, prioriza respuestas defensivas, como combatir infecciones o manejar inflamaciones. Esto ocurre a costa de funciones esenciales como la claridad mental, la capacidad de resolver problemas, la toma de decisiones, la homeostasis y las metas personales. Este estado no solo afecta a nuestra salud física, sino que también nos desconecta de los demás, limita nuestras interacciones sociales y obstaculiza el crecimiento emocional.

La resiliencia no es simplemente superar un problema; es recuperar la seguridad interna y usarla como base para construir conexiones significativas, crecer y actuar con compasión. Nuestra **biología social** nos impulsa a encontrar seguridad en las relaciones y a transformar el apoyo recibido en acciones que beneficien tanto a nosotros mismos como a quienes nos rodean.

Un claro ejemplo de esto son las comunidades que se forman en plataformas como Instagram, donde las personas comparten sus aprendizajes y herramientas para inspirar y ayudar a otros. Desde mi experiencia, crear un espacio así en mi cuenta **@sanandomiintestino** ha sido una forma de convertir los desafíos en propósito: compartir información valiosa sobre salud y bienestar, y construir una red basada en la empatía y la conexión. Estas iniciativas nos muestran que, incluso en los momentos más complicados, es posible transformar las dificultades en oportunidades para conectar y crecer junto a los demás.

Salir del modo de supervivencia y entrar en un estado de calma y conexión no solo impulsa nuestra capacidad de sanar, sino que también nos abre la posibilidad de construir relaciones más sólidas, inspirar a quienes nos rodean y encontrar un propósito renovado en nuestras vidas.

El eje cerebro-corazón: sincronía para la resiliencia

La conexión entre el corazón y el cerebro no es solo simbólica, sino completamente fisiológica. Ambos órganos mantienen un diálogo continuo a través de una red de nervios, entre los que destacan el nervio vago, el nervio simpático y los nervios espinales aferentes. Esta comunicación fluye hacia el núcleo del tracto solitario, ubicado en el tronco del encéfalo, donde las señales provenientes del corazón se procesan y transforman en instrucciones para regular funciones vitales como la presión arterial, la frecuencia cardíaca e, incluso, nuestras emociones.

Otro actor fundamental es el **núcleo ambiguo**, que regula la actividad parasimpática del nervio vago, desacelerando el ritmo cardíaco y facilitando estados de calma. En conjunto con regiones cerebrales como la amígdala y la corteza prefrontal ventromedial —encargadas del procesamiento emocional y la toma de decisiones—, este circuito asegura un equilibrio óptimo entre mente y cuerpo. Cuando el corazón late de manera coherente, lo que se refleja en una variabilidad de la frecuencia cardíaca (*heart rate variability* [HRV]) estable, estas áreas funcionan en armonía, promoviendo claridad mental, serenidad emocional y una mayor resiliencia.

Aunque el corazón está estrechamente vinculado al sistema nervioso central, tiene una sorprendente autonomía. Este órgano cuenta con entre 700 y 1.500 ganglios nerviosos y miles de neuronas distribuidas en el epicardio, la capa que recubre el músculo cardíaco. Gracias a esta red, el corazón puede mantener su ritmo autónomo y responder de forma independiente, enviando señales al cerebro a través del nervio vago.

El corazón no solo responde a las demandas físicas, sino que también refleja nuestro estado emocional. A través de su HRV, muestra su capacidad de adaptación y flexibilidad frente a los desafíos del entorno. Una HRV alta refleja equilibrio entre los sistemas simpático y parasimpático, resiliencia y buena salud general. Por el contrario, una HRV baja puede ser indicativa de estrés crónico, disautonomía o condiciones específicas como el síndrome de taquicardia postural ortostática.

La conexión entre emociones y fisiología puede medirse a través de herramientas como:

▷ **Arritmia sinusal respiratoria:** evalúa cómo varía el ritmo cardíaco en sincronía con la respiración.[44] Una arritmia sinusal respiratoria saludable indica un nervio vago eficiente y una buena capacidad de adaptación del sistema nervioso a los cambios del entorno.

▷ **Variabilidad de la frecuencia cardíaca:** mide las fluctuaciones en el tiempo entre los latidos del corazón en respuesta a estímulos internos y externos, reflejando nuestra capacidad de regulación y resiliencia.

La arritmia sinusal respiratoria y la HRV son herramientas valiosas tanto para evaluar la flexibilidad del SNA como para calcular la **eficiencia vagal**. Esta medida refleja qué tan bien el nervio vago ajusta el ritmo cardíaco según las demandas del entorno. Sus aplicaciones clínicas son amplias, desde el manejo del estrés hasta la monitorización de condiciones autonómicas y la evaluación general de la salud.

· · · · · · · · · · · · · · ·

44. Durante la inspiración la frecuencia cardíaca aumenta (los intervalos RR se acortan) y durante la espiración disminuye (los intervalos RR se alargan).

Si alguna vez has sentido curiosidad por entender mejor cómo responde tu cuerpo, hoy en día hay dispositivos accesibles que pueden ayudarte. Los relojes inteligentes, por ejemplo, permiten medir estas variables en casa. Si buscas mayor fiabilidad, los sensores de frecuencia cardíaca con correa torácica, conocidos como *cinturones pulsómetro*, conectados a aplicaciones como Elite HRV, aunque no son tan precisos como los equipos de hospital, constituyen una herramienta fantástica para conocer mejor tu salud y tu equilibrio interno.

Estudios recientes destacan el papel del hipotálamo como centro de mando en este eje cerebro-corazón, un circuito que no solo gestiona las funciones vitales, sino que también transporta emociones, traumas y estados de bienestar o estrés. Esto demuestra que lo que vivimos y sentimos deja una huella directa en nuestro corazón, mostrando cómo nuestras emociones afectan a nuestra salud física.

Cuidar nuestras emociones y relaciones no es solo una cuestión psicológica; es también fisiológica. El corazón se eleva más allá de su función orgánica: es nuestro **tercer cerebro**, el que siente, regula y conecta todo lo que somos, reflejando cómo vivimos y gestionamos nuestras experiencias.

Cómo el cerebro, el intestino y el nervio vago orquestan nuestra respuesta al estrés

Como hemos visto al comienzo del capítulo, el SNA regula funciones vitales como la digestión, la respiración y la frecuencia cardíaca, mientras responde de forma automática a señales de seguridad o amenaza mediante la neurocepción. Esta capacidad de evaluación constante es esencial para la supervivencia, pero, cuando la percepción de amenaza persiste en ausencia de un peligro real —como ocurre en personas con un historial de trauma o abuso—, el sistema nervioso puede quedar atrapado en un estado de hiperalerta, dificultando la recuperación y aumentando la vulnerabilidad emocional.

Dentro del SNA, el **nervio vago** conecta el cerebro con el tracto gastrointestinal, desempeñando un papel fundamental en funciones como la digestión, la motilidad intestinal y la secreción de enzimas. Además, su actividad tiene un efecto antiinflamatorio a través de la denominada *vía* *colinérgica antiinflamatoria*, contribuyendo al equilibrio entre el cerebro y el intestino. Sin embargo, cuando este equilibrio se altera, pueden surgir problemas como inflamación intestinal, dolor abdominal, náuseas, alteraciones en la motilidad y dificultad para defecar. Estas disfunciones no solo afectan la salud física, sino que también están estrechamente relacionadas con emociones negativas y respuestas alteradas del sistema nervioso al estrés.

Un tono vagal bajo —es decir, una actividad reducida del nervio vago— se ha asociado con trastornos gastrointestinales como la enfermedad de Crohn y la colitis ulcerosa, además de con trastornos emocionales como la ansiedad y la depresión.

Cuando el estrés se vuelve crónico, el sistema nervioso puede quedar atrapado en un estado de amenaza constante. Esta disfunción nerviosa interrumpe funciones esenciales y genera un círculo vicioso de inflamación, disbiosis intestinal y alteraciones emocionales. Trastornos como el síndrome del intestino irritable, la fibromialgia y otras condiciones relacionadas con el SNA evidencian la dificultad del cuerpo para autorregularse tras experiencias traumáticas o periodos prolongados de estrés.

Cuando el eje hipotálamo-hipófisis-adrenal —que, como veremos en el último capítulo, es el encargado de gestionar el estrés— se activa de manera excesiva, libera el factor liberador de corticotropina, una sustancia que exacerba las respuestas inflamatorias y afecta a la motilidad intestinal. Esto puede generar síntomas como náuseas, hinchazón o distensión abdominal, saciedad temprana y dificultades para digerir. Sus efectos se extienden tanto al SNA como al sistema nervioso entérico, conocido como *segundo cerebro*, reforzando la conexión bidireccional entre el estrés y las alteraciones gastrointestinales. Además, el estrés crónico puede exacerbar problemas emocionales como la ansiedad y la depresión, vinculados a una menor actividad del CVV, afectando aún más al delicado equilibrio entre el cerebro y el intestino.

Muchos de mis pacientes me comentan en consulta que no saben si es la gallina o el huevo: si sus emociones afectan a su digestión o si los problemas digestivos son los que están alterando su estado emocional. Y es que el estrés no solo impacta directamente en nuestras emociones, sino que también altera nuestra microbiota intestinal, cerrando este círculo de retroalimentación que afecta tanto al cuerpo como a la mente y que muchos describen como interminable.

¿Cómo impacta el estrés en el eje microbiota-intestino-cerebro?

La **microbiota intestinal**, compuesta por trillones de microorganismos como bacterias, hongos, virus y parásitos, juega un papel esencial en nuestra salud física y emocional. Estos organismos no solo influyen en nuestra digestión, sino que también producen metabolitos, moléculas capaces de impactar directamente en nuestro cerebro, cuyos efectos pueden ser beneficiosos o perjudiciales dependiendo de su tipo y concentración.

Algunos de los metabolitos producidos por la microbiota intestinal pueden influir en nuestra energía, claridad mental y equilibrio emocional. A continuación, menciono algunos cuyos efectos pueden ser especialmente relevantes en ciertos desequilibrios intestinales:

▷ **Ácido D-láctico:** se genera cuando ciertas bacterias fermentan carbohidratos. Si hay un desequilibrio intestinal, como en casos de SIBO o permeabilidad intestinal, este ácido puede acumularse, afectando a la energía y la claridad mental, algo que observo con frecuencia en pacientes con fatiga crónica.

▷ **Amoníaco:** neurotóxico producido por el sobrecrecimiento de microorganismos como *Candida*, *Helicobacter pylori*, *Escherichia coli* y *Clostridium* spp. que puede atravesar la barrera hematoencefálica y alterar la producción de neurotransmisores como la serotonina y la dopamina, fundamentales para el bienestar emocional. Es común encontrar niveles elevados de amoníaco en pacientes que describen síntomas como neblina mental, agotamiento cognitivo, cambios de humor, irritabilidad, dolor de cabeza o somnolencia.

▷ **Ácidos grasos de cadena corta (SCFA):** muchas bacterias intestinales también generan SCFA, como **butirato, propionato y acetato**, al fermentar la fibra que consumimos. Estas moléculas tienen beneficios extraordinarios: el butirato, por ejemplo, actúa como un combustible *premium* para nuestras células intestinales, ayudándolas a mantenerse sanas, reduciendo la inflamación y protegiendo el equilibrio general del intestino.

Los alimentos que potencian la producción de **butirato** no solo benefician al colon, sino que también tienen efectos antiinflamatorios clave en el eje intestino-cerebro. Este metabolito refuerza la barrera intestinal, reduce la inflamación sistémica y promueve una comunicación más saludable entre estos órganos clave.

Aquí tienes algunos de mis alimentos favoritos ricos en **fibra fermentable y prebióticos**, ideales para alimentar a las bacterias beneficiosas del colon, como *Butyrivibrio*, *Roseburia* y *Faecalibacterium prausnitzii*, principales responsables de generar butirato:

- **Espárragos, alcachofas, cebolla, ajo y puerro:** ricos en inulina y fructooligosacáridos, prebióticos que alimentan a las bacterias productoras de butirato.
- **Plátano verde[45] y manzana cocida o asada con piel:** contienen pectina y almidón resistente, fibras fermentables que favorecen el crecimiento de bacterias beneficiosas.
- **Boniato, patata y yuca enfriados tras cocinarlos:** tras al menos 8-12 horas de enfriamiento en el frigorífico, desarrollan almidón resistente, un potente nutriente para las bacterias intestinales. Es mejor consumirlos fríos o a temperatura ambiente, evitando recalentarlos, ya que el recalentamiento puede reducir parcialmente este almidón y, por ende, sus propiedades prebióticas.
- **Semillas de lino y chía molidas:**[46] excelentes fuentes de fibra soluble e insoluble, esenciales para una microbiota equilibrada.
- **Alimentos fermentados como yogur, kéfir y miso:** aunque no generan butirato directamente, apoyan un entorno microbiológico favorable.

• • • • • • • • • • • • • •

45. Me refiero al plátano de Canarias sin madurar.

46. Para maximizar los beneficios de las semillas de lino y chía, es esencial conservarlas y prepararlas adecuadamente. Consúmelas siempre en frío, ya que el calor puede degradar sus nutrientes. Guarda las semillas en un recipiente oscuro y hermético, preferiblemente en el congelador, para evitar su oxidación. Germinarlas antes de consumirlas mejora su digestibilidad y aumenta la absorción de nutrientes clave. Es ideal molerlas justo antes de consumirlas con un molino de café eléctrico o un procesador pequeño que no genere calor excesivo, para preservar sus nutrientes sensibles. Si compras semillas ya molidas y germinadas, asegúrate de que estén almacenadas en envases opacos y en frío para garantizar su frescura.

- ▶ **_Ghee:_** esta mantequilla clarificada no solo es prácticamente libre de lactosa y caseína —lo que la hace más fácil de digerir para muchas personas—, sino que también contiene butirato en forma libre.
- ▶ **Alimentos ricos en polifenoles:** té verde, cacao, granada, arándanos, fresas, frambuesas y moras, que también favorecen el crecimiento de bacterias beneficiosas. Incorporar estos alimentos en tu dieta puede marcar una gran diferencia, pues no solo mejorará tu salud intestinal, sino que también se reforzará la conexión entre tu intestino y tu cerebro. ¡Un intestino saludable es un cerebro feliz!

No todo es tan positivo cuando se trata de metabolitos. Por ejemplo, si los niveles de propionato suben demasiado, pueden provocar efectos no deseados, como estrés oxidativo y neuroinflamación, factores asociados al TEA. En estudios realizados en niños con TEA se han encontrado niveles más altos de propionato, producido por bacterias como _Clostridium_, lo cual podría estar vinculado con los cambios observados en el sistema nervioso. Además, se ha observado que la alimentación con fórmula infantil, en lugar de leche materna, parece incrementar las concentraciones de propionato en el intestino, lo que podría influir en el desarrollo de este tipo de perfiles neurodivergentes.

Situaciones de presión, ya sea por exámenes, situaciones emocionales difíciles o estrés crónico, no solo alteran el equilibrio de nuestras bacterias intestinales, sino que también intensifican nuestra respuesta al estrés, perpetuando ese círculo vicioso que hemos comentado antes. Por ejemplo, en estas situaciones, bacterias beneficiosas como las del género _Bacteroides_ tienden a disminuir, mientras que otras menos deseables, como _Clostridium_ —que produce amoníaco y otros metabolitos que veremos a continuación—, proliferan, afectando a nuestra digestión, pero también favoreciendo la inflamación e influyendo negativamente en nuestro bienestar emocional.

Además, algunas bacterias intestinales tienen un papel activo en nuestra química cerebral, interactuando con neurotransmisores y hormonas humanas. Por ejemplo, _Lactobacillus_ y _Bifidobacterium_ generan ácido g-aminobutírico, un neurotransmisor que nos ayuda a mantener la calma. Otras, como _Escherichia coli_, producen serotonina, dopamina y norepinefrina, moléculas clave para regular nuestro estado de ánimo. Este diálogo constante entre la microbiota y el cerebro muestra cómo el estrés puede modificar este delicado equilibrio, favoreciendo el crecimiento de bacterias menos beneficiosas y amplificando sus efectos.

Esta conexión entre la salud intestinal y la mental cobra aún más relevancia en condiciones como el trastorno por déficit de atención e hiperactividad (TDAH). Alteraciones en el eje microbiota-intestino-cerebro pueden desencadenar neuroinflamación y estrés oxidativo, procesos que no solo agravan los síntomas, sino que también afectan a funciones esenciales como el sueño. Además, factores externos como el estrés materno o el uso de ciertos medicamentos durante el embarazo, como el acetaminofén (paracetamol), se han relacionado con un mayor riesgo de desarrollar TDAH en los niños.

La microbiota no solo influye en el estado de ánimo, sino también en vías metabólicas cruciales para la atención y la motivación, como las relacionadas con la dopamina. Este intrincado diálogo entre el intestino, las bacterias que lo habitan y el cerebro nos recuerda lo profundamente conectados que están nuestra salud mental, nuestro equilibrio emocional y nuestra microbiota intestinal. Cuidar nuestro intestino, entonces, no es solo una cuestión digestiva; también es una inversión en nuestra salud mental y cognitiva.

Un elemento clave en esta conexión es el metabolismo del **triptófano**, un aminoácido esencial que sirve como base para la síntesis de moléculas cruciales como la serotonina —el neurotransmisor del bienestar— y compuestos neuroactivos como el ácido quinurénico y el ácido quinolínico. En condiciones normales, el triptófano mantiene un equilibrio delicado que favorece la salud cerebral. Sin embargo, en casos de disbiosis intestinal, este balance se rompe.

Cuando la microbiota está desequilibrada, como ocurre en el SIBO, el triptófano puede desviarse hacia rutas inflamatorias, aumentando la producción de ácido quinolínico —un compuesto neurotóxico— y reduciendo el ácido quinurénico, que protege el cerebro. Este desbalance fomenta la acumulación de sustancias tóxicas, incrementa la actividad del glutamato y reduce la capacidad antioxidante, elevando el riesgo de daño neuronal.

Así, vemos que la microbiota intestinal, al regular el metabolismo del triptófano, no solo influye en el estado de ánimo y la motivación, sino que también juega un papel crucial en la protección o deterioro del cerebro. Un intestino desequilibrado puede ser la puerta de entrada a trastornos neurodegenerativos como el párkinson y el alzhéimer o a enfermedades psiquiátricas.

Además de los efectos ya mencionados, el sobrecrecimiento de bacterias del género *Clostridium* también produce metabolitos como el p-cresol y el HPHPA (*3-(3-hydroxyphenyl)-3-hydroxypropionic acid*), que afectan directamente al metabolismo de la dopamina. Estos compuestos bloquean su transformación en noradrenalina al inhibir la enzima dopamina beta-hidroxilasa, generando un exceso de dopamina y un déficit de noradrenalina. Ambos desequilibrios tienen profundas implicaciones en la función cerebral.

El exceso de **dopamina** puede manifestarse como ansiedad, pensamientos rumiantes, hiperactividad y dificultad para concentrarse. Además, promueve la inflamación cerebral al activar células como la microglía,[47] aumentando el estrés oxidativo y el daño neuronal. Estas alteraciones se han relacionado con condiciones como el TEA, el TDAH, la ansiedad crónica y problemas de sueño. Por otro lado, el déficit de noradrenalina puede contribuir a síntomas como baja energía, estados de ánimo deprimidos o apáticos y dificultad para concentrarse, exacerbando trastornos como la depresión y, de nuevo, el TDAH.

El **estrés**, tanto como factor desencadenante como perpetuador de estos desequilibrios, desempeña un papel clave. Eleva los niveles de citoquinas proinflamatorias, como la interleuquina 6 y el interferón g, mientras que reduce los ácidos grasos de cadena corta, esenciales para mantener un intestino saludable. Además, el estrés debilita la barrera intestinal, favoreciendo el desarrollo del intestino permeable (*leaky gut*), un estado que permite que toxinas y bacterias atraviesen la mucosa intestinal, ingresen en el torrente sanguíneo y desencadenen una inflamación sistémica que puede alcanzar al cerebro.

El estrés no es nuestro estado natural. El cuerpo está diseñado para activarlo solo en momentos puntuales, como una herramienta para responder a amenazas. Pero cuando esta activación se prolonga, pasa de ser un mecanismo útil a convertirse en un problema que agota nuestros recursos.

Como hemos ido viendo a lo largo de este capítulo, el cuerpo tiene un sistema muy organizado para responder al peligro. Primero, intenta mantenernos seguros activando las señales más «humanas», como un rostro

· · · · · · · · · · · · · · ·

47. Células del sistema nervioso central que funcionan como elementos del sistema inmunológico.

relajado o un tono de voz tranquilo, que invitan a la conexión. Pero si eso no funciona, pasa a modos más básicos: luchar, huir o incluso paralizarse. Todo con un único objetivo: sobrevivir.

Y aquí viene lo importante: para que el cuerpo salga de ese estado de alerta, no basta con que desaparezca el estrés. Necesitamos sentirnos seguros. En este proceso, la **oxitocina** —conocida como la *hormona del amor*— juega un papel crucial. No solo refuerza los vínculos sociales, sino que también actúa como un protector natural del sistema nervioso, ayudando a mantener un estado de calma y a preservar funciones digestivas incluso en momentos de tensión. Además de promover estados de inmovilización segura y regular las respuestas defensivas extremas, como la bradicardia, los desmayos o la diarrea, la oxitocina tiene un impacto directo en la salud digestiva: facilita la motilidad intestinal, equilibra la permeabilidad y reduce la inflamación.

El cuerpo tiene razones que la mente no siempre comprende. Nuestras sensaciones internas —calma, incomodidad o alerta— son mensajes del sistema nervioso que guían nuestras decisiones y relaciones.

Para abordar el estrés y el trauma de manera integral, es esencial comprender la interacción entre el cerebro, el sistema nervioso y el intestino. Factores como la oxitocina, la conexión social y la regulación emocional no solo restauran el equilibrio, sino que también nos ayudan a vivir con mayor resiliencia y bienestar.

Al redefinir el estrés como una reacción adaptativa temporal, y no como un enemigo permanente, ganamos herramientas más efectivas para gestionar su impacto y avanzar hacia una vida más equilibrada.

Este enfoque nos invita a escuchar a nuestro cuerpo, reconectar con nuestras sensaciones internas, afrontar el estrés con confianza y fortalecer nuestras relaciones. Porque, al final, el cuerpo siempre tiene algo importante que decirnos, y aprender a escucharlo puede ser la clave para desbloquear nuestro verdadero potencial.

Fascias y emociones: terapias cuerpo-mente para liberar tensiones

Una de las mayores aportaciones de la TPV es su énfasis en las terapias cuerpo-mente, prácticas que trabajan de forma integral con el estrés, las emociones y los pensamientos. Más allá de aliviar tensiones físicas, estas técnicas nos enseñan a reconectar con el cuerpo, ofreciéndonos herramientas prácticas para vivir con mayor bienestar.

El verdadero poder de estas terapias radica en que nos ayudan a desarrollar la **interocepción** (ser conscientes de nuestras sensaciones internas) y la **propiocepción** (cómo nos movemos y nos posicionamos en el espacio). A través de movimientos conscientes y ejercicios de respiración, estas técnicas nos invitan a reinterpretar las señales internas con atención plena y aceptación, favoreciendo un equilibrio emocional más sólido y la capacidad para afrontar los retos diarios con confianza.

Este enfoque es especialmente relevante en los trastornos gastrointestinales funcionales, como el síndrome del intestino irritable, la dispepsia funcional o el síndrome del elevador del ano. Estas condiciones, muchas veces relacionadas con problemas emocionales, suelen clasificarse desde la medicina convencional como trastornos psicológicos o psiquiátricos, lo que complica su tratamiento y la relación médico-paciente. Comprender la conexión profunda entre el intestino y las emociones nos ayuda a diseñar tratamientos más completos que no solo se centren en los síntomas, sino también en las causas subyacentes.

Entre las herramientas más prometedoras para abordar problemas gastrointestinales y emocionales destacan las **terapias de neuromodulación**. Métodos como la neuroestimulación subliminal activa, que utiliza microcorrientes para estimular el SNA, o la terapia neural, que equilibra funciones nerviosas mediante impulsos en puntos específicos, han mostrado resultados positivos. Estas técnicas complementan otros tratamientos, ayudando a aliviar el dolor abdominal funcional, reducir el estrés y mejorar la conexión entre el cerebro y el intestino.

Un recurso fascinante en este enfoque es la **estimulación del nervio vago**,[48] esa conexión clave entre mente y cuerpo. Este nervio desempeña un papel esencial en la calma, la conexión social y nuestra capacidad de adaptación. Actividades como la respiración consciente o la meditación trabajan directamente con este sistema, ayudándonos a recuperar el equilibrio tras momentos de estrés o trauma.

Entre las prácticas de **movimiento consciente**, destacan el pilates, el *body scan*, la danza terapéutica, el taichí, el *chi kung* (*qigong*) y el yoga. De

• • • • • • • • • • • • • •

48. Si te interesa profundizar en este tema, te recomiendo el libro *Estimula tu nervio vago* de Antonio Valenzuela.

todas ellas, el yoga sobresale como una de las más completas, ya que combina posturas (asanas), respiración y meditación, para relajar el cuerpo y fortalecer la conexión cuerpo-mente.

Además, las **terapias somáticas** ofrecen un paso más al liberar tensiones profundas y procesar emociones atrapadas en el cuerpo. Técnicas como el *tapping* (EFT),[49] el *touching* (trabajo corporal sutil basado en el contacto terapéutico para restaurar la seguridad y la conexión con el cuerpo), el *tonning* (trabajo con la voz) o la terapia miofascial son herramientas potentes en el abordaje del trauma. Nuestro cuerpo, especialmente las fascias, actúa como un registro vivo de nuestras experiencias, almacenando tanto las físicas como las emocionales.

¿Pero qué son exactamente las **fascias**? Imagina una red tridimensional de tejido conectivo que recorre todo tu cuerpo. Estas envolturas sostienen, conectan y protegen prácticamente todos los órganos, músculos, huesos, nervios y vasos sanguíneos, funcionando como un sistema de soporte que da estructura y movilidad a todo nuestro organismo.

Dentro de esta compleja red de fascias, la fascia del diafragma juega un papel crucial al conectar el tórax con el abdomen. Además de envolver al músculo diafragmático, esta fascia se extiende hacia estructuras como la fascia *transversalis*, vinculada al músculo transverso del abdomen. Esta continuidad fascial conecta el diafragma con los músculos del *core* y las vísceras abdominales, permitiendo coordinar funciones esenciales como la respiración, la estabilidad postural y el movimiento de los órganos internos.

El papel del *core* es igualmente crucial en este equilibrio. Músculos como el transverso del abdomen, los del suelo pélvico y los estabilizadores profundos de la columna trabajan junto al diafragma para estabilizar la postura y apoyar a las vísceras para que trabajen de forma eficiente. Sin embargo, cuando este grupo muscular está debilitado o no se activa correctamente, el diafragma puede sobrecargarse, perpetuando tensiones físicas y bloqueos emocionales. Por eso, incorporar ejercicios de fuerza —cuyos múltiples beneficios exploraremos en el último capítulo— es fundamental para fortalecer esta región y mejorar la funcionalidad general.

El **diafragma**, además de ser el músculo principal de la respiración, está profundamente ligado a nuestras emociones. ¿Te has fijado en que, cuando estás nervioso o preocupado, sientes un nudo en el estómago o te cuesta

· · · · · · · · · · · · · · · · ·

49. Del inglés *emotional freedom techniques* o técnicas de liberación emocional.

respirar profundamente? Esto sucede porque, bajo estrés o en momentos de intensidad emocional, el diafragma puede tensarse o bloquearse. ¿El resultado? Un dolor en la boca del estómago que a menudo se confunde con una gastritis. Además, la tensión en el diafragma no solo limita su movilidad, sino que, al influir en las fascias conectadas, puede provocar síntomas como digestión lenta, hinchazón o molestias abdominales. Aunque en ocasiones estos síntomas pueden estar acompañados de alteraciones digestivas funcionales, en otros casos reflejan respuestas emocionales que no aparecen en las pruebas médicas. Es el cuerpo intentando procesar un trauma pasado o una emoción reprimida que sigue ahí, «guardada» en esta zona.

Estas respuestas del cuerpo reflejan la conexión entre la fascia, las emociones y el sistema nervioso. Trabajar en liberar estas tensiones, ya sea a través de las terapias mencionadas anteriormente o con ejercicios específicos, nos ayuda no solo a aliviar el malestar físico, sino también a desbloquear emociones atrapadas. Aquí es donde la respiración consciente se convierte en una herramienta poderosa, y en el próximo apartado exploraremos cómo esta puede transformar la relación entre cuerpo y mente.

Respiración y sonido: herramientas para el cambio profundo

Llevaba años conviviendo con un dolor crónico en la fosa ilíaca izquierda, justo a la altura del colon sigmoide. No era incapacitante, pero siempre estaba ahí, como un recordatorio silencioso de que algo no iba bien. Cuando comencé a practicar la respiración consciente diafragmática, ese dolor no solo no desapareció, sino que se agudizó. Con cada inhalación que intentaba dirigir hacia el abdomen parecía que ese punto protestaba con más fuerza, como si algo en mi cuerpo se resistiera al cambio.

Sin embargo, decidí seguir. No te voy a mentir: al principio fue incómodo y frustrante. Pero algo en mí quería pensar que esa incomodidad formaba parte del proceso. Y tenía razón. Después de dos o tres meses de práctica constante, el dolor comenzó a ceder. Ya no lo sentía como una barrera infranqueable, sino como una sensación que podía atravesar. Lo más curioso es que, en lugar de ese dolor habitual, aparecieron unas inesperadas agujetas. Mis músculos intercostales, olvidados durante años, habían comenzado a activarse. Sentí cómo despertaban, recordándome que el cuerpo, igual que la mente, necesita tiempo, paciencia y una dosis de insistencia para liberar lo que ha estado reteniendo durante tanto tiempo.

Desde una perspectiva tanto etimológica como fisiológica, la **respiración** ha sido vista históricamente como un reflejo de la vida y, por lo tanto, de la psique. Como he mencionado antes, la palabra *psique* proviene del griego *psyché*, que significa 'alma'. Su raíz está vinculada a *psykhein*, un término que hace referencia a soplar o respirar. Esto conecta profundamente el concepto de *psique* —entendido como alma o principio vital— con el aliento o soplo de vida. Esta conexión etimológica refuerza la idea de que, desde la antigüedad, la vida y el alma han estado intrínsecamente ligadas a la respiración. Para los griegos, respirar era sinónimo de estar vivo, mientras que perder el aliento significaba perder la vida.

Su origen también se refleja en la visión que tenían los romanos sobre el alma. Ellos creían que, durante la última exhalación — cuando una persona moría—, su alma dejaba el cuerpo en forma de mariposa. ¿Por qué en forma de mariposa? Quizá porque este animal simboliza la metamorfosis: de huevo a oruga, luego a crisálida y, finalmente, a mariposa. Al igual que la *psyché*, la mariposa representa la transformación y la liberación, un viaje constante de cambio que encarna la esencia misma del alma.

Incluso en la terminología de otras lenguas, la respiración está profundamente vinculada al alma y a la vida. Por ejemplo, el término *espíritu* proviene del latín *spiritus*, que a su vez deriva de *spirare* ('respirar'). También está el concepto de *anima* en latín, que se asocia tanto con el alma como con el viento, lo que refleja esa conexión esencial entre el aliento y la esencia vital.

Respirar es algo que hacemos de forma natural, casi sin pensarlo, adaptándonos a las posturas y situaciones del día. A veces respiramos rápido y de manera superficial desde el pecho, otras lo hacemos por la boca sin darnos cuenta. Aunque esta respiración automática cumple su función básica de mantenernos vivos, no solo carece de los beneficios de una respiración consciente, sino que puede ser perjudicial para nuestra salud física y mental.

Respirar por la boca se ha convertido en un hábito común para muchas personas, pero, desde el punto de vista inmunológico, representa un riesgo para la salud. A diferencia de la respiración nasal, el aire que entra por la boca no se calienta, humedece ni filtra adecuadamente, permitiendo que lleguen patógenos directamente a las amígdalas y adenoides. Esto puede saturarlas y provocar una inflamación crónica, aumentando la frecuencia de episodios de amigdalitis.

Este patrón suele comenzar en la infancia debido a obstrucciones en la vía nasal, como el agrandamiento de las vegetaciones adenoides o una desviación del tabique nasal. Si no se corrige, puede consolidarse como un hábito que persiste hasta la edad adulta, afectando tanto a la calidad de vida como a la salud general.

Aunque hay situaciones en las que respirar por la boca es inevitable —por ejemplo, durante una congestión nasal por fiebre, resfriado o alergias—, en ciertos contextos puede convertirse en una herramienta valiosa. Al **respirar conscientemente por la boca**, es posible regular la cantidad de aire inhalado y exhalado, así como modular el sonido de la respiración. Estas características hacen que, utilizada de manera intencionada, la respiración bucal sea una práctica útil para liberar emociones intensas, expresar sentimientos profundos, aumentar la autoconciencia, mejorar la resiliencia emocional y alcanzar estados alterados de conciencia. De esto te hablaré más adelante.

Sin embargo, en el día a día, la **respiración nasal** sigue siendo la opción óptima. No solo protege nuestros pulmones al filtrar polvo y partículas microscópicas a través de sus vellosidades y membranas mucosas, sino que también aporta beneficios menos evidentes, pero igualmente cruciales. Por ejemplo, respirar por la nariz puede aumentar hasta seis veces los niveles de óxido nítrico en el cuerpo, una molécula clave para la salud vascular.

Una muestra clara del impacto del óxido nítrico es el mecanismo de acción del sildenafilo, más conocido como *viagra*. Este medicamento, utilizado para tratar la disfunción eréctil, dilata los vasos sanguíneos —en especial, en los genitales— y mejora la circulación general. Esto nos lleva a una conclusión interesante: respirar correctamente no solo favorece la salud general, sino que también puede contribuir al buen funcionamiento de la salud sexual. Una vez más, todo en el cuerpo está conectado.

En nuestro organismo ocurre una transformación constante cada 4-5 segundos, el tiempo promedio que tardamos en completar una inhalación y una exhalación. Con cada respiración, no solo intercambiamos oxígeno y dióxido de carbono, sino que influimos de forma directa en nuestra mente, emociones y salud general.

La **respiración consciente** va más allá de inhalar y exhalar. Es una práctica de atención plena que nos invita a observar cómo entra y sale el aire, cómo se expande el abdomen y cómo responde nuestro cuerpo durante el proceso. Su protagonista es el diafragma, conocido como el *músculo del alma*. Este músculo esencial no solo sustenta la respiración, sino que también está conectado al sistema nervioso a través del nervio vago, que regula funciones vitales como la digestión, el ritmo cardíaco y la respuesta al estrés.

Cuando practicamos la **respiración diafragmática**, llevamos el aire hacia la parte baja de los pulmones, permitiendo que el diafragma descienda al inhalar. Vamos a probarlo ahora: siéntate en una posición cómoda, coloca una mano sobre tu abdomen y la otra sobre tu pecho. Inhala lenta y profundamente por la nariz, enfocándote en que sea tu abdomen el que se eleve, mientras el pecho y los hombros permanecen inmóviles. Nota cómo el aire llena la parte baja de tus pulmones. Ahora exhala lentamente por la boca, dejando que el abdomen vuelva a descender de forma suave. Repite este ciclo dos o tres veces más mientras sigues leyendo.

¿Lo has sentido? Este movimiento rítmico no solo mejora la oxigenación del cuerpo, sino que también activa el sistema nervioso parasimpático, responsable de inducir calma y relajación. Además, cada vez que tu diafragma se mueve, realiza un ligero masaje en los órganos abdominales, liberando tensiones acumuladas en las fascias que lo rodean.

Pero el diafragma no es solo un músculo físico; es también un **puente emocional**. Su conexión con el nervio vago lo convierte en un aliado clave para procesar tensiones emocionales y liberar bloqueos reprimidos. Al aprender a movilizarlo de forma consciente a través de la respiración, desbloqueamos no solo el cuerpo, sino también las emociones que llevamos dentro, alcanzando un estado de mayor equilibrio interno.

Además de ser un puente entre el cuerpo y la mente, la respiración consciente tiene un impacto directo en el cerebro. ¿Sabías que puede influir en la **plasticidad neuronal**? Este proceso permite al cerebro reorganizarse y fortalecerse mediante la creación de nuevas conexiones neuronales,[50] lo que facilita una mejor adaptación a nuestras experiencias y emociones. Esto no solo mejora nuestra capacidad para regular el estrés, sino que también optimiza el aprendizaje y favorece una respuesta emocional más equilibrada. En otras palabras, la forma en que respiramos puede moldear cómo enfrentamos los desafíos cotidianos.

Pero ¿sabías que no solo importa cómo respiramos, sino también cómo no lo hacemos? Las pausas que tomamos entre una inhalación y una exhalación, conocidas como *apneas*, tienen efectos fisiológicos profundos. Cuando estas pausas se prolongan de manera controlada, los niveles de dióxido de

• • • • • • • • • • • • •

50. Proceso conocido como *neurogénesis*.

carbono en la sangre aumentan ligeramente. Puede sonar alarmante, pero este aumento controlado tiene numerosos beneficios. Por ejemplo, estimula los quimiorreceptores en el bulbo raquídeo, que no solo regulan la respiración, sino también el SNA. Todo ello genera tres efectos clave:

▷ **Mejora la circulación y el funcionamiento cerebral** al aumentar la disponibilidad de óxido nítrico.
▷ **Entrena la tolerancia al estrés**, ayudando al cuerpo y la mente a adaptarse a pequeñas incomodidades.
▷ **Promueve un estado de relajación profunda** al activar el sistema parasimpático, equilibrando así la actividad nerviosa.

¿Te has preguntado cuánto tiempo puedes aguantar sin respirar? Este es un indicador, no solo de tu capacidad pulmonar, sino de cuánta resiliencia emocional tienes. Haz la prueba ahora mismo y observa cómo responde tu cuerpo.

Por el contrario, respirar profundamente por la boca altera el equilibrio de gases en la sangre, ya que el cuerpo expulsa más dióxido de carbono de lo necesario. Esta reducción de dióxido de carbono provoca que los vasos sanguíneos del cerebro se contraigan, disminuyendo el flujo de oxígeno hacia ciertas áreas, lo que puede impactar en el sistema nervioso y la actividad cerebral. Además, la reducción de dióxido de carbono puede inducir, de forma menos común y transitoria, un fenómeno conocido como *tetania respiratoria*, que afecta a la liberación de oxígeno en los tejidos y genera sensaciones como calambres, hormigueo, parálisis temporal o adormecimiento en manos y pies.

La **respiración bucal** activa intensamente el cuerpo, transformando el acto de respirar en energía. Este tipo de respiración estimula el sistema límbico —la región del cerebro que regula las emociones, la memoria y las respuestas instintivas—, mientras reduce la actividad del neocórtex —la parte más reciente y evolucionada del cerebro responsable del razonamiento lógico, la planificación y el control consciente—. Esto facilita una exploración interna más profunda sin requerir tanto esfuerzo mental como con la respiración nasal consciente.

Sin embargo, alcanzar estas profundidades de la mente no siempre es sencillo, ya que depende de nuestro estado físico y emocional en ese momento. Aquí es donde herramientas como los psicodélicos (de los que hemos hablado en el capítulo anterior) pueden ofrecer accesos aún más directos y potentes al subconsciente.

«No tengas miedo» —me dijo Juan mientras colocaba la mano con la que no sujetaba el micro sobre mi cabeza—. «Tus compañeros están bien, muy bien de hecho». Yo intentaba confiar en sus palabras, aunque mi expresión decía otra cosa. A mi alrededor, algunos compañeros parecían entrar en estados profundos mientras practicaban la respiración enfocada en la glándula pineal. No entendía completamente lo que me estaba ocurriendo, pero pronto lo descubriría.

Eran las cinco de la mañana cuando comenzamos a respirar por la boca y retener el aire, con la intención de «descalcificar» la glándula pineal. Al principio, estaba muy en mi cabeza. Recordaba que el día anterior no había conseguido hacer la técnica correctamente, y eso me mantenía atrapada en el esfuerzo de intentar «hacerlo bien». Pero entonces algo cambió. Hubo un momento en el que mi mente, agotada, decidió rendirse. Dejé de intentar, dejé de analizar. Simplemente respiré. Me abandoné al ritmo que habíamos practicado durante toda la semana: respiraciones profundas y activas por la boca.

Y entonces ocurrió. Sin buscarlo ni preverlo, me encontré cara a cara con un trauma de mi infancia que había estado enterrado en algún rincón de mi subconsciente. El día antes, mis compañeros, sin darse cuenta, ya me habían llevado a ese recuerdo. La escena era tan vívida como entonces: yo, con apenas cuatro o cinco años, con mi abuela frente a mí, tirada en el suelo, a los pies de la cama, tras el estallido de un aneurisma. Recuerdo que la llamaba, le gritaba con desesperación, pero no obtenía respuesta. La impotencia, la frustración y el miedo absoluto me invadieron. Sentí que mi cuerpo se congelaba, reviviendo ese instante como si estuviera ocurriendo de nuevo. Era esa niña pequeña otra vez, perdida y sin comprender lo que sucedía.

Al igual que ocurre con las experiencias psicodélicas, es fundamental integrar de forma consciente las vivencias que emergen durante las prácticas de respiración bucal. Los estados alterados de conciencia que esta técnica puede inducir tienen el poder de sacar a la luz emociones intensas, recuerdos profundos o incluso traumas que requieren ser procesados con cautela. Sin una integración posterior, estas experiencias podrían resultar abrumadoras o quedarse incompletas, perdiendo así su verdadero potencial de transformación y sanación.

Aunque la respiración activa por la boca es una herramienta poderosa para liberar emociones profundas y desbloquear tensiones, está contraindicada o requiere precaución en ciertos casos. No se recomienda en condiciones como el glaucoma, el desprendimiento de retina, ciertos trastornos mentales (como episodios psicóticos), epilepsia o durante el embarazo. En estas situaciones, las personas pueden optar por la respiración restaurativa a través de la nariz.

Si la respiración consciente es una llave que abre la puerta hacia estados profundos de relajación y conexión interna, el **sonido** actúa como un catalizador que amplifica esa experiencia. Desde hace siglos, distintas culturas han empleado el sonido como herramienta terapéutica, y hoy la ciencia confirma que ciertas frecuencias pueden influir directamente en nuestras ondas cerebrales, modulando nuestra mente y emociones.

Un ejemplo fascinante son los **ritmos binaurales**, que surgen al escuchar dos tonos ligeramente diferentes en cada oído. Esta diferencia genera en el cerebro una tercera frecuencia percibida como un pulso rítmico, capaz de inducir estados específicos: relajación (ondas alfa), meditación (ondas theta) o incluso sueño profundo (ondas delta). En el contexto de la respiración consciente, las ondas alfa son especialmente útiles, ya que representan un estado de calma consciente, ese equilibrio perfecto entre estar presente y profundamente relajado. Escuchar música binaural diseñada para estimular estas ondas mientras practicamos la respiración puede intensificar la experiencia, favoreciendo una mayor claridad mental y bienestar emocional.

Más allá de los binaurales, instrumentos como los cuencos tibetanos, el gong o los diapasones también tienen un impacto notable gracias a sus vibraciones. Estas frecuencias específicas resuenan tanto en el cuerpo como en la mente, ayudando a liberar tensiones acumuladas y a restaurar el equilibrio interno.

Escanea este código QR y accede a una **respiración guiada diseñada para trabajar con el miedo**, esa emoción que tantas veces nos bloquea y nos desconecta de nuestro equilibrio. Recuerda: lo opuesto a vivir desde el amor no es el odio, sino el miedo. Esta práctica te ayudará a identificar esa emoción, aceptarla y transformarla, guiándote hacia un estado de calma y conciencia.

CAPÍTULO 3
LA I: LA INMUNOLOGÍA

> **"**La armonía da paz, y todo lo que da paz te ayuda a recuperarte por dentro, a potenciar el sistema inmune y a encontrarte mucho mejor y en equilibrio.
>
> MARIAN ROJAS ESTAPÉ

El **sistema inmunológico** es una compleja red de células, tejidos y órganos cuya principal función es defender a nuestro cuerpo frente a patógenos (bacterias, virus, hongos, parásitos y otras toxinas) y células anómalas como las tumorales. El sistema inmune se divide en dos componentes principales:

▷ **Inmunidad innata:** es la primera línea de defensa, presente desde el nacimiento. Responde de manera rápida, aunque no precisa, contra cualquier invasor. Incluye:
  - Barreras físicas: piel y mucosas.
  - Células especializadas (macrófagos, neutrófilos y células *natural killer* [NK]) que poseen unos «sensores», llamados *receptores de reconocimiento de patrones*, que identifican las «marcas» de los invasores (virus, bacterias, etc.) activando el ataque de forma inmediata para eliminarlos.

Aunque es eficiente, este tipo de inmunidad no tiene memoria inmunológica.

▷ **Inmunidad adaptativa:** es más lenta, pero superespecífica. Se desarrolla a lo largo de la vida y sí que tiene la capacidad de «recordar» los patógenos que ha combatido previamente. Sus principales actores son los linfocitos:
  - **Linfocitos T reguladores:** controlan y regulan la respuesta inmune, previniendo daños al tejido propio y enfermedades autoinmunes.
  - **Linfocitos T citotóxicos (CD8+):** son los «asesinos» del sistema inmune. Destruyen células infectadas o tumorales liberando sustancias que inducen la muerte celular (apoptosis). Este tipo de respuesta se denomina *inmunidad celular*, porque no se basa en anticuerpos, sino en la acción directa de las células.
  - **Linfocitos T colaboradores o *T helper* (Th) (CD4+):** no atacan directamente a los patógenos, sino que activan y dirigen a otras células del sistema inmune como los linfocitos B, para que produzcan anticuerpos, y los linfocitos T citotóxicos. Se subdividen en Th1, Th2 y Th17, cada uno con un rol específico. Los desbalances en estas funciones pueden llevar al desarrollo de enfermedades, especialmente autoinmunes.

- **Linfocitos T memoria:** una vez que la infección se ha resuelto, algunos linfocitos T permanecen en el cuerpo como células memoria.
- **Linfocitos B:** producen anticuerpos cuando son activados por los linfocitos T colaboradores, constituyendo la inmunidad humoral.

Los **anticuerpos** (inmunoglobulinas) son proteínas que se liberan al torrente sanguíneo y se adhieren a patógenos específicos fuera de las células, marcándolos para facilitar su eliminación.

La **inmunoglobulina M** (IgM) es el primer anticuerpo que entra en acción cuando el cuerpo se enfrenta a un nuevo patógeno. Su principal función es activar el sistema de complemento, un grupo de proteínas (como C3, C4 y CH50) que colabora en la destrucción de los invasores. También se encuentra en la superficie de los linfocitos B inmaduros, ayudando a identificar sustancias extrañas (antígenos). Aunque las IgM no se adhieren con tanta fuerza a los antígenos, son muy eficaces frente a patógenos con superficies repetitivas, conocidas como *epítopos*, como ciertas bacterias. Esto las convierte en una especie de «escudo de emergencia» que protege mientras el sistema inmune prepara una respuesta más específica.

Sin embargo, esta capacidad también puede generar problemas en ciertas personas predispuestas. Por ejemplo, en el síndrome antifosfolípido, las IgM pueden atacar por error moléculas propias del cuerpo, como los fosfolípidos de las membranas celulares. Esto ocurre porque, en estas personas, las IgM identifican estas moléculas, que están presentes en grandes cantidades, como una amenaza. Como resultado, se forman complejos inmunes que pueden desencadenar la formación de coágulos sanguíneos. Estos coágulos pueden obstruir el flujo normal de sangre y causar complicaciones graves, como trombosis o problemas durante el embarazo.

La **inmunoglobulina G** (IgG) entra en acción más tarde durante una infección, pero proporciona una protección más duradera. Es el principal responsable de la memoria inmunológica, permitiendo que el cuerpo responda de manera rápida y eficaz si el mismo patógeno reaparece en el futuro. Se trata de la inmunoglobulina más abundante (representa más del 80 % de los anticuerpos presentes en la sangre) y se distribuye ampliamente en fluidos corporales como la sangre, la linfa, el líquido peritoneal y el líquido cefalorraquídeo.

Además, tiene una vida media más larga que otros anticuerpos: permanece en el plasma hasta 20 días, en comparación con los aproximadamente 5 días de la IgM. En la práctica clínica, los niveles de IgG son clave para evaluar las reactivaciones virales. No importa solo que estén elevados, sino que presenten un aumento significativo, superando los rangos de referencia. Esto puede indicar una reactivación persistente frente a un virus específico y señalar que el sistema inmunológico está sometido a estrés.

La **inmunoglobulina A** (IgA) se encuentra principalmente en las mucosas del tracto respiratorio, digestivo y genitourinario, donde actúa como un escudo contra infecciones respiratorias, intestinales, ginecológicas y urinarias. También está presente en grandes cantidades en la leche materna, protegiendo el tracto digestivo y respiratorio del bebé mientras su sistema inmunológico madura, lo que refuerza la importancia de la lactancia materna en los primeros meses de vida, ya que ofrece una protección inmune pasiva.

La IgA neutraliza bacterias y virus sin generar inflamación, evitando daños en los tejidos. Su capacidad única le permite atravesar las mucosas y unirse a los patógenos antes de que ingresen en el cuerpo, expulsándolos junto con el moco y manteniendo las barreras mucosas saludables. Además, contribuye de forma esencial al mantenimiento de nuestra microbiota, promoviendo la convivencia con bacterias beneficiosas y asegurando un sistema inmunitario equilibrado.

Cuando los niveles de IgA son bajos o alterados —algo que evalúo en consulta mediante tests de disbiosis intestinal—, el sistema inmune pierde eficiencia, lo que puede provocar una inflamación excesiva y dificultades para defenderse de las infecciones.

La **inmunoglobulina E** (IgE) es la responsable de las reacciones alérgicas y la defensa contra los parásitos. Cuando detecta un alérgeno, ya sea polen, ácaros, ciertos alimentos (como frutos secos o mariscos) o incluso fármacos (como la penicilina o el ácido acetilsalicílico), se une a los mastocitos y basófilos, liberando histamina y otras sustancias inflamatorias que desencadenan la respuesta alérgica. Los linfocitos B que producen IgE están principalmente en el pulmón y la piel. Una vez secretada, la IgE se adhiere a receptores específicos en mastocitos y basófilos, donde puede permanecer activa durante meses. Si vuelve a encontrarse con el alérgeno, provoca la degranulación de estas células, liberando mediadores inflamatorios que amplifican la respuesta.

En personas alérgicas, los mastocitos y basófilos suelen estar cargados de IgE específicas frente a varios antígenos, lo que explica por qué las reacciones pueden variar según el alérgeno al que se expongan.

La **inmunoglobulina D** (IgD) actúa como un «sensor» en la superficie de los linfocitos B, ayudándolos a detectar antígenos y a activarse. Su función principal es iniciar y coordinar la respuesta inmune adaptativa, permitiendo que los linfocitos B se transformen y produzcan otros anticuerpos para combatir amenazas específicas.

Cuando el sistema inmunológico detecta una amenaza, cada célula desempeña un rol específico:

▷ **Neutrófilos:** son los primeros en llegar al lugar de la inflamación o infección, actuando rápidamente para destruir patógenos, como bomberos que apagan el fuego inicial. Representan el 40-50 % de todas las células inmunitarias en la sangre, y son la población predominante en el torrente sanguíneo. Mientras circulan, permanecen en reposo (quiescentes) y se activan solo en respuesta a señales como citoquinas, histamina u otros mediadores inflamatorios, que son liberados por otras células inmunitarias o por el endotelio vascular inflamado.

Las **citoquinas**, o citocinas, son como señales de tráfico que permiten a las células inmunitarias coordinarse entre sí y con otros tejidos. Regulan funciones clave, como activar, desactivar o dirigir a las células hacia tareas específicas. Por ejemplo, facilitan que los linfocitos Th se especialicen en distintas rutas según las necesidades del organismo o que las células presentadoras de antígenos maduren y activen la respuesta inmune.

Sin embargo, su papel va más allá del sistema inmunológico. La mayoría de los tejidos también producen citoquinas, que desempeñan funciones esenciales en procesos como el desarrollo embrionario, el sueño, el hambre, la fatiga o la regulación de la temperatura corporal. Incluso en el cerebro complementan la acción de los neurotransmisores y neuropéptidos, participando en la función de la memoria y en la comunicación neuronal.

El **tejido adiposo**, es decir, la grasa corporal, también es un gran productor de citoquinas como el factor de necrosis tumoral α y las interleuquinas 6 y 1. Aunque estas moléculas son necesarias en ciertos contextos, su producción excesiva puede desencadenar una inflamación crónica, afectando a la salud y contribuyendo al desarrollo de diversas enfermedades.

▷ **Eosinófilos:** son los segundos en llegar al lugar de la inflamación, aproximadamente entre 24 y 48 horas después del estímulo inicial. Estas células son los «especialistas» del sistema inmunológico y están diseñadas para combatir parásitos y manejar reacciones alérgicas. Liberan sustancias tóxicas capaces de destruir organismos grandes —como helmintos—, que otras células no pueden eliminar fácilmente.

Los eosinófilos circulan en la sangre durante menos de 24 horas antes de migrar a los tejidos, en especial a aquellos ricos en mucosas como los pulmones, el tracto gastrointestinal y el sistema genitourinario. Su mayor concentración se encuentra en el intestino, particularmente en el colon. En personas con intolerancia a la histamina, la inflamación intestinal puede intensificarse debido a la degranulación excesiva de los eosinófilos, desencadenada por factores como alergias, infecciones y, sobre todo, por el estrés crónico.

¿Sabías que pequeñas moléculas liberadas por tus células pueden desencadenar reacciones tan variadas como asma, urticaria o incluso migrañas? Esto ocurre gracias a dos tipos de células inmunitarias: los mastocitos y los basófilos, que actúan como mediadores clave en la inflamación. Estas células son los principales depósitos de histamina en el cuerpo, y la almacenan en los gránulos de su citoplasma. Ambas tienen receptores de IgE en su superficie que, al activarse, desencadenan la degranulación: la liberación de los gránulos al exterior, lo que genera una respuesta inflamatoria típica de las alergias. Sin embargo, esta reacción va más allá de las reacciones alérgicas, como veremos a continuación.

▷ **Mastocitos o células cebadas:** son los «rápidos desencadenantes» de las reacciones alérgicas. Almacenan en sus gránulos sustancias como histamina, heparina y otros mediadores inflamatorios que liberan casi de inmediato cuando detectan un alérgeno o patógeno. Este proceso genera una inflamación localizada que ayuda a combatir amenazas como parásitos, reacciones alérgicas y anafilaxia.

Una característica destacada de los mastocitos es su capacidad para liberar factor de necrosis tumoral α, una citoquina altamente inflamatoria. Además, tras liberar su contenido, los mastocitos se regeneran mediante regranulación en un periodo de 3-48 horas, manteniéndose preparados para futuras respuestas. Aunque esta rapidez es crucial, también puede convertirse en un arma de doble filo si la activación es excesiva o descontrolada.

Los mastocitos están ubicados estratégicamente en el cuerpo y, según su localización, cumplen funciones específicas:

- **En la piel y el tejido conectivo:** participan en respuestas locales rápidas, como la inflamación y la urticaria, que puede ser desencadenada por la degranulación de los mastocitos.

- **En las mucosas respiratorias y gastrointestinales:** su activación está vinculada a reacciones alérgicas y defensa frente a patógenos. En la mucosa bronquial, pueden desencadenar ataques de asma con hinchazón y edema de la glotis.

- **En el corazón:** aunque los macrófagos son las células inmunitarias más abundantes en este órgano, los mastocitos también están presentes en los tejidos cardíacos, donde contribuyen a la respuesta inmunitaria. Son altamente sensibles al estrés y al entorno interno, liberando mediadores inflamatorios que pueden provocar espasmos en las arterias coronarias (reduciendo el flujo sanguíneo) o trombosis (formación de coágulos). Ambas condiciones pueden derivar en síndromes coronarios agudos, como infartos o anginas de pecho.

- **En el cerebro:** se encuentran en membranas meníngeas y áreas específicas como la habénula, cerca de la glándula pineal. En condiciones de estrés, los mastocitos de estas zonas pueden influir en la liberación de serotonina desde los núcleos del rafe en el tronco del encéfalo, afectando a funciones como los ciclos de sueño y los ritmos circadianos. Además, la degranulación de los mastocitos meníngeos se ha relacionado con migrañas e incluso fenómenos más graves. Lo más fascinante es su estrecha relación con las terminaciones nerviosas, ya que los mastocitos reciben señales del sistema nervioso que pueden activar su degranulación. Péptidos como la hormona liberadora de corticotropina (CRH), las urocortinas, el péptido relacionado con el gen de la calcitonina (CGRP), la sustancia P, la neurotensina, el péptido intestinal vasoactivo y neurotrofinas como el factor de crecimiento nervioso y el factor neurotrófico derivado del cerebro actúan como mensajes que les indican cuándo liberar su contenido inflamatorio. Este diálogo constante amplifica la inflamación, demostrando la conexión profunda entre el sistema nervioso y el inmunológico. Entender este vínculo subraya la importancia de cuidar ambos sistemas y mantener un equilibrio que permita al cuerpo reaccionar de forma adecuada sin excederse.

▷ **Basófilos:** trabajan en estrecha colaboración con los mastocitos, potenciando las respuestas inmunitarias frente a alergias y en la defensa contra parásitos, aunque se encuentran principalmente en la sangre. Estas células también liberan histamina y otros mediadores inflamatorios, que aumentan el flujo sanguíneo y facilitan la llegada de otras células inmunitarias al lugar de la amenaza. Actúan como activadores clave en las reacciones alérgicas e inflamatorias.

▷ **Monocitos:** son células circulantes en la sangre que se adaptan a diferentes roles según su tipo:
  - **Clásicos:** actúan como los primeros respondientes, combatiendo patógenos y enviando señales de alerta para atraer a otras células inmunitarias.
  - **Intermedios:** sirven como mediadores, conectando la respuesta rápida del sistema innato con la respuesta más específica del sistema adaptativo.
  - **No clásicos:** funcionan como exploradores que patrullan los vasos sanguíneos en busca de daños o señales de peligro. Además, son expertos en reparar tejidos y resolver la inflamación.

▷ **Macrófagos:** cuando los monocitos migran a los tejidos, se transforman en macrófagos, células multifuncionales que adoptan su rol según las necesidades del organismo:
  - **Macrófagos M1** («guerreros»): atacan agresivamente a los patógenos y amplifican la respuesta inflamatoria.
  - **Macrófagos M2** («sanadores»): fomentan la reparación de tejidos y calman la inflamación para evitar daños colaterales.
  Además, los macrófagos actúan como los «basureros» del sistema inmunológico, eliminando patógenos y restos celulares mediante fagocitosis. Según su ubicación en el cuerpo, reciben nombres específicos y asumen funciones concretas:

- **Células de Kupffer (hígado):** filtran toxinas y células dañadas de la sangre.
- **Microglía (cerebro):** protege el sistema nervioso central eliminando desechos celulares, patógenos y restos de mielina dañada, con lo que contribuye al mantenimiento y reparación neuronal.
- **Macrófagos alveolares (pulmones):** eliminan partículas inhaladas, como contaminantes del aire.
- **Osteoclastos (huesos):** regulan la fisiología ósea mediante la resorción del tejido óseo.
- **Macrófagos renales (riñones):** participan en la regulación de la presión arterial al producir enzimas precursoras de la angiotensina, clave en el sistema renina-angiotensina.

Sin embargo, los macrófagos no siempre tienen efectos beneficiosos. En ciertas circunstancias, pueden desempeñar roles perjudiciales:

- **Promotores de infecciones:** algunos virus logran entrar y sobrevivir dentro de los macrófagos, utilizándolos como refugio.
- **Factores de crecimiento tumoral:** cuando no logran eliminar tumores, pueden favorecer su crecimiento y diseminación en los tejidos.
- **Generadores de aterosclerosis:** al acumular colesterol en las arterias, contribuyen a la formación de placas ateroscleróticas y al desarrollo de enfermedades cardiovasculares.

Esta doble cara de los macrófagos no debería sorprendernos, ya que es una característica inherente al sistema inmunológico. Este sistema evoluciona constantemente en respuesta al entorno interno y externo, lo que hace que los mismos mecanismos que activan la defensa inmunitaria también puedan convertirse en vías de entrada para patógenos. Asimismo, procesos fisiológicos esenciales como la **fagocitosis** pueden generar efectos negativos si pierden su regulación.

▷ **Células dendríticas:** son células presentadoras de antígenos profesionales que, junto con los macrófagos, actúan como los mensajeros del sistema inmunológico. Su función principal es recolectar información sobre los antígenos y presentarla a los linfocitos, permitiendo que diseñen un ataque más específico. En la piel, se conocen como células de Langerhans y son esenciales para detectar patógenos externos. También se encuentran en el epitelio de la vagina, el ano, la faringe, el esófago y el intestino, desempeñando un papel clave en la vigilancia inmunológica de estas regiones.

▷ **Células NK:** son los «vigilantes» del sistema inmunológico, patrullando sin descanso para identificar y eliminar células infectadas o anormales, como las cancerosas, antes de que puedan causar daño. Además de destruir células infectadas por virus y neoplásicas, desempeñan un papel clave en la activación de la respuesta Th1, gracias a la producción de interferón g, que a su vez recluta linfocitos T citotóxicos para reforzar la lucha contra virus y tumores.

Sin embargo, las células NK no solo activan respuestas inmunitarias; también tienen la capacidad de moderar o suprimir la acción de los linfocitos T, lo que resulta esencial para evitar que una inflamación descontrolada, como la causada por circuitos Th1 hiperactivos, dañe al organismo y desencadene enfermedades autoinmunes.

En esos momentos, estas células, esenciales para tu sistema inmunológico, se debilitan debido al estrés físico y emocional, altos niveles de corticoides o privación de sueño. Este debilitamiento reduce su capacidad defensiva, dejando tu cuerpo menos preparado para enfrentarse a amenazas externas.

Aunque las células NK son las más vulnerables al estrés, los mastocitos, como ya hemos mencionado, responden de forma inmediata liberando mediadores inflamatorios y conectando directamente el sistema nervioso con el inmunológico. Por eso, cuidar tus ritmos circadianos y gestionar adecuadamente el estrés no solo beneficia tu mente, sino que también refuerza tus defensas naturales. Ambos aspectos serán explorados con más detalle en el próximo capítulo.

Cada célula del sistema inmunológico tiene un rol específico, y todas trabajan en equipo, comunicándose para que el ataque sea efectivo y el cuerpo no se dañe por error. Este equilibrio es crucial: si alguna parte del sistema falla o actúa en exceso, pueden surgir problemas como inflamaciones crónicas o enfermedades autoinmunes.

La **sangre** no solo nutre los tejidos, sino que también transporta células inmunitarias capaces de atravesar los vasos sanguíneos y llegar con precisión al lugar donde se necesitan. Para coordinar sus esfuerzos, estas células se reúnen en los **órganos linfoides**, estructuras esenciales para la vigilancia y respuesta inmunológica. Estos incluyen:

▷ **Médula ósea:** es la «fábrica» donde nacen todas las células del sistema inmune, incluidos los glóbulos blancos o leucocitos (linfocitos, neutrófilos y macrófagos). Se encuentra en el interior de algunos huesos.

▷ **Timo:** es el «centro de entrenamiento» donde los linfocitos T maduran y aprenden a reconocer a los invasores antes de ser liberados al resto del cuerpo.

▷ **Bazo:** actúa como un filtro de la sangre, atrapando cualquier sustancia extraña que circule por ella y eliminando células viejas o dañadas. Además, es un punto clave para la activación y maduración de los linfocitos, ya que en el bazo estos se encuentran con antígenos transportados por la sangre, iniciando una respuesta inmunitaria eficaz.

▷ **Ganglios linfáticos:** son «puestos de control» repartidos por todo el cuerpo que filtran la linfa. Aquí, las células inmunitarias se reúnen para detectar y atacar a los intrusos.

▷ **Tejido linfoide asociado a mucosas (MALT):** funciona como la primera línea de defensa en las áreas más expuestas al exterior, como las vías respiratorias (amígdalas) y los intestinos (placas de Peyer).

El sistema linfático conecta muchos de estos órganos y transporta la **linfa**, un fluido que lleva células inmunitarias, antígenos y productos de desecho desde los tejidos hacia los ganglios linfáticos. Una vez filtrada, la linfa regresa al torrente sanguíneo a través del conducto torácico y el conducto linfático derecho. Este sistema permite que los linfocitos circulen entre la linfa y la sangre, asegurando una defensa eficiente del cuerpo.

No hay ningún órgano que esté fuera del alcance del **sistema inmunitario**. Algunos albergan células inmunitarias de manera permanente, mientras que otros están bajo una vigilancia constante a través de la circulación sanguínea y linfática. Este complejo mecanismo asegura que todo el cuerpo esté protegido frente a amenazas externas e internas, manteniendo un equilibrio esencial para la salud.

Imagina que tu cuerpo es un reino y, dentro de él, hay un ejército poderoso llamado *sistema inmunológico*. Su misión es defender el reino de cualquier invasor, como virus, bacterias, hongos o parásitos, que intente causar estragos. Este ejército está compuesto por dos grandes fuerzas: la inmunidad innata y la inmunidad adaptativa, cada una con sus propias tropas especializadas y estrategias.

El primer grupo de soldados, siempre listos para actuar, es la **inmunidad innata**. Este equipo responde de inmediato cuando hay un problema.

Imagina que un virus logra colarse a través de la piel (una de las grandes barreras del reino). Apenas entra, las células del sistema inmunológico innato, como los neutrófilos, reciben la señal de alarma. Los neutrófilos son como los bomberos del reino: rápidos y eficientes, llegan al lugar de la invasión y atacan al enemigo. Pero no trabajan solos. Pronto llegan los macrófagos, que son los basureros del reino. No solo atacan al enemigo, sino que también se encargan de comerse los restos de las células muertas y el material invasor, dejando el campo de batalla limpio. También están las células dendríticas, los mensajeros del reino. Mientras atacan, recogen información sobre el invasor y la llevan a los cuarteles generales para alertar al siguiente grupo de defensa: la inmunidad adaptativa.

El segundo equipo, la **inmunidad adaptativa**, es más preciso y especializado, pero necesita tiempo para organizarse. Las células dendríticas llevan la información que han recolectado a los ganglios linfáticos (los centros de mando del sistema inmunológico) y la presentan a los linfocitos T y B, que se preparan para la batalla. Los linfocitos T citotóxicos son los soldados de élite, encargados de destruir directamente las células del reino infectadas por el enemigo. Son como francotiradores que eliminan con precisión tan solo las células secuestradas. Por otro lado, los linfocitos B son las fábricas de armas: producen anticuerpos, como dardos o misiles dirigidos exclusivamente contra el enemigo. Estos anticuerpos se adhieren a los invasores y los marcan para que otros soldados, como los macrófagos, los destruyan con más facilidad.

El ejército no funcionaría sin su red de apoyo. La médula ósea es la fábrica donde se producen todas las células inmunitarias. El timo es la escuela de entrenamiento donde los linfocitos T aprenden a distinguir entre las células propias del reino y los invasores. Los ganglios linfáticos son los centros de mando distribuidos por todo el cuerpo, donde las células inmunes se reúnen para coordinar los ataques. El bazo actúa como un filtro gigante, eliminando enemigos que circulan en la sangre y coordinando la respuesta inmune cuando es necesario. Además, el MALT protege las zonas más vulnerables del reino, como los intestinos, las vías respiratorias y las urinarias, siempre alerta para interceptar a cualquier invasor que intente entrar por esas rutas.

Pero el sistema inmunológico no está solo. Tiene un aliado fundamental: la **microbiota**, un ejército de microorganismos beneficiosos que habita en la piel, el intestino y otras mucosas. La microbiota funciona como una barrera adicional, ocupando el espacio que los invasores podrían usar para entrar y, en muchos casos, ayudando a mantener a raya a los enemigos. Junto a ella trabaja la IgA, un anticuerpo especializado presente en las mucosas que, al igual que la microbiota, protege las superficies más expuestas del cuerpo.

Cuando el cuerpo se enfrenta a una infección, todo este ejército se pone en marcha. Primero actúa la inmunidad innata, atacando rápidamente para frenar la invasión. Luego entra en acción la inmunidad adaptativa, con ataques más precisos y efectivos. Mientras tanto, los órganos y tejidos de apoyo, como los ganglios linfáticos y el bazo, aseguran que las tropas estén bien organizadas y listas para la batalla. Y con cada batalla que gana el sistema inmunológico se fortalece, desarrollando memoria inmunológica gracias a los linfocitos T y B de memoria. Si el mismo invasor intenta atacar de nuevo, el cuerpo lo reconocerá más rápido y lo eliminará de manera mucho más eficiente.

Tejido linfoide asociado a mucosas y tejido linfoide asociado al intestino: los guardianes del reino en las fronteras mucosas e intestinales

Tejido linfoide asociado a mucosas

Las mucosas, que recubren zonas internas como la boca, los bronquios, el estómago, los intestinos, el útero y la vagina, son más que una simple barrera física. Forman parte del MALT, un sistema inmunitario estratégico que actúa como una red coordinada. Su función es proteger distintas partes del cuerpo, eliminando patógenos de manera eficiente, pero evitando inflamaciones excesivas que podrían poner en riesgo nuestra salud.

¿Te has preguntado cómo el sistema inmunitario intestinal mantiene este equilibrio tan delicado? Su organización es clave; funciona como un equipo perfectamente estructurado, que se divide en dos grandes áreas para detectar y actuar frente a posibles amenazas:

▷ **Sitios inductores:** son las «academias de entrenamiento» del sistema inmunitario, donde las células aprenden a identificar posibles amenazas y prepararse para responder de forma precisa cuando sea necesario.

- Ganglios linfáticos mesentéricos.
- Tejidos linfoides asociados al intestino.

▷ **Sitios efectores:** son las áreas donde las células inmunitarias ya activadas trabajan en la defensa. Un ejemplo clave es la lámina propia, una capa de tejido conectivo justo debajo del epitelio intestinal. En esta zona, las células inmunitarias fortalecen la barrera intestinal y protegen al cuerpo frente a posibles amenazas externas.

El delicado equilibrio entre los microorganismos «buenos» y «malos» en el intestino desempeña un papel esencial en el sistema inmunitario. Algunos pueden atravesar pequeñas brechas en el epitelio intestinal y llegar a la lámina propia, donde interactúan con las células inmunitarias. Este contacto constante entrena al sistema inmunitario para mantenerse alerta y responder adecuadamente, ya sea tolerando las bacterias beneficiosas o defendiendo al cuerpo de microorganismos dañinos, asegurando una protección eficaz sin generar inflamaciones innecesarias.

El **intestino** es un lugar increíblemente activo, habitado por billones de microorganismos, algunos buenos y otros potencialmente dañinos. Para poder diferenciar entre ellos, el sistema inmunitario tiene unos «sensores» especiales, llamados *receptores de reconocimiento de patrones*, que detectan señales específicas en los microorganismos. Estos receptores, presentes en las células epiteliales intestinales, los macrófagos y las células dendríticas, permiten identificar señales específicas en los microorganismos. Cuando estos sensores detectan una amenaza, como una bacteria patógena, desencadenan una respuesta adecuada que puede incluir la producción de moléculas inflamatorias o antimicrobianas para combatir la infección.

El intestino está dividido en áreas con diferentes sensibilidades inmunológicas. Por ejemplo, el íleon y el colon tienen una actividad inmunológica más intensa, y se erigen en puntos clave de defensa. Por otro lado, el intestino delgado proximal es más «tranquilo», lo que facilita la absorción de nutrientes, aunque también lo hace más vulnerable a problemas como el aumento de la permeabilidad intestinal, lo que podría permitir la entrada de sustancias no deseadas y desencadenar inflamación.

La **integridad intestinal** depende de varios elementos clave que trabajan juntos para mantener la salud del intestino: la microbiota intestinal, que regula el equilibrio entre bacterias beneficiosas y dañinas; la capa de moço, que protege el epitelio intestinal y actúa como barrera física contra patógenos; los anticuerpos IgA, que neutralizan patógenos sin generar inflamación; la salud de las células epiteliales, que forman una barrera selectiva que controla qué sustancias entran al cuerpo; y los ácidos grasos de cadena corta (AGCC), producidos por bacterias beneficiosas, que fortalecen la barrera intestinal y controlan el crecimiento de bacterias dañinas.

El intestino es mucho más que un órgano digestivo; es un **ecosistema dinámico** donde el sistema inmunitario y la microbiota trabajan en perfecta sintonía para proteger el cuerpo. Esta colaboración no solo mantiene la salud intestinal, sino que también previene inflamaciones crónicas que podrían extenderse y afectar a otros sistemas del cuerpo.

Sin embargo, cuando este delicado equilibrio se rompe —ya sea por un desequilibrio en la microbiota (disbiosis) o un «descontrol» inmunitario—, pueden surgir problemas inflamatorios que tienen un impacto generalizado en nuestra salud. Por eso, cuidar el intestino es clave no solo para la digestión, sino también para el bienestar general.

Tejido linfoide asociado al intestino

Dentro del MALT, el tejido linfoide asociado al intestino juega un rol clave. Es como un equipo de vigilancia en el intestino, siempre alerta para identificar posibles amenazas, pero lo suficientemente inteligente como para convivir con las bacterias buenas de nuestra microbiota, que son esenciales para mantenernos sanos. Su misión principal es detectar las bacterias y sustancias presentes en el intestino, y decidir, de manera precisa, si tolerarlas o eliminarlas.

A continuación, exploraremos sus tres componentes clave:

▷ **Placas de Peyer.** Ubicadas en el íleon (la última parte del intestino delgado), las placas de Peyer son fundamentales para nuestra defensa inmunitaria. Actúan como vigilantes que identifican amenazas, como bacterias y virus, al mismo tiempo que enseñan al sistema inmunológico a convivir con las bacterias beneficiosas de nuestra microbiota. Este equilibrio entre defensa y tolerancia es vital para mantener la salud intestinal.

Durante la adolescencia, estas placas alcanzan su mayor actividad, con alrededor de 240 funcionando a pleno rendimiento. Sin embargo, a medida que envejecemos, su tamaño y eficacia disminuyen, impactando directamente en nuestra salud inmunitaria.

En la superficie de estas placas, las células M recogen bacterias, partículas alimenticias y virus del intestino, transportándolos hacia su interior. Allí, las células B producen anticuerpos como la IgA, que protege el intestino sin generar inflamación, mientras que las células T regulan la respuesta inmunitaria, asegurando que sea efectiva y equilibrada. Este sistema no solo detecta amenazas, sino que también genera una barrera protectora frente a patógenos, ayudando al intestino a funcionar de manera óptima y previniendo infecciones.

▷ **Apéndice.** Durante mucho tiempo, el apéndice fue considerado un órgano inútil, pero investigaciones recientes han revelado su papel crucial en la salud intestinal. Este pequeño órgano actúa como un refugio seguro para las bacterias beneficiosas del intestino, protegiéndolas durante episodios de diarrea o movimientos constantes del intestino (peristaltismo). Además, funciona como un centro de activación inmunitaria, similar a las placas de Peyer, ayudando a coordinar nuestras defensas.

El apéndice contiene folículos linfoides ricos en células T y B, que trabajan en conjunto para combatir amenazas y generar anticuerpos clave como la IgA y la IgG, esenciales para la protección del intestino y el mantenimiento del equilibrio inmunológico. También es un lugar donde las células inmunitarias pueden especializarse y cambiar de clase, adaptándose a las necesidades del organismo y fortaleciendo nuestras defensas.

Curiosamente, los estudios sugieren que las personas sometidas a una apendicectomía tienen un mayor riesgo de desarrollar colitis ulcerosa, enfermedad de Crohn, infección por *Clostridium difficile*, sepsis y cáncer colorrectal. Lejos de ser inútil, el apéndice es fundamental para mantener el equilibrio de la microbiota intestinal y fortalecer el sistema inmunitario. Aunque aún queda mucho por aprender, sabemos que este pequeño órgano es un aliado esencial para nuestra salud digestiva y merece mucho más reconocimiento del que históricamente ha recibido.

▷ **Folículos linfoides aislados.** Son pequeños pero importantes tejidos linfoides distribuidos a lo largo del intestino, tanto en el delgado como en el grueso. En el colon, se encuentran en áreas como el ciego, el colon proximal y el canal anal, donde a veces se les denomina *amígdalas rectales*. Aunque aún no se comprende por completo su función, se sabe que desempeñan un papel clave en la defensa inmunitaria y en el equilibrio de la microbiota intestinal.

Juntos, las placas de Peyer, el apéndice y los folículos linfoides aislados aseguran que el sistema inmunitario intestinal no solo nos defienda de posibles agresores, sino que también sea capaz de distinguir entre amenazas reales y elementos que deben ser tolerados. Este equilibrio es esencial para mantener un intestino saludable y un sistema inmunitario fuerte.

Microbiota: los inquilinos del reino intestinal

¿Sabías que las mucosas de tu sistema respiratorio e intestinal albergan una comunidad de microorganismos tan numerosa que supera, con creces, el número total de células de tu cuerpo? Mientras que nuestro cuerpo está formado por unas 10^{13} células, el intestino alberga aproximadamente 10^{14} microorganismos, ¡unos 100 billones! Además, los genes de estos pequeños habitantes son 100 veces más numerosos que los nuestros, lo que refleja su complejidad e importancia en nuestra salud.

Cualquier cavidad revestida por mucosas y en contacto con el exterior, como la nariz, la boca o la vagina, tiene su propia microbiota variada y numerosa. En contraste, zonas más profundas del cuerpo, como los pulmones, los riñones o el útero, apenas albergan microorganismos en condiciones normales. En el tracto digestivo, la densidad microbiana varía según la región: es baja en el estómago debido a la acidez gástrica[51] y en las primeras partes del intestino delgado. Sin embargo, conforme nos acercamos al íleon y al colon, esta densidad aumenta de manera significativa, alcanzando su máxima

• • • • • • • • • • • • • •

51. El ácido del estómago actúa como una barrera natural frente a microorganismos no deseados, por lo que una disminución de esta acidez (hipoclorhidria) puede facilitar un sobrecrecimiento bacteriano y abrir la puerta a la colonización de bacterias patógenas.

concentración en el colon, donde entre el 30 y el 50% de su contenido está compuesto por microorganismos.[52]

La mayoría de estas bacterias son anaerobias, es decir, pueden vivir sin oxígeno. Esta característica les permite adaptarse perfectamente al entorno del colon, donde desempeñan funciones metabólicas clave, como la producción de AGCC, que ya debes conocer del capítulo anterior. Aunque este detalle pueda parecer trivial, es precisamente su capacidad de vivir en un ambiente sin oxígeno lo que las convierte en piezas fundamentales para nuestra salud intestinal. Mantener este equilibrio microbiano no solo asegura un sistema digestivo funcional, sino que también previene trastornos como el SIBO.

La relación entre nuestro cuerpo y la microbiota intestinal es una colaboración fascinante. Este ecosistema, compuesto por más de 1.000 especies diferentes de bacterias, hongos y virus, trabaja en perfecta sintonía con nosotros. Mientras les ofrecemos un hogar y alimento, ellas nos devuelven el favor con funciones cruciales: producen vitaminas esenciales como la K1, la K2 y las del grupo B, refuerzan la barrera intestinal para protegernos de patógenos y regulan nuestra respuesta inmunitaria.

El **sistema inmunitario intestinal**, que concentra entre el 70 y el 80% de nuestras células inmunitarias, es crucial para defendernos de infecciones y enfermedades. ¿Sabías que gran parte de tu sistema inmunitario se encuentra en el intestino? Este sistema trabaja estrechamente con la microbiota y la capa del epitelio intestinal, no solo protegiendo el tracto digestivo, sino también influyendo en la inmunidad sistémica, es decir, en cómo nuestro cuerpo responde a las amenazas a nivel general.

Para que un patógeno logre causar una infección en el tracto gastrointestinal, debe superar tres grandes barreras: el epitelio intestinal, la microbiota intestinal y el MALT, del que ya hemos hablado en el apartado anterior.

• • • • • • • • • • • • • •

52. Cuando ocurre un desequilibrio, como en el SIBO, este patrón cambia. En este trastorno, bacterias que normalmente deberían residir en el colon colonizan el intestino delgado, provocando síntomas como hinchazón, diarrea, dolor abdominal e intolerancias alimentarias.

Barrera epitelial: la primera línea de defensa del intestino

El intestino cuenta con una barrera esencial formada por una capa de células, el epitelio intestinal, que está en contacto directo con los microorganismos del tracto digestivo. Estas células epiteliales están unidas por proteínas como la zonulina y recubiertas por una capa de moco protector que actúa como un escudo. Este moco no solo evita que los patógenos y sus productos metabólicos se filtren y entren en contacto directo con los tejidos del cuerpo, sino que también contiene sustancias antimicrobianas que ayudan a eliminar posibles infecciones. Sin embargo, si la microbiota intestinal se desequilibra, esta barrera defensiva puede debilitarse, aumentando el riesgo de inflamación y otros problemas de salud.

Dentro de las células epiteliales existen sensores, llamados *receptores de reconocimiento de patrones*, que funcionan como un sistema de alarma al detectar microorganismos extraños. Estos receptores, como los TLR (*Toll-Like Receptors*) y CLR (*C-Type Lectin Receptors*), envían señales que activan una respuesta inmunitaria eficaz. En un intestino sano, las bacterias beneficiosas ayudan a mantener este equilibrio, estimulando la producción de moco protector y creando un entorno que dificulta el crecimiento de bacterias dañinas.

Cuando los patógenos logran proliferar, los TLR reconocen estructuras específicas, como el flagelo de bacterias como *Salmonella*, y desencadenan una respuesta inmunitaria que estimula la producción de IgA, crucial para proteger la mucosa intestinal.

Además, las células epiteliales producen péptidos antimicrobianos, pequeñas moléculas como las lisozimas y las bacteriocinas, que tienen la capacidad de combatir bacterias dañinas, reducir la inflamación y proteger las células del intestino. La microbiota intestinal juega un papel fundamental en este proceso, ya que las bacterias beneficiosas estimulan la síntesis de estas sustancias defensivas, fortaleciendo el equilibrio intestinal y reforzando las barreras del sistema digestivo.

Microbiota intestinal: la segunda línea de defensa del intestino

La microbiota intestinal es clave para nuestra salud, ya que realiza funciones vitales como la desintoxicación de ácidos biliares, el metabolismo de carbohidratos no digeribles y la producción de metabolitos esenciales como los AGCC. Además, colabora estrechamente con el sistema inmunológico, ayudando a mantener el equilibrio y protegiendo contra infecciones.

El sistema inmunológico intestinal trabaja en estrecha colaboración con la microbiota, asegurando que nuestras defensas respondan adecuadamente a las amenazas sin provocar inflamaciones excesivas. Sin embargo, este equilibrio puede romperse, dando lugar a lo que conocemos como *disbiosis intestinal*.

La disbiosis intestinal ocurre cuando el balance de la microbiota se altera. Esto puede deberse a la pérdida de bacterias beneficiosas, al aumento de bacterias patógenas o a cambios en las funciones metabólicas del ecosistema, como la disminución de AGCC o de neurotransmisores esenciales. Este desequilibrio afecta a la capacidad del intestino para defenderse de los patógenos. Por ejemplo, las bacterias beneficiosas como las del género *Bifidobacterium* producen AGCC, principalmente acetato y propionato, que ayudan a regular el pH intestinal, creando un ambiente hostil para los patógenos. Pero cuando estas bacterias disminuyen, microorganismos como *Escherichia coli* pueden aprovechar la situación y proliferar como patógenos oportunistas,[53] lo que incluso puede derivar en infecciones urinarias.

Ahora viene la pregunta del millón, que me hacen todos mis pacientes: ¿cómo ocurre esto?, ¿por qué tengo disbiosis intestinal? Las causas de la disbiosis pueden ser muy variadas. Entre ellas, el uso excesivo de fármacos como antibióticos, antiinflamatorios no esteroideos, corticoides y otros inmunosupresores; una alimentación pobre en fibra, rica en alimentos procesados, azúcares y aceites refinados; o infecciones a través del consumo de alimentos o agua contaminada. Otros factores, como daños intestinales, estrés crónico, exposición a tóxicos e incluso ciertas predisposiciones genéticas, también contribuyen a este desequilibrio.

Recuerdo perfectamente un episodio personal durante mi viaje a Bali, cuando sufrí una infección por *Entamoeba coli*. Fue una noche de pesadilla con vómitos incontrolables, cual la niña del exorcista, y una deshidratación tan grave que terminé en el hospital. Aunque estas infecciones son más

. . . .

53. Los patógenos oportunistas son microorganismos como bacterias, virus, hongos o parásitos que, en condiciones normales, viven de forma inofensiva en nuestro cuerpo o en el ambiente. Sin embargo, si ocurre un desequilibrio en la microbiota (disbiosis) o el sistema inmunitario se debilita, aprovechan la situación para proliferar y causar infecciones o enfermedades.

comunes cuando viajamos, también pueden ocurrir cerca de casa si nuestra barrera intestinal no está bien protegida.

Además, la **edad del sistema inmunológico** es un factor clave que afecta tanto a la microbiota intestinal como a la capacidad del cuerpo para mantener este equilibrio. En los recién nacidos, el sistema inmune aún está «aprendiendo». Durante el embarazo, permanece «apagado» para evitar atacar a los antígenos de la madre, pero al nacer debe adaptarse con rapidez a un mundo lleno de microbios. Los anticuerpos maternos ofrecen protección en los primeros meses, pero desaparecen progresivamente, dejando al bebé más expuesto. La microbiota intestinal, que se desarrolla durante los dos primeros años de vida, juega un papel fundamental en este proceso. Su colonización depende de factores como el tipo de parto, la lactancia, el entorno y el uso de antibióticos. Si este equilibrio no se establece correctamente, el riesgo de alergias y enfermedades inflamatorias puede incrementarse a lo largo de la vida.

En la vejez, el sistema inmunológico pierde eficacia debido a la **inmunosenescencia**, un proceso que disminuye la capacidad de las células para detectar y atacar patógenos. Este deterioro se combina con un estado de inflamación crónica de bajo grado (*inflammaging*), provocado por infecciones persistentes y la acumulación de desechos celulares, lo que incrementa el riesgo de infecciones y enfermedades crónicas. Además, la microbiota intestinal experimenta cambios significativos, con una reducción en la diversidad de bacterias beneficiosas, como *Bifidobacterium* y *Lactobacillus,* que producen sustancias antiinflamatorias como los AGCC. Este desequilibrio facilita la proliferación de patógenos oportunistas y favorece los problemas inflamatorios.

Lo he mencionado antes, pero lo repito porque es fundamental: la **microbiota intestinal** juega un papel crucial en nuestra inmunidad, no solo protegiendo el intestino, sino también modulando el sistema inmunológico a nivel general. Las señales generadas por los metabolitos microbianos ingresan en el torrente sanguíneo, afectando a las células inmunitarias en todo el cuerpo. Cuando el equilibrio de la microbiota se altera, estas señales pueden modificarse, debilitando las defensas del organismo y aumentando la vulnerabilidad a infecciones en otras partes del cuerpo.

Uno de los mecanismos clave de la microbiota es la **resistencia a la colonización**, mediante la cual las bacterias beneficiosas compiten con los patógenos por espacio y recursos. Utilizando un sistema de comunicación química, las bacterias ajustan su comportamiento: producen sustancias protectoras, modifican su movilidad o regulan el ambiente intestinal para mantener el equilibrio. Sin embargo, algunos patógenos oportunistas pueden aprovechar este sistema para evadir las defensas y causar daño.

Los metabolitos generados por la microbiota, entre ellos los famosos AGCC, que seguro que ya tienes más que fichados, son clave para mantener el equilibrio inmunológico. Por ejemplo, el butirato regula el desarrollo y la función de los linfocitos T, especialmente de los linfocitos T reguladores, ayudando a mantener el equilibrio inmunológico y protegiendo contra trastornos autoinmunes y neurodegenerativos —como hemos mencionado en el capítulo anterior, al hablar de la importancia del almidón resistente en la producción de butirato—. Además, refuerza la barrera intestinal, promueve la reparación de células dañadas y reduce la inflamación local. Otro metabolito importante es el ácido indol-3-propiónico, derivado del triptófano, que mantiene la integridad de la barrera intestinal al activar receptores específicos.

Los ácidos biliares también desempeñan un papel esencial en la regulación del ambiente intestinal. Bacterias como *Bacteroides y Firmicutes* transforman los ácidos biliares primarios (producidos por el hígado) en ácidos biliares secundarios, lo que no solo influye en la digestión y el metabolismo de las grasas, sino que también favorece el crecimiento de bacterias beneficiosas e inhibe la proliferación de patógenos. Este proceso contribuye a un entorno intestinal equilibrado y saludable, limitando la inflamación y las infecciones.

Por si fuera poco, algunas bacterias beneficiosas, como *Lactobacillus* y *Bifidobacterium*, regulan la inflamación al reducir los niveles de corticosterona, modulando así el eje hipotálamo-hipófisis-adrenal, que responde al estrés. Esto no solo reduce la inflamación, sino que también favorece la recuperación tras infecciones o estados inflamatorios.

Sin embargo, este ecosistema tan complejo puede desequilibrarse fácilmente. Factores como la alimentación pobre en nutrientes, las infecciones, el estrés crónico, la exposición a tóxicos o el uso excesivo de medicamentos pueden alterar la microbiota, debilitando la barrera intestinal y aumentando el riesgo de enfermedades inflamatorias, infecciones e incluso problemas en órganos distantes, como los pulmones. Cuando este equilibrio se pierde, el sistema inmunológico puede volverse hiperreactivo, causando inflamación crónica o incluso enfermedades autoinmunes.

Por eso, cuidar nuestra microbiota es fundamental. Una **alimentación antiinflamatoria**, rica en fibras dietéticas que actúan como prebióticos —como la inulina, los fructooligosacáridos, el almidón resistente, la pectina, los betaglucanos y los polifenoles—, junto con el consumo de alimentos probióticos y un estilo de vida saludable, favorece el equilibrio intestinal.

Escaneando este código QR encontrarás un menú semanal anti-inflamatorio, lleno de alimentos ricos en prebióticos, probióticos y fibras beneficiosas, para que lo pongas en práctica y disfrutes de todos sus beneficios.

La piel: el sexto sentido del sistema inmunitario

La piel, el órgano más grande del cuerpo, no es solo una barrera que nos protege del entorno externo, sino un **sistema dinámico** que conecta lo que ocurre en nuestro interior con el mundo exterior. Más allá de ser una simple capa protectora, actúa como un puente entre el sistema nervioso, el inmunológico, el endocrino y el propio sistema cutáneo, formando la red neuroinmunocutaneoendocrina. Esta red permite que los sistemas del cuerpo se comuniquen y reaccionen de forma integrada ante estímulos internos y externos, mostrando que nuestra mente y nuestro cuerpo están profundamente conectados.

Cuando frotamos o rascamos la piel, esta acción genera una irritación que activa a las células inmunocompetentes, como las de Langerhans. Estas células no solo organizan respuestas inmunológicas locales, sino que también liberan sustancias como las citoquinas, para regular la inflamación. Al mismo tiempo, el sistema nervioso central responde enviando señales que pueden desencadenar el impulso de rascarse o reacciones motoras. Esta interacción entre la piel y el sistema nervioso refleja cómo los estímulos sensoriales pueden influir en la salud general del cuerpo.

De esta forma, el sistema inmunitario podría considerarse un sexto sentido: convierte las amenazas del entorno, como infecciones o traumas, en señales bioquímicas que el cuerpo puede interpretar. Estas señales —neurotransmisores, hormonas y citoquinas— no solo regulan la respuesta inmunitaria, sino que también pueden influir en nuestras emociones y sensaciones físicas. Por ejemplo, bajo condiciones de estrés, estas interacciones pueden amplificar respuestas negativas, como el rascado compulsivo, el pellizco de la piel o el empeoramiento de afecciones cutáneas.

El impacto del **estrés** en la piel es profundo. Problemas como el acné, el eccema o la psoriasis suelen empeorar en momentos de tensión emocional. Esto sucede porque el sistema nervioso y el inmunológico comparten moléculas de comunicación, como los CGRP. Estas moléculas permiten un diálogo continuo entre la piel, el sistema nervioso y el sistema inmunológico. Por ejemplo, cuando estás ansioso, el cerebro envía señales que pueden desencadenar una sudoración excesiva, brotes de acné o el agravamiento de síntomas de eccema o psoriasis. Los investigadores Koo y Lebwohl llaman a este fenómeno *ciclo mente-cuerpo*, donde la percepción negativa de la salud de la piel puede alimentar aún más el estrés, perpetuando y agravando los síntomas.

Romper este ciclo es esencial. La gestión del estrés, mediante las terapias y técnicas de autocuidado que ya hemos explorado en capítulos anteriores, es clave. Además, en el próximo capítulo, profundizaremos en los suplementos adaptógenos como herramienta para reforzar tu capacidad de afrontar el estrés de manera más efectiva.

La piel no es solo nuestra primera línea de defensa frente al mundo; es un espejo íntimo de lo que sentimos y vivimos por dentro. Cada señal que muestra cuenta una historia sobre cómo estamos cuidando nuestra mente, cuerpo y emociones. Su conexión con el sistema inmunológico, nervioso y endocrino nos recuerda que el estrés, las preocupaciones y el autocuidado no solo impactan en cómo nos sentimos, sino también en cómo nos vemos y enfrentamos el mundo.

De la defensa al desequilibrio: linfocitos T helper tipo 1, 2 y 17

El sistema inmunológico es como un ejército meticulosamente organizado, donde cada unidad tiene un rol único para defendernos. Sin embargo, como cualquier sistema, puede perder su balance. Cuando esto ocurre, puede reaccionar de forma exagerada, atacando lo que no debería, o quedarse corto y no protegernos lo suficiente. Estas desregulaciones pueden clasificarse en tres tipos principales, según qué parte del sistema se desajuste. Vamos a explorarlas para entender cómo afectan a nuestra salud.

Respuesta T helper 1: los guardianes intracelulares

La respuesta Th1 está diseñada para combatir tumores y virus que se refugian dentro de las células (intracelulares). Es como un equipo de fuerzas especiales que se infiltra donde otros no pueden llegar. Pero cuando esta vía se desregula, las consecuencias pueden ser significativas.

Por un lado, una actividad insuficiente de la vía Th1 puede dejar al sistema inmune sin capacidad de controlar infecciones persistentes, lo que facilita la **reactivación de virus latentes**.

Un ejemplo clásico es el herpes simple tipo 1, que suele manifestarse como lesiones visibles en la nariz o los labios (herpes labial). Este virus permanece latente en los ganglios nerviosos, como los ganglios trigéminos, y puede reactivarse periódicamente por factores como el estrés, la exposición al sol, el frío extremo, alteraciones hormonales (como el ciclo menstrual), infecciones o deficiencias nutricionales.

Otros virus, como el de Epstein-Barr, responsable de la mononucleosis infecciosa, también pueden reactivarse. En estos casos, los síntomas son menos evidentes, pero su impacto puede ser mayor, ya que suelen incluir fatiga crónica, esa sensación de agotamiento que no mejora con el descanso y la conocida neblina mental, una dificultad para pensar con claridad o concentrarse que puede afectar significativamente a la calidad de vida de quienes lo sufren.

Por otro lado, un exceso de actividad Th1 puede ser un arma de doble filo, favoreciendo la aparición de enfermedades autoinmunes. Entre las más comunes se encuentran la diabetes tipo 1, la esclerosis múltiple, el vitíligo, la gastritis autoinmune y el hipotiroidismo de Hashimoto. Además, esta **hiperactivación** también se asocia con enfermedades como la ateroesclerosis y el párkinson, en las cuales la inflamación crónica desempeña un papel clave en su desarrollo y progresión.

Respuesta T helper 2: los expertos en parásitos y alergias

La respuesta Th2 está diseñada para defendernos de amenazas externas como parásitos extracelulares, actuando como un equipo especializado que trabaja fuera de las células. Sin embargo, esta misma respuesta puede activarse también frente a alérgenos, lo que puede llevar a problemas de salud cuando se desregula.

Los principales escenarios de acción de la respuesta Th2 son las mucosas del sistema digestivo, respiratorio y reproductivo. En estas áreas, las células epiteliales, particularmente las conocidas *células en cepillo (brush cells)*, liberan citoquinas que cumplen dos funciones clave:

▷ **Estimular la producción de moco:** las citoquinas inducen la proliferación de células caliciformes, que secretan moco. Este moco actúa como una barrera que atrapa organismos de gran tamaño, como los helmintos, facilitando su eliminación.

▷ **Activar respuestas inmunitarias:** estas citoquinas también activan a los macrófagos M2, que envían señales para estimular a los linfocitos Th2. Estos linfocitos, a su vez, inducen a los linfocitos B a producir anticuerpos específicos. Además, la respuesta Th2 promueve la liberación de histamina y otras sustancias inflamatorias a través de la activación de mastocitos y eosinófilos, intensificando las defensas del organismo.

Sin embargo, una activación excesiva de la respuesta Th2 puede descompensar el sistema inmunológico, favoreciendo la aparición de alergias y asma.

Una de las conexiones más interesantes de la vía Th2 es su vínculo con el **eje intestino-pulmón**, un sistema bidireccional que demuestra que la microbiota intestinal y el sistema inmunológico digestivo pueden influir en la salud respiratoria. Este eje pone en evidencia que un desequilibrio en las bacterias intestinales, como el causado por el uso de antibióticos, puede agravar las alergias respiratorias o el asma o incluso aumentar el riesgo de infecciones pulmonares.

La vía Th2 también es clave en la lucha contra parásitos como los helmintos, entre ellos *Ascaris lumbricoides* y *Enterobius vermicularis* (oxiuros), especialmente comunes en los niños.

En enfermedades como la esclerosis múltiple, el hipotiroidismo de Hashimoto y otras enfermedades autoinmunes relacionadas con la respuesta Th1, es importante valorar si se debe tratar o no la presencia de estos parásitos helmintos. En algunos casos, su presencia puede ayudar a regular la respuesta inmune, induciendo una mayor actividad Th2, lo que podría reducir la frecuencia de los brotes autoinmunes.

Por otro lado, la respuesta Th2 desregulada también se ha relacionado con el síndrome de fatiga crónica, enfermedades autoinmunes como el lupus eritematoso sistémico, la colitis ulcerosa y la tiroiditis de Graves. Incluso enfermedades menos comunes, como la esofagitis eosinofílica, están asociadas con esta vía.

Durante el embarazo, la respuesta Th2 se potencia para proteger al feto, que es genéticamente diferente a la madre. Este cambio inmunológico es crucial porque protege al feto evitando que el sistema inmune de la madre lo rechace como si fuera un cuerpo extraño y reduce la inflamación, característica de las respuestas Th1 y Th17, que están más asociadas con enfermedades autoinmunes. Por esta razón, al disminuir estas vías inflamatorias, muchas mujeres con enfermedades como la artritis reumatoide, la esclerosis múltiple o el hipotiroidismo de Hashimoto experimentan mejorías durante el embarazo. Sin embargo, no todas las enfermedades autoinmunes mejoran en esta etapa. Enfermedades asociadas con Th2, como el lupus eritematoso sistémico o la tiroiditis, pueden empeorar, ya que su actividad está vinculada con la misma respuesta Th2 que se potencia durante la gestación.

Respuesta T helper 17: los guerreros autoinmunes

La respuesta Th17 juega un papel esencial en la defensa contra infecciones fúngicas, bacterias extracelulares como *Clostridium* y protozoos, además de ser clave en la regulación de la autoinmunidad.

Sin embargo, cuando esta vía se desregula, puede volverse contra el propio cuerpo, contribuyendo al desarrollo de enfermedades inflamatorias autoinmunes crónicas. Entre las enfermedades más comúnmente asociadas con un desequilibrio en la vía Th17 se encuentran la espondilitis anquilosante, la artritis reumatoide, la psoriasis e incluso la endometriosis, una enfermedad inflamatoria que afecta a la calidad de vida de muchas mujeres.

En el caso de los parásitos protozoos, infecciones comunes como *Giardia lamblia*, que frecuentemente identifico en los análisis de disbiosis intestinal en consulta, y *Trichomonas vaginalis*, que afecta al tracto genitourinario, también están relacionadas con alteraciones en esta respuesta inmunitaria.

La desregulación de Th17 no solo se limita a las enfermedades autoinmunes. También puede contribuir a infecciones crónicas por hongos, como la candidiasis, y está vinculada con la exposición a metales pesados como el mercurio, el arsénico, el cadmio y el plomo.

Además, se ha observado una relación entre esta vía y otras afecciones, como la enfermedad periodontal (incluye periodontitis y gingivitis), así como la hipersensibilidad de contacto, un tipo de reacción alérgica crónica que afecta a la piel.

En la enfermedad de Crohn y el síndrome del intestino irritable, la inflamación no se debe únicamente a una vía desregulada, sino a una interacción compleja entre Th1 y Th17. Esto refuerza la idea de que no todas las enfermedades se pueden clasificar fácilmente en una sola categoría inmunológica; algunas implican combinaciones únicas de vías hiperactivas que perpetúan el daño inflamatorio.

Entonces, ¿cómo se puede saber si el sistema inmunológico está desbalanceado? Una herramienta clave es el **tipaje linfocitario**, que permite evaluar las distintas subpoblaciones de linfocitos, como los linfocitos T CD4+ (*helper*) y CD8+ (citotóxicos). Estas células son las protagonistas de las respuestas Th1, Th2 y Th17, y su distribución puede actuar como un mapa que revela qué parte del sistema inmunológico está desajustada. Este análisis es crucial para diagnosticar y tratar trastornos autoinmunes o infecciones persistentes, devolviendo al sistema su equilibrio natural.

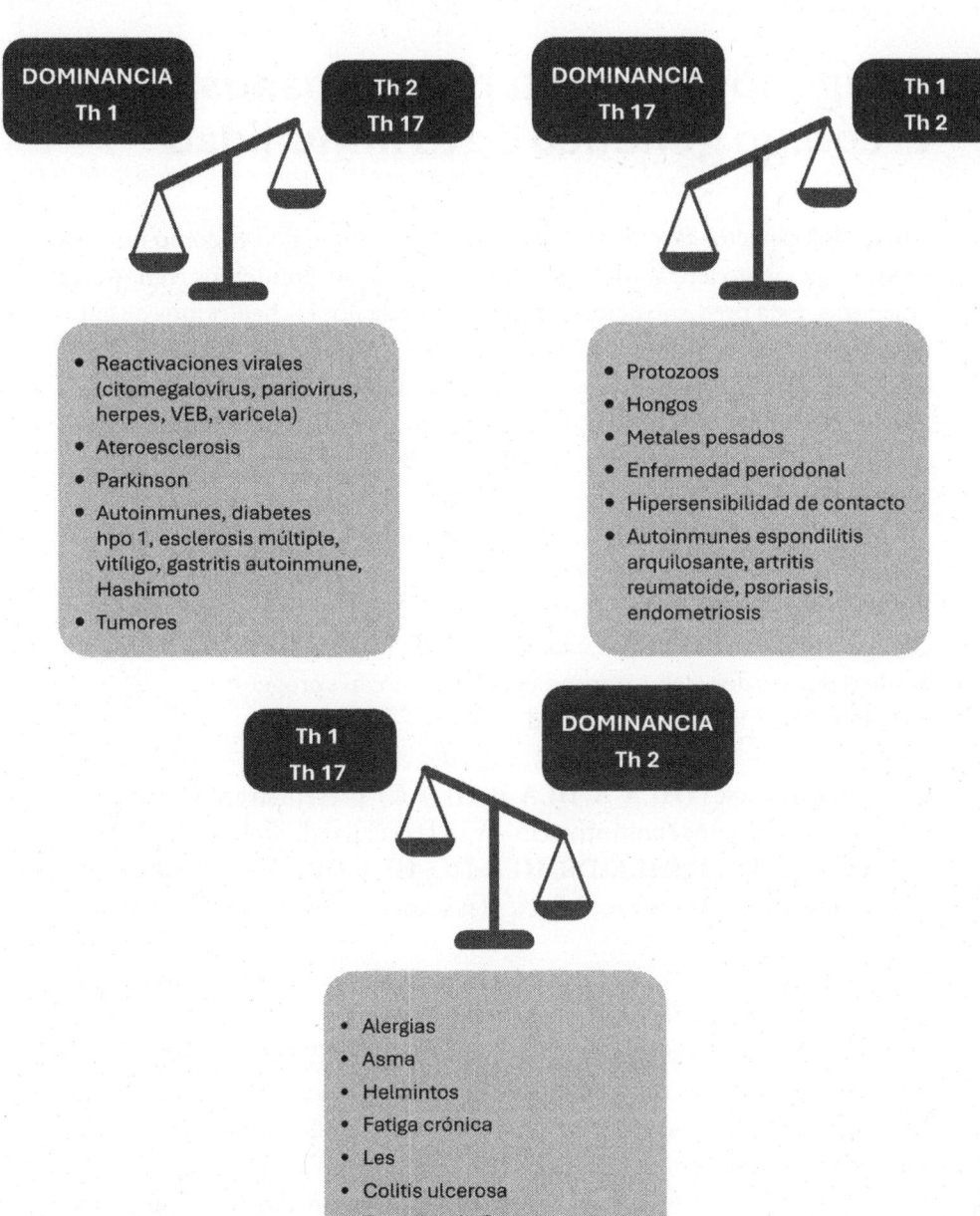

Ilustración 3.1. Hiperactivación inmunitaria y trastornos asociados.[54]

• • • • • • • • • • • • • • • •

54. Fuente: elaboración propia.

Antígenos leucocitarios humanos: el código genético de tu inmunidad

Uno de los aspectos fascinantes del sistema inmunológico es cómo nuestra predisposición genética influye en la manera que respondemos frente a las amenazas. Esta predisposición está determinada por los haplotipos de antígenos leucocitarios humanos (HLA), un conjunto de genes que heredamos de nuestros padres y que actúan como los códigos de identificación del sistema inmunológico. Estos códigos permiten que nuestro sistema inmune reconozca y diferencie lo que es propio de lo que es extraño, como virus, bacterias, parásitos, hongos, metales pesados y toxinas.

Los HLA se encuentran en la superficie de casi todas las células del cuerpo. Su papel es crucial: permiten al sistema inmunológico identificar sustancias extrañas y diferenciarlas de las células propias del organismo. Los genes que regulan esta respuesta inmune están localizados en el cromosoma 6, y heredamos dos alelos por cada gen, uno de cada progenitor.

El sistema HLA se divide en dos clases:

▷ **HLA de clase I (HLA-A, HLA-B, HLA-C):** presentan antígenos de virus y otros patógenos intracelulares a las células T citotóxicas (CD8+).
▷ **HLA de clase II (HLA-DR, HLA-DQ, HLA-DP):** se encargan de presentar antígenos extracelulares a las células T colaboradoras (CD4+).

Esta diferenciación es clave para que el sistema inmune pueda actuar de forma específica y eficaz frente a las amenazas.

Un ejemplo claro de cómo los haplotipos HLA influyen en nuestra respuesta inmunológica es la enfermedad por moho. Según los datos del Dr. Shoemaker, alrededor del 24% de la población podría ser genéticamente susceptible a desarrollar esta condición, con base en los registros internacionales de HLA-DR. El moho y, en especial, los vapores volátiles que libera, pueden desencadenar una respuesta inflamatoria crónica conocida como síndrome de respuesta inflamatoria crónica. Esto ocurre en personas con predisposición genética, quienes tienen mayor dificultad para eliminar las biotoxinas. Por esta razón, aunque varias personas en una misma casa estén expuestas al moho, solo algunas desarrollarán problemas de salud, como depresión, ansiedad, problemas de atención, neblina mental, insomnio o síntomas físicos como dolor articular y fatiga extrema.

Además, los haplotipos HLA también están relacionados con la predisposición a enfermedades autoinmunes. Por ejemplo:

▷ **HLA-B27:** asociado con espondilitis anquilosante y otras espondiloartropatías.
▷ **HLA-DQ2 y HLA-DQ8:** estrechamente vinculados con la enfermedad celíaca.

En consulta, es común observar que ciertas enfermedades autoinmunes tienden a agruparse. Por ejemplo, la gastritis autoinmune, el hipotiroidismo de Hashimoto y la celiaquía suelen aparecer juntas, formando una especie de tríada autoinmune. A este cuadro a menudo se suman otras condiciones como la *alopecia areata*, el vitíligo o la artritis reumatoide. Esto refleja que algunos haplotipos HLA predisponen a múltiples enfermedades autoinmunes en una misma persona.

Otro aspecto clave de los haplotipos HLA es su papel en la compatibilidad para trasplantes de órganos. Cuanto mayor es la coincidencia entre los haplotipos del donante y del receptor, menor es el riesgo de rechazo del trasplante. Este factor es esencial para garantizar el éxito del procedimiento.

En el ámbito de la **medicina personalizada**, los haplotipos HLA también juegan un papel crucial, ya que pueden influir en cómo respondemos a ciertos medicamentos. Por ejemplo: en personas con el haplotipo HLA-B*58:01, el alopurinol (utilizado para tratar la gota) puede provocar reacciones adversas graves.

Los haplotipos HLA son una pieza fundamental del rompecabezas genético que moldea nuestra inmunidad, responsables de que cada persona tenga un sistema inmunológico único. Comprenderlos no solo nos ayuda a prevenir enfermedades, sino que refuerza la importancia de realizar tests genéticos antes de ciertos tratamientos, permitiendo identificar riesgos y personalizar las terapias de forma más segura y eficaz.

Conexiones invisibles: el puente entre nuestras emociones y el sistema inmune

En 1989, Edwin Blalock hizo un descubrimiento revolucionario: los **linfocitos**, esas células clave del sistema inmune, tienen receptores para hormonas y neurotransmisores producidos por el cerebro. Además, estas células también pueden producir sustancias similares a las del sistema nervioso. Este hallazgo marcó un antes y un después en la forma en que entendemos la conexión entre el sistema nervioso y el inmune, revelando que ambos sistemas se comunican constantemente.

Los linfocitos funcionan como **puentes moleculares** que vinculan el sistema inmune con el nervioso. A través de sustancias llamadas *neuropéptidos*, como la oxitocina, los opioides endógenos, la sustancia P, el CGRP, el péptido intestinal vasoactivo y la CRH, ambos sistemas establecen un diálogo continuo. Estas moléculas son liberadas por fibras nerviosas del sistema nervioso autónomo y somatosensorial y actúan como mensajeros que conectan nuestras emociones con nuestras defensas, permitiendo que el cuerpo «hable consigo mismo» a través de estas «moléculas de la emoción».

Mario Alonso Puig, médico y cirujano, explica cómo el pensamiento positivo puede fortalecer el sistema inmunológico. Uno de los protagonistas de este proceso es el sistema nervioso parasimpático, activado por la **oxitocina**. Este sistema no solo calma el cuerpo, sino que también orienta al sistema inmune para actuar de forma más eficiente. Emociones positivas como la alegría, la serenidad y el entusiasmo refuerzan esta conexión, ayudando al organismo a mantener su equilibrio.

«La hormona más importante en la felicidad es la oxitocina, la hormona del encuentro. Disuelve nuestras barreras, nos acerca, nos permite escuchar y conecta nuestras diferencias», afirma Puig. Aunque generalmente asociada al parto, la oxitocina cumple muchos otros roles: protege el corazón, ayuda a evitar infecciones y permite que las células expresen genes que, de otro modo, permanecerían inactivos. Aunque no podamos definir qué es la felicidad en sí, nuestro cuerpo sabe cómo reconocerla.

Inflamación neurogénica: cuando los nervios activan el sistema inmune

Una de las conexiones más fascinantes entre el sistema nervioso y el inmunológico es cómo los nervios pueden desencadenar una respuesta inflamatoria. En la década de 1990 se identificó un fenómeno crucial que nos ayuda a entender esta interacción de manera más profunda: la **inflamación neurogénica**, es decir, la inflamación provocada por estímulos nerviosos.

En este proceso, la CRH, producida por el hipotálamo, juega un papel clave al interactuar con los **mastocitos** —como recordarás, son las células inmunitarias presentes en los tejidos conjuntivos de todo el cuerpo, especialmente debajo de la piel, en las mucosas del tracto digestivo y en las vías respiratorias—, que actúan como una primera línea de defensa frente a bacterias y parásitos, pero también tienen la capacidad de responder a señales nerviosas, estableciendo así un vínculo directo entre el sistema nervioso y el inmunológico.

Los mastocitos están repletos de gránulos que contienen sustancias químicas como la histamina y las citoquinas, las cuales son liberadas durante reacciones alérgicas e inmunitarias. Estas sustancias, en pequeñas cantidades, son útiles: por ejemplo, durante una reacción alérgica, pueden causar enrojecimiento y picor al ensanchar los vasos sanguíneos y promover la angiogénesis; sin embargo, en grandes cantidades, también pueden provocar cólicos abdominales, dolor muscular, náuseas, vómitos o diarrea, entre otros síntomas. La activación excesiva de los mastocitos está asociada con un trastorno llamado *síndrome de activación mastocitaria*, en el cual estas células se activan inapropiadamente, liberando grandes cantidades de histamina y, en menor medida, otras sustancias proinflamatorias, como citoquinas, prostaglandinas y leucotrienos, que contribuyen a la inflamación y las reacciones alérgicas. Este desequilibrio afecta a diversos sistemas del cuerpo, generando síntomas crónicos y debilitantes.

¿Qué síntomas provoca el síndrome de activación mastocitaria?

Los síntomas del síndrome de activación mastocitaria suelen ser sistémicos, es decir, afectan a todo el cuerpo. Estos pueden incluir fatiga generalizada, sensación de malestar, escalofríos, sudoración, sensación constante de frío, inflamación, hinchazón, ganglios linfáticos inflamados y cambios de peso. Además, se pueden presentar síntomas musculoesqueléticos como dolor muscular y óseo, artritis móvil, osteoporosis y osteopenia (incluso en personas jóvenes), problemas degenerativos en los discos y articulaciones hiperflexibles. También pueden aparecer síntomas en la piel, como enrojecimiento, urticaria, hematomas con facilidad, cambios en el color de la piel (rojiza o pálida), sensación de ardor, dermografismo, cicatrización lenta y caída del cabello, así como rosácea, psoriasis y eczema.

En 2021, un estudio realizado en el Departamento de Dermatología de la Universidad de Osaka y publicado en el *International Journal of Molecular Sciences* demostró que la CRH juega un papel importante en la degranulación de mastocitos en la piel humana. Esto significa que no solo el estrés puede agravar las alergias, sino que la CRH también es la principal responsable de intensificar los síntomas.

Vale la pena recordar que los mastocitos, presentes en casi todos los tejidos del cuerpo, incluso en las terminaciones nerviosas, no solo responden a amenazas físicas como infecciones o toxinas, sino también a factores emocionales, como el estrés o la relajación. Esto los convierte en una especie de termómetro del cuerpo, capaz de medir tanto las amenazas externas como los desequilibrios internos. Su alta sensibilidad a diversos estímulos —desde alimentos y productos químicos hasta toxinas ambientales como las del moho— amplifica su reactividad en contextos emocionales o ambientales desafiantes.

Esta sensibilidad especial de los mastocitos también los conecta con las experiencias adversas de la infancia, un tema clave en el impacto del estrés crónico. Estas situaciones traumáticas o estresantes pueden alterar áreas críticas del cerebro, como el hipotálamo y la hipófisis, que regulan la actividad de la corteza suprarrenal. Esto incrementa la producción de hormonas como la CRH, el ACTH y el cortisol. Cuando estas sustancias permanecen elevadas de forma prolongada, no solo exacerban la activación de los mastocitos, sino que también perpetúan la inflamación y los síntomas asociados, creando un círculo difícil de romper entre el estrés emocional y el sistema inmunológico.

Este tipo de situaciones tempranas está vinculado con muchos trastornos neuroinmunológicos que afectan al sistema gastrointestinal en la vida adulta, como el síndrome del intestino irritable, la enfermedad de Crohn, la colitis ulcerosa y las alergias o intolerancias alimentarias. De alguna manera, nuestra susceptibilidad a estas enfermedades está estrechamente relacionada con los traumas vividos durante la infancia. Así, lo que nos ocurre de pequeños, incluso si no lo recordamos, puede influir en cómo nuestra salud se desarrolla más adelante.

Histamina: el puente entre los sistemas nervioso, inmunológico y digestivo

Entre las múltiples moléculas que conectan el sistema nervioso y el inmunológico, la histamina tiene un papel destacado. Es una pieza clave dentro de un sistema de comunicación mucho más amplio, que también incluye al sistema digestivo, funcionando como un puente esencial entre ellos.

La intolerancia a la histamina afecta aproximadamente al 1% de la población; es más más común en personas de mediana edad, quienes representan el 80% de los casos. A pesar de su prevalencia, esta condición suele pasar desapercibida o confundirse con otras, como alergias alimentarias o intolerancias a sustancias específicas, como los sulfitos o la tiramina.

La histamina es una molécula esencial que el cuerpo produce y almacena en mastocitos, basófilos, plaquetas, neuronas histaminérgicas y células enterocromafines. Estas últimas, localizadas principalmente en el intestino, específicamente en las criptas de Lieberkühn, no solo producen serotonina (generan más del 90% de la serotonina total del cuerpo), sino que también desempeñan un papel importante en la regulación de otros procesos bioquímicos, como se muestra en la página siguiente en la **ilustración 3.2**.

La histamina se sintetiza a partir del aminoácido histidina, gracias a la enzima L-histidina descarboxilasa, que necesita vitamina B6 para funcionar. Su liberación puede desencadenarse por estímulos inmunológicos, como infecciones o alérgenos, o no inmunológicos, como neuropéptidos (como la sustancia P o el CGRP que ya hemos mencionado), factores del complemento, hipoxia,[55] radicales libres, alcohol y alimentos ricos en histamina (por ejemplo, lácteos fermentados o curados; embutidos y carnes procesadas y ahumadas; pescados y mariscos, especialmente si están fermentados,

· · · · · · · · · · · · · · · ·

55. Algunos ejemplos de falta de oxígeno en los tejidos (hipoxia) son los siguientes: ejercicio físico intenso, apnea del sueño, estar en zonas altas o en espacios cerrados mal ventilados, viajes en avión, anemia, enfermedades respiratorias o contaminación ambiental.

ahumados o en conserva, y vegetales y condimentos fermentados, como chucrut, *kimchi* o salsa de soja).

Una vez liberada, la histamina ejerce sus efectos al unirse a receptores específicos (H1, H2, H3 y H4) en diversos tejidos, regulando funciones como la vasodilatación, la secreción de moco, la contracción del músculo liso y la proliferación celular.

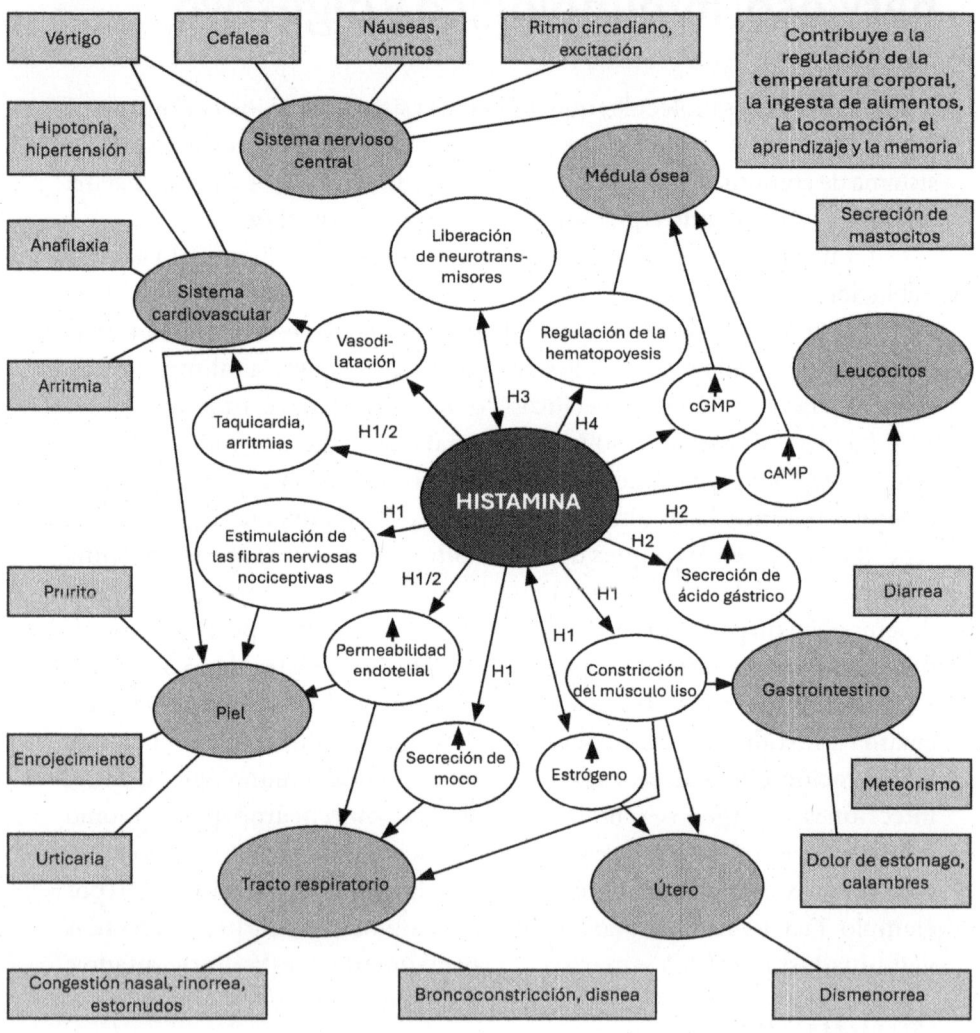

Ilustración 3.2. Funciones de la histamina y su impacto en distintos órganos.
Fuente: elaboración propia a partir de https://www.sciencedirect.com/science/article/pii/S0002916523280533

El metabolismo de la histamina: diaminooxidasa e histamina-N-metiltransferasa

En condiciones normales, el cuerpo descompone la histamina ingerida con los alimentos gracias a dos enzimas clave:

▷ **Diaminooxidasa (DAO):**[56] procesa la histamina extracelular (> 80%) y se encuentra principalmente en el intestino delgado, el colon ascendente, la placenta[57] y los riñones. Su función es crucial para eliminar la histamina dietética y la liberada en procesos inflamatorios. Cuando la DAO no funciona correctamente —por infecciones, problemas gastrointestinales, medicamentos, alcohol o estrés crónico—, la histamina puede acumularse y causar síntomas.

▷ **Histamina-N-metiltransferasa:** descompone la histamina intracelular y tiene una distribución más amplia que la DAO, estando presente en órganos como el hígado, los riñones, los bronquios y el colon. Es esencial para regular la histamina como neurotransmisor y en tejidos donde la DAO no está activa.

Las **diferencias genéticas** juegan un papel importante en la eficiencia de estas enzimas. En el caso de la DAO, los polimorfismos genéticos se han asociado con enfermedades como la celiaquía, la enfermedad de Crohn y la colitis ulcerosa, lo que explicaría por qué algunas personas son más sensibles a la histamina.

De manera similar, se ha descubierto que la actividad de la histamina-N-metiltransferasa varía entre individuos debido a cambios genéticos que afectan a su estructura, disminuyendo su estabilidad y funcionalidad. Estas alteraciones también se observan en otras enzimas clave, como la catecol-O-metiltransferasa, que regula la metilación, un proceso esencial para

· · · · · · · · · · · · · ·

56. También existen otras aminas oxidasas, como la monoaminooxidasa, que participan en la degradación de aminas biogénicas como la serotonina o la tiramina, pero su contribución al metabolismo de la histamina es menor en comparación con la DAO.

57. Un dato interesante es que, durante el embarazo, la producción de DAO aumenta significativamente, alcanzando niveles hasta 500 veces mayores debido a la actividad de la placenta. Esto explica por qué muchas mujeres con intolerancia a la histamina experimentan una remisión de los síntomas en esta etapa, ya que el aumento de DAO ayuda a controlar los niveles de histamina.

equilibrar neurotransmisores como la dopamina y otros sistemas del organismo, tema que exploraremos en el próximo capítulo.

Cuando estas enzimas no funcionan adecuadamente, ya sea por factores genéticos o adquiridos, el **exceso de histamina** puede desencadenar síntomas como dolor de cabeza, diarrea, urticaria, dismenorrea y dificultades respiratorias.

Además, los niveles elevados de histamina extracelular pueden producir metabolitos que inhiben la actividad de la histamina-N-metiltransferasa, agravando aún más el problema.

Estrategias para mejorar el metabolismo de la histamina

Ciertos nutrientes pueden ayudar a potenciar la actividad de la DAO y mejorar el manejo de la histamina. Entre ellos se encuentran la vitamina C, el cobre y la vitamina B6.

Además, los **estabilizadores de mastocitos** son especialmente útiles, sobre todo para aliviar los síntomas gastrointestinales. Estas sustancias actúan directamente en la raíz del problema al inhibir la entrada de calcio en

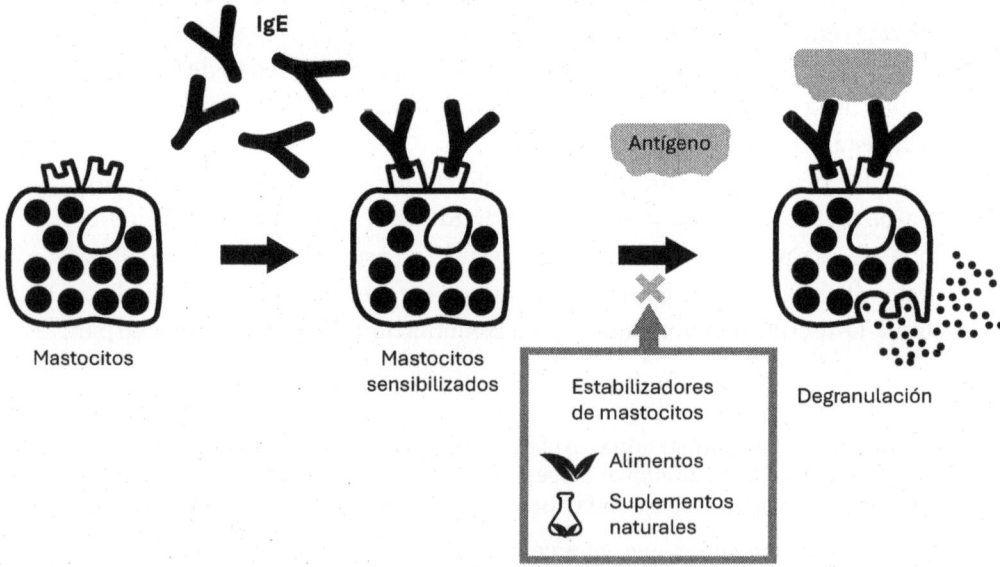

Ilustración 3.3. Regulación de la degranulación mastocitaria.
Fuente: elaboración propia a partir de https://pubmed.ncbi.nlm.nih.gov/23441583/

los mastocitos, un paso clave para evitar la liberación de mediadores inflamatorios como la histamina, las prostaglandinas y las citoquinas.

La **ilustración 3.3.** de la página anterior muestra cómo los mastocitos pueden activarse y liberar histamina en respuesta a ciertos estímulos, así como el papel de los estabilizadores en la prevención de este proceso.

Algunos estabilizadores modulan otras vías bioquímicas o inflamatorias que influyen en la desgranulación de los mastocitos, reduciendo la inflamación de manera más amplia. Por otro lado, los antihistamínicos se centran en controlar las consecuencias de la liberación de histamina, bloqueando sus receptores (generalmente H1 o H2) e impidiendo que esta esta active las células del cuerpo.

A la hora de elegir un suplemento, la calidad y la cantidad del **principio activo** son claves para garantizar su eficacia. Muchos productos en el mercado no cumplen con estándares adecuados y contienen concentraciones bajas o formas menos activas.

Suplemento	Dosis diaria recomendada
Quercetina	0,6-1 g
Luteolina	0,5 g
Rutina	0,9 g
Resveratrol	0,5 g
Melatonina	0-5-10 mg
Gingko biloba	0,8 g
Cúrcuma	0,5-1 g
Comino negro (Nigella Sativa)	0,5-1 g
Condroitín sulfato	0,8-1,5 g
Vitamina D3	4.000-6.000 UI
Vitamina E	400 UI
Vitamina C	1-3 g
Palmitoiletanolamida (PEA)	0,3-1,2 g
Ácido alfa-lipoico	0,3-0,6 g
Galato de epicatequina	0,4 g
L-teanina	0,2-0,3 g

Omega-3	2-3 g
Butirato	0,5 g
Berberina	0,7-1,5 g
Sulforafano	0,4-0,6 g
Mangostán (Garcinia mangostana)	0,4 g
Espirulina orgánica	2-3 g

Tabla 3.1. Dosis óptimas de suplementos para modular la respuesta mastocitaria. Fuente: elaboración propia.

Por eso, es fundamental revisar las especificaciones del suplemento.

Por ejemplo, los suplementos de cúrcuma de calidad deben contener al menos un 95% de curcuminoides, entre los cuales la curcumina es el componente más activo. En el caso del resveratrol, busca productos con un mínimo del 50% de transresveratrol, que es la forma más estable y biológicamente activa del compuesto. El comino negro debe incluir al menos un 2% de timoquinona, el principio activo que le confiere sus propiedades antiinflamatorias y antioxidantes. Por último, un buen suplemento de omega-3 debe detallar la proporción entre EPA y DHA,[58] que, por lo general, es de 2:1 para garantizar un efecto antiinflamatorio y cardioprotector óptimo; sin embargo, esta proporción puede variar según las necesidades específicas de cada persona o patología.

Aunque los suplementos son más concentrados y biodisponibles, muchos de estos compuestos también están presentes en los alimentos. ¡Apunta estas opciones para tu próxima **lista de la compra**!

▶ **Quercetina:** uno de los flavonoides más potentes para estabilizar mastocitos. Se encuentra especialmente en las alcaparras, la cebolla roja, el trigo sarraceno y la piel de la manzana.

• • • • • • • • • • • • • •

58. EPA (ácido eicosapentaenoico) y DHA (ácido docosahexaenoico) son dos tipos de ácidos grasos omega-3 con funciones esenciales en la inflamación, la salud cardiovascular y la función cerebral.

- ▶ **Apigenina:** está presente en el perejil, la manzanilla, el cilantro y el apio. Una taza de infusión de manzanilla antes de dormir es una excelente forma de consumirla.
- ▶ **Luteolina:** añade a tu dieta alimentos como el pimiento verde, el perejil, el apio, el tomillo o la infusión de manzanilla para obtener este flavonoide.
- ▶ **Galato de epicatequina:** lo encuentras en el té verde (dos o tres tazas diarias). Si buscas algo más potente, el té Benifuuki, una variedad rica en una forma O-metilada de galato de epicatequina (EGCG3"Me), ha demostrado una eficacia clínica superior frente a la estándar.
- ▶ **Rutina:** sus mayores concentraciones están en las alcaparras y el trigo sarraceno.
- ▶ **Resveratrol:** está presente en la piel de la uva roja y en las moras y arándanos rojos, aunque en mucha menor cantidad.
- ▶ **Vitamina C:** aunque muchas frutas y verduras la contienen, destacan el camu-camu, la acerola y la rosa mosqueta.
- ▶ **Vitamina E:** puedes encontrarla en alimentos como avellanas, almendras y aceite de oliva virgen extra.
- ▶ **Sulforafano:** el brócoli es una fuente excelente, pero sus germinados lo son aún más. Los germinados de brócoli de 3-5 días contienen hasta 50-100 veces más sulforafano que el brócoli adulto. Este compuesto se forma por la conversión del glucorafanín gracias a la mirosinasa, una enzima que se inactiva con altas temperaturas. Por eso, lo ideal es consumirlos crudos o cocinar el brócoli al vapor durante 3-4 minutos para preservar esta conversión. Si añades semillas de mostaza, que contienen mirosinasa activa, puedes potenciar aún más su absorción.
- ▶ **Silimarina:** para obtenerla, puedes preparar un té con semillas de cardo mariano (1-3 tazas diarias).
- ▶ **Espirulina fresca.**

Hipermente e hipercuerpo: una conexión que lo explica todo

Esther llegó a mi consulta con un diagnóstico de fibromialgia que le habían dado un año atrás. Sin embargo, al profundizar en su historia, me contó que los síntomas habían comenzado mucho antes, en la adolescencia. Al preguntarle por su infancia, describió que siempre había sido una niña perfeccionista, reflexiva y con un deseo constante de comprender el sentido y la lógica detrás de todo. En segundo y tercero de bachillerato empezó a notar que su mente no funcionaba igual: le costaba concentrarse, sufría neblina mental y sentía como si su energía se agotara por completo, al punto de no poder ni caminar a veces.

Cuando hablamos de sus años escolares, me confesó que siempre había sentido que no encajaba. En primaria, pidió a su madre que la apuntara a clases extraescolares de idiomas, buscando estímulos que el colegio no le ofrecía. Con los años, reconoció que probablemente había sufrido *bullying* por ser diferente, y esa sensación de ser «la rara» la acompañó durante toda su vida: ni en el colegio, ni en el trabajo, ni en la sociedad se sentía parte de «los demás». Era la niña que se aburría con los de su edad y encontraba más comodidad rodeada de adultos.

Además, Esther lidia con un cúmulo de síntomas propios. Tiene una hipersensibilidad extrema: ciertos olores, sonidos e incluso la luz pueden resultarle insoportables. Sufre de moco constante en la garganta, picores en la piel y un sueño que nunca la hace sentirse descansada. También tiene antecedentes de alergias respiratorias a los ácaros y las gramíneas, lo que agrava su sensación de malestar general. Despertarse cada día era, según sus propias palabras, como si le hubieran dado una paliza.

Esther me explicó que había decidido dedicarse al cuidado de sus dos hijas, ambas con altas capacidades (AACC). La mayor, de 17 años, tuvo desde pequeña alergias a alimentos como la leche, el huevo y el arroz, lo que demandó mucha parte de su atención y energía. Pero en el momento de la consulta la que más le preocupaba era su hija pequeña, de 15 años, que a los 13 comenzó a desarrollar los mismos síntomas de fibromialgia que ella. Con el tiempo, Esther comenzó a sospechar que ella misma también podría tener AACC, no solo por compartir con sus hijas rasgos como la sensibilidad extrema o la necesidad continua de retos mentales, sino porque sabía que las AACC tienen un componente hereditario. Este posible diagnóstico le permitió entender aspectos de su vida que hasta entonces habían sido un enigma para ella.

Pero lo que más me impactó de nuestra conversación en consulta no fueron sus síntomas, sino la forma en que describía su historia, tan parecida a la mía. A pesar de la diferencia de edad, cada fragmento de su relato resonaba profundamente en mí: su lucha por entenderse a sí misma, su sensación de no encajar, su elevada receptividad a estímulos, su búsqueda constante de desafíos intelectuales y esa carga emocional de ser diferente. Fue Esther quien me hizo abrir los ojos. Gracias a ella —quizás más de lo que ella pueda imaginar—, decidí dar el paso de buscar mi propio diagnóstico de AACC.

A veces creemos que estamos aquí para ayudar a los demás, pero hay personas que llegan a nuestra vida para darnos claridad sobre nosotros mismos. Esther no solo me permitió entender su historia; me ayudó a descubrir la mía. Y por eso siempre le estaré agradecida.

El caso de Esther me llevó no solo a reflexionar sobre nuestras similitudes, sino también a explorar cómo las AACC impactan tanto en la mente como en el cuerpo. Desde el cerebro hasta el sistema inmunológico, la biología de estas personas únicas sigue siendo un fascinante campo de estudio. ¿Qué hace que estas mentes brillantes también presenten vulnerabilidades físicas como la fibromialgia o las alergias?

Comprender qué provoca que estas personas sean tan especiales requiere evaluaciones completas que vayan más allá de medir su inteligencia. Las personas con AACC destacan por su manera especial de procesar el mundo, y su inteligencia supera ampliamente la media, algo que se mide con pruebas de coeficiente intelectual (CI), como el WISC-V[59] o el WAIS.[60] Para que te hagas una idea, se considera que una persona tiene estas capacidades si su CI alcanza los 130 o más, un nivel que encontramos solo en el 2,2 % de la población. Sin embargo, este tipo de pruebas no es suficiente para reflejar toda la riqueza de sus perfiles. También se utilizan herramientas como el Crea o el Test de Pensamiento Creativo de Torrance, que evalúan aspectos como la creatividad y la originalidad, junto con cuestionarios y entrevistas que aportan una visión más global. Además, la observación de características

• • • • • • • • • • • • • •

59. WISC-V (*Wechsler Intelligence Scale for Children*, 5ª edición) se usa para evaluar el CI en niños y adolescentes de 6 a 16 años.

60. WAIS (*Wechsler Adult Intelligence Scale*) está diseñado para adultos a partir de los 16 años.

cualitativas, como la curiosidad intensa, la rapidez para aprender o la sensibilidad emocional, resulta esencial para captar la complejidad de estas personas únicas.

¿Cómo funciona el cerebro de las personas con altas capacidades?

Imagina que el cerebro de estas personas es como una ciudad con carreteras hiperconectadas. Gracias a los avances en neurociencia, hoy podemos entender mejor esta particularidad, y lo que se ha descubierto es realmente fascinante:

▷ **Conexiones integradas:** en lugar de funcionar como si cada área del cerebro fuera una isla separada, sus cerebros están mucho más conectados. Es como si las carreteras entre diferentes regiones fueran más rápidas y fluidas, permitiéndoles abordar problemas complejos con mayor eficiencia y creatividad.

▷ **Procesamiento alternativo:** cuando se enfrentan a un desafío, sus cerebros tienden a activar rutas menos convencionales. Mientras la mayoría activa principalmente las áreas frontales del cerebro (encargadas de planificar y razonar), ellos integran también regiones posteriores, asociadas al procesamiento visual y espacial, lo que enriquece su capacidad para encontrar soluciones desde enfoques únicos. Es como si eligieran una ruta panorámica en lugar de la autopista habitual.

Estas conexiones y estrategias originales les permiten destacar en áreas como el lenguaje, manejando vocabularios avanzados; el razonamiento lógico; o, en matemáticas, resolviendo problemas abstractos con una facilidad sorprendente. Sin embargo, no todas sus capacidades están igualmente desarrolladas, y hay áreas, como las visuoespaciales, la lectura o la memoria a largo plazo, donde su rendimiento tiende a ser similar al de otras personas con inteligencia promedio. Este equilibrio entre talento y desafíos nos muestra lo complejo y diverso que puede ser su talento.

En cuanto a las **funciones ejecutivas** —habilidades clave como la memoria de trabajo, la planificación y la resolución de problemas complejos—, suelen destacar en tareas como recordar series de números o adaptarse rápidamente a nuevas situaciones. Sin embargo, en actividades que requieren una planificación muy detallada o un control de impulsos elevado, su desempeño puede ser menos eficiente de lo esperado, lo que subraya la importancia de comprender su perfil único.

Además, pueden presentar **dificultades de aprendizaje**. En estos casos, las AACC coexisten con problemas específicos, como la dislexia, dificultades en la escritura o, en mi caso, la discalculia. Estas dificultades a menudo pasan desapercibidas porque tienen fortalezas compensatorias en otras áreas que enmascaran sus limitaciones. Sin embargo, aunque su nivel intelectual les permite superar a otros niños con las mismas dificultades, su rendimiento puede quedarse por debajo de lo esperado, generando frustración tanto en ellos como en quienes los rodean.

A pesar de estos retos, su **capacidad de atención** es una de sus grandes fortalezas. Pueden concentrarse de manera sobresaliente, lo que les permite cometer menos errores y procesar información con mayor precisión. Son consistentes y tienen la habilidad de mantener el enfoque por más tiempo que otros. Sin embargo, no son inmunes a problemas como el TDAH, cuya frecuencia es similar a la de otros niños. Aquí surge un desafío interesante: cuando las AACC coexisten con el TDAH, estos niños tienden a mostrar habilidades de lectura y atención superiores a las de otros con TDAH promedio, pero pueden tener dificultades en áreas como la velocidad de procesamiento o la socialización.

Este **desarrollo desigual**, especialmente en las áreas sociales o emocionales, es una característica importante a tener en cuenta. Su intelecto puede estar muy por delante de su edad, pero gestionar sus emociones o integrarse en dinámicas sociales no siempre es sencillo. Por ejemplo, aunque pueden ser estratégicos y cooperativos en la resolución de problemas sociales, padres y maestros a menudo reportan que tienen problemas para relacionarse con otros niños. Esto pone en evidencia la complejidad de su desarrollo y la importancia de comprender sus necesidades de manera integral.

El cerebro de las personas con AACC es fascinante. Su habilidad para conectar ideas y adaptarse a los desafíos les da una ventaja significativa en muchas situaciones. Gracias a su flexibilidad cognitiva, son capaces de cambiar de perspectiva o estrategia con facilidad, resolviendo problemas de forma eficiente y creativa. Sin embargo, como hemos visto, las capacidades no son homogéneas, y esa diversidad es, precisamente, lo que los hace tan especiales.

Cuando pensamos en las AACC, solemos asociarlas con logros académicos, profesionales o creativos extraordinarios, pero lo que no siempre se percibe es que este talento excepcional a menudo viene acompañado de obstáculos. Tal vez conozcas a alguien con un CI muy alto, capaz de resolver problemas complejos o idear soluciones brillantes, pero que al mismo tiempo es más vulnerable a sufrir ansiedad, depresión, TDAH o incluso trastornos del espectro autista (TEA). Y no solo hablamos de salud mental: estas personas también tienen más probabilidades de desarrollar alergias, asma o incluso enfermedades autoinmunes. Es lo que los expertos llaman *hipermente/hipercuerpo*, un término que sugiere que una mente superactiva y supersensible puede impactar en el cuerpo, haciéndolo más reactivo, como puedes observar en la **ilustración 3.4.**

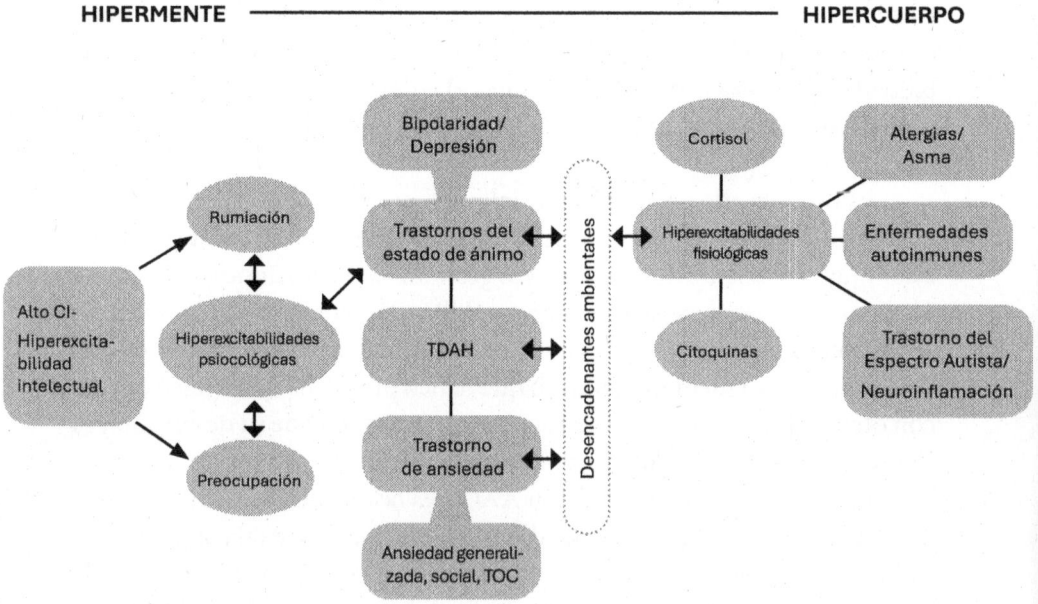

Ilustración 3.4. Hipermente e hipercuerpo: el impacto de las altas capacidades (AACC) en la salud. Fuente: elaboración propia a partir de https://www.sciencedirect.com/science/article/pii/S0160289616303324

¿Te imaginas tener una mente que nunca descansa, que siempre está encendida? Para las personas con alta inteligencia, esto es una realidad cotidiana. Su cerebro está tan **hiperconectado** que incluso en momentos de relajación sigue procesando información. Como has aprendido en el primer capítulo, en la mayoría de las personas, la red neuronal por defecto se activa cuando la mente divaga y se desactiva al concentrarse. Pero en las personas altamente inteligentes esta red permanece activa incluso cuando intentan descansar, lo que las lleva a rumiar pensamientos y a dar vueltas constantes a preocupaciones o problemas. Aunque esta capacidad de procesamiento profundo puede ser una ventaja, también se convierte en una carga, generando un estrés crónico que impacta tanto en su salud mental como en su cuerpo. Por ejemplo, estudios recientes muestran que los cerebros de niños con TEA generan un 42% más de información en reposo, lo que explica esa sensación de sobrecarga constante con la que viven.

Desde la infancia, las personas con un CI elevado son especialmente sensibles a su entorno. Reaccionan de forma intensa, tanto emocional como físicamente, a lo que las rodea. Este fenómeno, conocido como *sobreexcitabilidad* y desarrollado por el psicólogo Kazimierz Dabrowski, incluye cinco tipos: psicomotora, sensorial, intelectual, imaginativa y emocional. Es como si tuvieran una antena amplificada que les permite captar más: desde emociones ajenas hasta detalles del entorno o ideas complejas, a un nivel que para muchos sería agotador. Esta capacidad para sentir y procesar todo en mayor profundidad los hace increíblemente creativos y empáticos, pero también más vulnerables.

Por un lado, esta intensidad les permite destacar y crear conexiones únicas, pero también los predispone a trastornos como la depresión o el trastorno bipolar, que son hasta 4,25 veces más frecuentes en personas con alta inteligencia. También los trastornos de ansiedad generalizada, caracterizados por preocupaciones constantes, tienen un riesgo casi 9 veces mayor en este grupo.

Algo similar sucede con las condiciones físicas. Por ejemplo, las alergias alimentarias son 1,59 veces más comunes en personas con alta inteligencia, mientras que las alergias ambientales tienen una probabilidad 3,13 veces mayor. Es como si la misma sensibilidad que potencia su mente también amplificara las reacciones de su cuerpo frente al entorno.

Cuando hablamos de **sobreexcitabilidad emocional**, la intensidad es aún más evidente. Quizá te venga a la mente ese amigo o familiar que no puede dejar de darle vueltas a un problema, atrapado en un ciclo constante de pensamientos repetitivos. Aunque esta capacidad de análisis puede ser una ventaja para resolver problemas complejos, también los hace más vulnerables a sentirse abrumados. Esto es especialmente frecuente en personas con un perfil de AACC en el talento verbal, quienes suelen preocuparse en exceso y caer en un bucle de «¿Y si algo sale mal?», un rasgo común en el trastorno de ansiedad generalizada.

En cuanto a la sobreexcitabilidad psicomotora, su necesidad constante de moverse o estar ocupados puede llevar a diagnósticos erróneos de TDAH. Por eso, a veces, estas personas son diagnosticadas con TDAH cuando en realidad su comportamiento es una parte natural de su sensibilidad, y no un trastorno. La complicación viene cuando una persona tiene TDAH real y, además, enfrenta otros problemas emocionales, como ansiedad o depresión, que son comunes en las personas con alta sensibilidad. Estos trastornos pueden superponerse, dificultando aún más identificar qué está sucediendo exactamente.

Aquí es donde la **psiconeuroinmunología** nos ayuda a entender que su mente y su cuerpo están profundamente conectados. Para estas personas, estímulos cotidianos como el roce de una etiqueta o un sonido repetitivo pueden ser tan molestos que activan su sistema nervioso como si estuvieran frente a una amenaza real. Este **estrés crónico de bajo grado** pone al cuerpo en un estado constante de alerta, desencadenando una inflamación de bajo grado, que afecta al sistema inmunológico. Con el tiempo, esta sobrecarga puede aumentar el riesgo de alergias, asma o incluso enfermedades autoinmunes. Por ejemplo, algunos estudios han demostrado que niños con un CI > 160 tienen el doble de probabilidades de padecer alergias o asma que otros niños. Este patrón también se observa en sus familias, lo que sugiere una predisposición genética compartida.

La relación entre el sistema inmunológico y trastornos como el TEA también respalda esta conexión. Se ha encontrado que, si una madre sufre infecciones o enfermedades autoinmunes durante el embarazo, el riesgo de que su hijo desarrolle TEA aumenta significativamente. Por ejemplo, la artritis reumatoide materna incrementa el riesgo en 1,8 veces, mientras que la enfermedad celíaca lo eleva hasta 4,5 veces. En personas con TEA se han identificado signos de inflamación crónica en ciertas áreas del cerebro, donde un crecimiento anómalo de tejido podría alterar su desarrollo desde etapas muy tempranas.

Un fenómeno similar ocurre con quienes tienen un CI alto y una predisposición genética elevada de desarrollar TEA. Aunque no lleguen a presentar el trastorno, suelen sobresalir en habilidades como la memoria lógica, el vocabulario o la fluidez verbal. Es curioso que estas características sean más comunes en hijos de padres con profesiones cognitivamente exigentes, como ingenieros o científicos. Tanto su sistema nervioso como su sistema inmunológico parecen ser especialmente sensibles, reaccionando de forma más intensa a los estímulos externos.

Las AACC, aunque son un don extraordinario, también presentan desafíos únicos. Estas personas no solo poseen una mente brillante, sino también una sensibilidad física y emocional que necesita ser comprendida y cuidada. La clave no está en intentar «arreglar» su sensibilidad, sino en ayudarlas para transformar esa intensidad en su mayor fortaleza. Cuando logran este equilibrio, lo que inicialmente parece una carga puede convertirse en el motor que las impulsa a brillar aún más.

Aquí es donde la **neurodiversidad** nos invita a un cambio de perspectiva. No existe un único tipo de cerebro «correcto», al igual que no hay una única forma de ser en términos de género, cultura o etnicidad. En lugar de tratar estas diferencias como algo que debe «curarse», la neurodiversidad las valora como una parte esencial de la riqueza humana. Pensar en términos de «Así es mi cerebro, así nací, y no hay nada malo en ello» permite a estas personas aceptar quiénes son sin culpa ni vergüenza.

De hecho, los estudios han demostrado que cuando las personas neurodivergentes adoptan esta perspectiva, se sienten más seguras de sí mismas y mejor equipadas para manejar los retos de su vida diaria. Aceptar y valorar estas diferencias no solo mejora su autoestima, sino que también les da la confianza necesaria para prosperar en un mundo que a menudo no comprende su singularidad.

Al final, creo que, en este caso, la etiqueta puede tener un propósito, pero no como algo que los demás te asignan, sino como una herramienta personal. No se trata de que el diagnóstico defina quién eres, sino de que te ayude a entenderte mejor, a conectar las piezas de tu historia y a encontrar formas de cuidar de ti mismo. Durante mi proceso diagnóstico, varios amigos me decían: «¿Para qué quieres etiquetarte?». Y lo entiendo. Pero a veces ponerle **nombre** a lo que sientes puede ser el primer paso para aceptarlo y vivir en armonía con ello. La etiqueta no es para que el mundo te defina, sino para que tú mismo encuentres claridad y paz.

CAPÍTULO 4
LA E:
LA ENDOCRINOLOGÍA

> **❝**No es que las mujeres vivamos a merced de nuestras hormonas, es que no entendemos cómo funcionan.
>
> *DRA. MIRIAM AL ADIB MENDIRI*

E l **sistema endocrino** podría compararse con un director de orquesta que se asegura que todos los músicos toquen en perfecta armonía. En este caso, los músicos son las funciones de tu cuerpo y las partituras, las hormonas, esas pequeñas mensajeras químicas que viajan por tu sangre para dar instrucciones claras a cada órgano y tejido. Cuando este sistema funciona bien, cada órgano sabe exactamente qué hacer.

Composición del sistema endocrino

El sistema endocrino está formado por varias glándulas clave, cada una con un papel específico:

▷ **Hipotálamo:** situado en el cerebro, es como el jefe de operaciones del sistema endocrino. Su función principal es coordinar la actividad hormonal del cuerpo, y para ello secreta una serie de hormonas liberadoras e inhibidoras que regulan otras glándulas, además de participar en funciones esenciales como el hambre, la sed y los ciclos de sueño. Algunas de sus hormonas más importantes son:

Hormona	Función principal
Hormona liberadora de corticotropina (CRH)	Estimula a la hipófisis para liberar la hormona adrenocorticotrópica
Hormona liberadora de gonadotropinas (GnRH)	Regula la liberación de la hormona luteinizante y la hormona foliculoestimulante por la hipófisis
Hormona liberadora de tirotropina (TRH)	Estimula a la hipófisis para liberar la hormona estimulante de la tiroides
Hormona liberadora de la hormona de crecimiento (GHRH)	Activa la liberación de la hormona del crecimiento en la hipófisis
Somatostatina	Inhibe la liberación de la hormona del crecimiento por la hipófisis
Dopamina	Inhibe la liberación de prolactina por la hipófisis

Tabla 4.1. Hormonas hipotalámicas y sus funciones. Fuente: elaboración propia.

▷ **Hipófisis o pituitaria:** aunque pequeña, es un verdadero centro de control hormonal situado en la base del cerebro, justo debajo del hipotálamo, al que está conectada. Su papel principal es recibir las señales del hipotálamo y regular la actividad de otras glándulas clave, como la tiroides, las suprarrenales y las gónadas.

Se divide en dos partes principales,[61] cada una con funciones específicas, como podrás ver en el recuadro de la página siguiente.

La hipófisis también juega un papel indirecto en el metabolismo y el apetito, respondiendo a señales clave como la grelina y la leptina. La **grelina**, conocida como la *hormona del hambre*, es producida principalmente en el estómago cuando llevas tiempo sin comer. Su misión es estimular el hipotálamo para que el cuerpo reconozca la necesidad de alimento. En el otro extremo, la **leptina**, liberada exclusivamente por el tejido adiposo, actúa como la hormona de la saciedad, enviando al cerebro la señal de que las reservas energéticas son suficientes y es momento de dejar de comer.

▷ **Tiroides:** ubicada en el cuello, la tiroides es una glándula clave que regula el metabolismo, es decir, la velocidad con la que tu cuerpo convierte los alimentos en energía. Su papel es esencial para mantener el equilibrio energético y garantizar que todas las células funcionen correctamente.

Las hormonas principales que produce son:
- **Tiroxina (T_4) y triyodotironina (T_3):** son las hormonas tiroideas que controlan procesos metabólicos en todas las células del cuerpo, como la producción de energía y el consumo de oxígeno.

• • • • • • • • • • • • • • •

61. En humanos, existe también una tercera parte, llamada *pars intermedia*, que en la etapa adulta es una porción pequeña y poco desarrollada, a menudo fusionada con la adenohipófisis. Aunque su actividad es menor en comparación con los lóbulos anterior y posterior de la hipófisis, produce pequeñas cantidades de hormonas como la hormona estimulante de melanocitos, la β-lipotropina, las β-endorfinas y la ACTH. Sin embargo, su relevancia funcional en humanos adultos es limitada, ya que desempeña un papel más secundario dentro del sistema endocrino.

Hipófisis	Hormona	Función principal
Anterior[62] **(adenohipófisis)**	Hormona adrenocorticotropa (ACTH)	Estimula la liberación de hormonas en la corteza suprarrenal, como el cortisol
	Hormona luteinizante (LH)	En mujeres, regula la producción de hormonas sexuales (estrógenos) y la ovulación; en hombres, estimula la producción de testosterona en los testículos
	Hormona foliculoestimulante (FSH)	En mujeres, ayuda en el desarrollo de los folículos ováricos; en hombres, favorece la producción de esperma
	Hormona estimulante de la tiroides (TSH)	Activa la tiroides para que libere hormonas que controlan el metabolismo
	Hormona del crecimiento (GH)	Fomenta el crecimiento y desarrollo del cuerpo, especialmente durante la infancia y adolescencia
	Prolactina	Regula la producción de leche durante la lactancia
	Melanotropina	Regula la síntesis de melanina en los melanocitos; su actividad en humanos adultos es limitada
	β-endorfinas	Actúan como moduladores del dolor y el estrés, generando sensación de bienestar
	β-lipoproteína	Estimula la movilización de grasas y sirve como precursor de las b-endorfinas
Posterior[63] **(neurohipófisis)**	Hormona antidiurética (ADH) o arginina vasopresina (AVP)	Ayuda a controlar los niveles de agua y electrólitos en el cuerpo, evitando la deshidratación
	Oxitocina	Estimula las contracciones uterinas durante el parto y facilita la eyección de leche en mujeres lactantes

Fuente: elaboración propia.

• • • • • • • • • • • • • • •

62. Produce y libera varias hormonas fundamentales para el equilibrio del cuerpo.

63. No produce hormonas, sino que actúa como un sitio de almacenamiento y liberación para las hormonas producidas en el hipotálamo.

- **Calcitonina:** ayuda a regular el metabolismo del calcio, reduciendo sus niveles en la sangre cuando es necesario, lo que resulta crucial para la salud ósea.

Si constantemente tienes frío, te sientes sin energía o notas que tu cuerpo va más despacio de lo normal, podría ser señal de que tu tiroides está funcionando más lento de lo que debería. Por otro lado, si tienes calor excesivo, estás inquieto o sientes que todo en tu cuerpo va acelerado, podría ser indicativo de un funcionamiento excesivo. Es importante prestarle atención, ya que un desequilibrio tiroideo afecta a todos los sistemas de tu cuerpo: nervioso, endocrino, digestivo, cardiovascular e inmunológico.

▷ **Paratiroides:** son cuatro pequeñas glándulas situadas detrás de la tiroides, pero no por su tamaño hay que subestimarlas. Su principal función es producir la **hormona paratiroidea** (PTH), que juega un papel crucial en el metabolismo del calcio, un mineral fundamental para la salud ósea y el funcionamiento muscular.

Mientras que la **calcitonina** de la tiroides reduce los niveles de calcio en la sangre cuando están altos, la PTH actúa justo al revés: entra en acción cuando los niveles de calcio están bajos. ¿Cómo lo hace? Utiliza tres estrategias clave: libera calcio de los huesos, mejora la absorción de calcio en el intestino y reduce su eliminación a través de los riñones.

Cuando estas glándulas no funcionan bien, pueden aparecer desequilibrios importantes:

- **Hiperparatiroidismo:** ocurre cuando se produce demasiada PTH. Esto puede debilitar los huesos al extraer demasiado calcio de ellos, aumentar los niveles de calcio en sangre y favorecer la formación de cálculos renales.
- **Hipoparatiroidismo:** aquí ocurre lo contrario, una deficiencia de PTH, que provoca niveles bajos de calcio en sangre. Esto puede causar calambres musculares, espasmos e incluso entumecimiento en las extremidades.

▷ **Glándulas suprarrenales:** podemos llamar a estas dos pequeñas estructuras situadas justo encima de los riñones las *glándulas del estrés*. Su trabajo es esencial para coordinar muchas de las respuestas que activa tu cuerpo frente a situaciones exigentes o desafiantes, como exploraremos más adelante en este capítulo.

Región	Hormona	Función principal
Corteza suprarrenal	Cortisol	Conocida como la *hormona del estrés*, ayuda a tu cuerpo a lidiar con situaciones difíciles al aumentar los niveles de glucosa en la sangre, regular el metabolismo y controlar la inflamación
	Aldosterona	Regula el equilibrio de agua y electrólitos, asegurando que los niveles de sodio y potasio sean los adecuados. Esto es fundamental para mantener la presión arterial estable y garantizar el correcto funcionamiento muscular y nervioso
	Andrógenos suprarrenales[64]	**Dehidroepiandrosterona (DHEA):** es el andrógeno más abundante que producen las glándulas suprarrenales. Aunque por sí sola tiene poca acción directa debido a su corta vida media, se convierte en su forma más estable, el DHEA-sulfato (DHEA-S), al sulfatarse principalmente[65] en las glándulas suprarrenales. La DHA actúa como un precursor de la testosterona y los estrógenos en los tejidos periféricos[66], adaptándose a las necesidades hormonales del cuerpo. **DHEA-S:** representa aproximadamente el 98 % de la DHEA que circula en el cuerpo. Funciona como un depósito hormonal, ya que es más estable en el torrente sanguíneo. Para ser funcional, debe transformarse nuevamente en DHEA en los tejidos periféricos durante momentos de mayor demanda hormonal, como en caso del estrés crónico, en la menopausia o durante el ejercicio físico intenso. **Androstenediona:** derivada del metabolismo de la DHEA o de la progesterona en las gónadas y las glándulas suprarrenales, es un precursor inmediato de la testosterona y los estrógenos. Su producción es más directa en los tejidos periféricos
Médula suprarrenal	Adrenalina (epinefrina)	También conocida como la hormona de lucha o huida, aumenta el ritmo cardíaco, la presión arterial y el flujo sanguíneo hacia los músculos, preparándote para responder ante una amenaza
	Noradrenalina (norepinefrina)	Complementa la acción de la adrenalina, ayudando a mantener la presión arterial y a preparar al cuerpo para situaciones de estrés

Tabla 4.3. Hormonas suprarrenales y sus funciones. Fuente: elaboración propia.

▷ **Páncreas:** este órgano, ubicado detrás del estómago, es fundamental para regular los niveles de azúcar en la sangre y mantener un equilibrio energético del cuerpo. Funciona como un termostato metabólico que detecta las necesidades energéticas y ajusta la liberación de hormonas esenciales:

- **Insulina:** reduce los niveles de azúcar en la sangre al facilitar que la glucosa entre en las células, donde se utiliza como fuente de energía o se almacena para su uso posterior. Después de comer, la insulina actúa moviendo el exceso de glucosa hacia las células y los almacenes del cuerpo,[67] manteniendo así los niveles de azúcar estables.
- **Glucagón:** aumenta los niveles de azúcar en la sangre al liberar la glucosa almacenada en el hígado (glucógeno), especialmente en situaciones como el ayuno, entre comidas o durante el ejercicio, cuando el cuerpo necesita un aporte energético extra.

Un desequilibrio en la producción o acción de estas hormonas puede dar lugar a enfermedades como la **diabetes** mellitus. En el caso de la diabetes tipo 1, el sistema inmunitario ataca y destruye las células beta del páncreas, lo que impide la producción de insulina. Por otro lado, en la diabetes tipo 2, el cuerpo desarrolla resistencia a la acción de la insulina, lo que a menudo está relacionado con factores como la obesidad, el sedentarismo y la predisposición genética.

· · · · · · · · · · · · · ·

64. En los hombres, los andrógenos suprarrenales desempeñan un papel menor, ya que la mayor parte de la testosterona es producida por los testículos. En cambio, en las mujeres, los andrógenos suprarrenales son una fuente clave de testosterona y estrógenos, especialmente después de la menopausia, cuando los ovarios dejan de producir hormonas sexuales. Además de su papel en la regulación de las hormonas sexuales, estos andrógenos tienen funciones esenciales no sexuales, como la regulación del metabolismo y el mantenimiento de la masa ósea y muscular.

65. Esto significa que los niveles de DHEA-S en la sangre no son un reflejo directo de la capacidad de sulfatación del hígado, ya que este proceso ocurre mayoritariamente en las glándulas suprarrenales.

66. Piel, tejido adiposo, gónadas (ovarios y testículos) y cerebro.

67. La glucosa se almacena principalmente como glucógeno en el hígado y los músculos. Sin embargo, cuando las reservas de glucógeno están completas y sigue habiendo un exceso de glucosa, esta se transforma en ácidos grasos y se almacena en forma de triglicéridos en el tejido adiposo.

▷ **Gónadas:** son las glándulas reproductoras, que incluyen los ovarios en las mujeres y los testículos en los hombres. Su principal función es producir las hormonas sexuales, que regulan las funciones reproductivas y las características sexuales secundarias.[68] Las principales hormonas que producen son:

- **Estrógenos:** en las mujeres, favorecen el desarrollo de los órganos reproductores femeninos y el crecimiento de los senos, y regulan el ciclo menstrual.
- **Progesterona:** también en las mujeres, prepara el útero para un posible embarazo y las glándulas mamarias para la lactancia. Es clave durante la segunda fase del ciclo menstrual (fase lútea) y en el mantenimiento del embarazo.
- **Testosterona:** en los hombres, estimula el desarrollo de los órganos reproductores masculinos, la producción de esperma, el crecimiento muscular y óseo, y cambios como el engrosamiento de la voz (voz grave).

Mas allá de la reproducción, las hormonas sexuales influyen en múltiples aspectos de la salud, como la densidad ósea, la distribución de la grasa corporal y la regulación del estado de ánimo. Un desequilibrio en la función de las gónadas puede causar problemas como infertilidad, ciclos menstruales irregulares o alteraciones en las características sexuales secundarias. Por ejemplo, el síndrome del ovario poliquístico (SOP), un trastorno que afecta a muchas mujeres en edad reproductiva y que puede asociarse a niveles elevados de andrógenos.[69] Esto puede provocar ciclos menstruales irregulares, dificultades para ovular y síntomas como acné o exceso de vello en zonas no deseadas.

• • • • • • • • • • • • • •

68. Las características sexuales secundarias son los rasgos físicos que aparecen durante la pubertad y que diferencian a hombres y mujeres. Estos incluyen el desarrollo de los senos, el crecimiento del vello axilar y en otras áreas del cuerpo, los cambios en la piel, el inicio del ciclo menstrual, el aumento de la densidad ósea, el engrosamiento de la voz, el desarrollo de la masa muscular y el crecimiento físico acelerado (el conocido *estirón de la pubertad*). También se producen modificaciones en el sudor y las glándulas sebáceas, que a menudo traen consigo la aparición de acné.

69. Además, el SOP puede clasificarse en dos tipos: metabólico, el más frecuente, relacionado con resistencia a la insulina, y adrenal, asociado a un exceso de andrógenos producidos por las glándulas suprarrenales. En algunos casos, ambos tipos pueden coexistir.

▷ **Glándula pineal:** esta pequeña estructura, del tamaño de un guisante, se encuentra en el centro del cerebro y es la encargada de producir y liberar melatonina, la hormona que regula los ciclos de sueño y vigilia. Responde a la oscuridad, promoviendo el descanso nocturno. Recibe señales del núcleo supraquiasmático (NSQ), el reloj maestro del hipotálamo, y actúa como un puente entre el mundo exterior y las respuestas internas del cuerpo. Transforma estímulos como la luz, la temperatura o incluso los campos magnéticos (los recordarás del primer capítulo) en mensajes que el organismo puede interpretar y utilizar.

Aparte de regular tu reloj biológico, la glándula pineal influye en muchas funciones del cuerpo. Algunos estudios sugieren que su importancia podría incluso superar a la hipófisis, tradicionalmente conocida como la *glándula maestra* del sistema endocrino.

Desde hace siglos, la glándula pineal ha sido llamada el *tercer ojo*, un concepto que representa la conexión entre mente, cuerpo y entorno. En sistemas médicos orientales, como el ayurveda, se le atribuye la capacidad de actuar como un traductor de energías sutiles transformando estímulos como la luz, el sonido o el electromagnetismo en señales que el cuerpo puede procesar.

Esto plantea una posibilidad fascinante: que la pineal no solo regule funciones físicas, sino que también sea una puerta hacia experiencias más profundas y espirituales. En capítulos anteriores hemos explorado tratamientos basados en energías sutiles, y esta glándula podría ser el nexo entre estas prácticas y sus efectos en el cuerpo.

La glándula pineal no solo es una herramienta para adaptarnos al mundo externo, sino que también podría ser la conexión fisiológica entre lo tangible y lo intangible. Es mucho más que un pequeño órgano; es el punto de encuentro entre lo físico, lo mental y lo espiritual.

▷ **Timo:** aunque menos conocido, desempeña un papel fundamental en el sistema inmunológico, especialmente durante la infancia. Esta pequeña glándula, ubicada detrás del esternón y entre los pulmones, es crucial para la maduración de los linfocitos T, las células inmunitarias encargadas de protegernos frente a infecciones y agentes extraños. A medida que envejecemos, el timo disminuye su tamaño y actividad.

Además de las glándulas principales, hay otros tejidos y órganos que, aunque no son glándulas clásicas, tienen funciones endocrinas esenciales. Por ejemplo, el **tejido adiposo** produce hormonas como la leptina, que regula la saciedad, y la adiponectina, que influye en el metabolismo. El **intestino** también juega un papel clave al liberar hormonas como el péptido similar al glucagón tipo 1 (GLP-1) y la gastrina, que regulan el apetito y la digestión. Los **riñones** contribuyen produciendo eritropoyetina, una hormona que estimula la formación de glóbulos rojos, y activando la vitamina D; esta vitamina, que la piel sintetiza al exponerse a la luz solar, es esencial para mantener el equilibrio del calcio y fortalecer el sistema inmune. Por su parte, el **corazón** secreta el péptido natriurético auricular, que ayuda a regular la presión arterial.

El **hígado** también tiene funciones endocrinas, como la producción de factor de crecimiento insulinoide tipo 1 (IGF-1), que promueve el crecimiento, y de angiotensinógeno, crucial para el control de la presión arterial. Durante el embarazo, la **placenta** actúa como una glándula endocrina temporal. Incluso el **sistema inmunológico** participa en el sistema endocrino: células como los macrófagos y los linfocitos liberan citoquinas que actúan como mensajeros hormonales en todo el organismo.

El efecto cóctel: cómo los tóxicos alteran tus hormonas

El término *endocrino* proviene del griego *endo*, que significa 'dentro', y *crino*, 'secreción'. Hace referencia al proceso por el cual ciertas glándulas liberan hormonas directamente al torrente sanguíneo en respuesta a estímulos específicos. Estas hormonas actúan como **mensajeros químicos**, viajando hasta encontrar sus células diana, que cuentan con receptores específicos, como cerraduras que solo pueden ser abiertas por la hormona adecuada. Al unirse, desencadenan reacciones dentro de la célula que modifican su actividad o funcionamiento.

Aunque este sistema es eficiente, existen sustancias conocidas como *disruptores endocrinos* que pueden alterar este equilibrio. Estos compuestos externos imitan, bloquean o interfieren con las hormonas naturales, afectando a funciones esenciales como el metabolismo, la reproducción, el desarrollo, el sueño o el estado de ánimo.

Entre los principales **disruptores endocrinos se encuentran:**

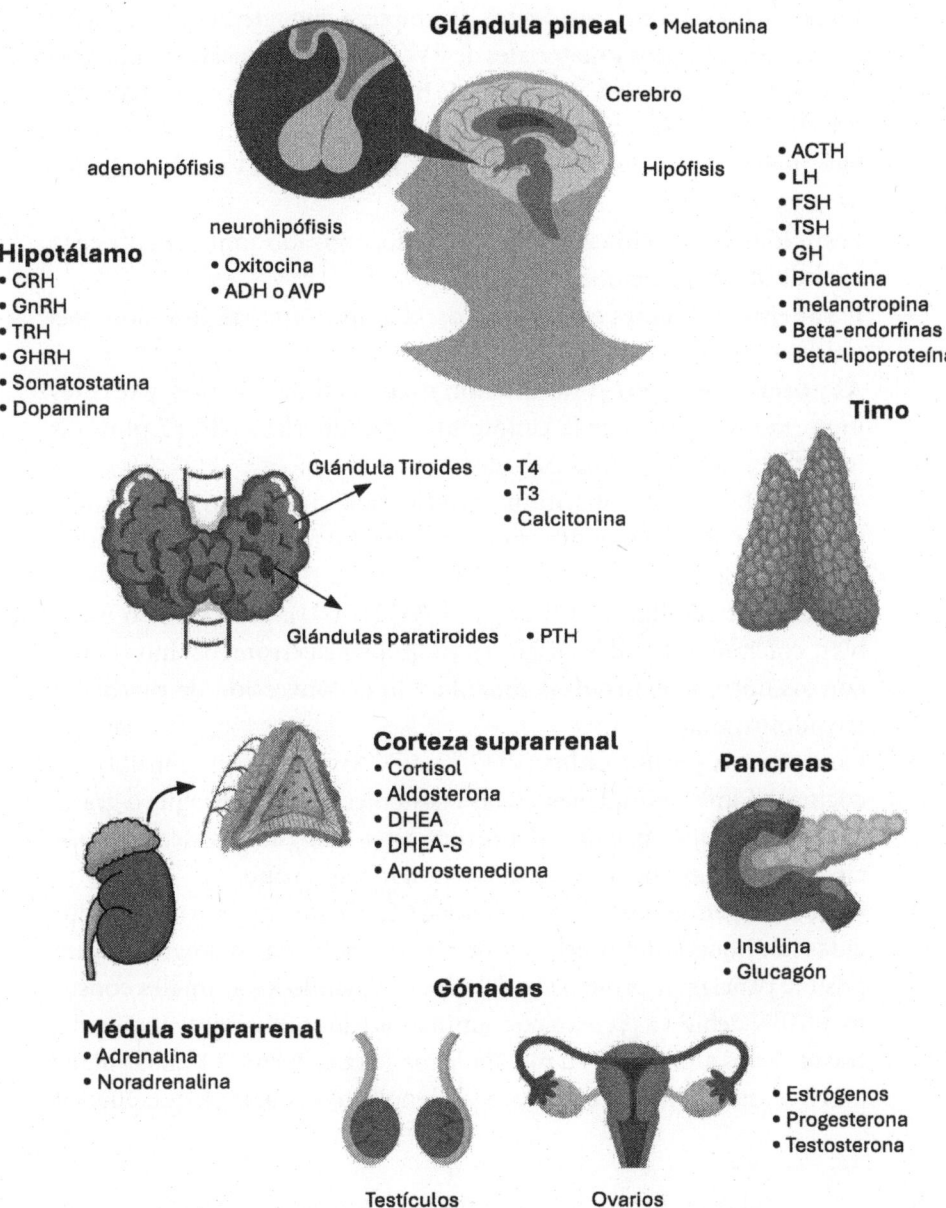

Glándula pineal • Melatonina

Cerebro

adenohipófisis

Hipófisis

• ACTH
• LH
• FSH
• TSH
• GH
• Prolactina
• melanotropina
• Beta-endorfinas
• Beta-lipoproteínas

neurohipófisis

Hipotálamo
• CRH
• GnRH
• TRH
• GHRH
• Somatostatina
• Dopamina

• Oxitocina
• ADH o AVP

Timo

Glándula Tiroides
• T4
• T3
• Calcitonina

Glándulas paratiroides • PTH

Corteza suprarrenal
• Cortisol
• Aldosterona
• DHEA
• DHEA-S
• Androstenediona

Pancreas

• Insulina
• Glucagón

Gónadas

Médula suprarrenal
• Adrenalina
• Noradrenalina

• Estrógenos
• Progesterona
• Testosterona

Testículos

Ovarios

Ilustración 4.1. Sistema endocrino: glándulas y hormonas clave.
Fuente: elaboración propia.

▷ **Ftalatos:** presentes en productos de limpieza, juguetes, envases plásticos, cables eléctricos y materiales de PVC. También se usan en cubiertas de vinilo para muebles,[70] cortinas de baño, ropa deportiva y calzado.[71]

▷ **Bisfenol A:** común en *tickets* de compra, botellas de plástico reutilizables, túpers de plástico, envases de alimentos y bebidas y recubrimientos de latas.

▷ **Pesticidas y herbicidas:** como el glifosato, utilizado ampliamente en la agricultura convencional.

▷ **Parabenos:** presentes en cosméticos, champús, cremas, desodorantes y alimentos procesados.

▷ **Alquifenoles:** como el nonilfenol, usados en detergentes y textiles importados de fuera de la Unión Europea, tuberías de PVC, pinturas impermeables y espumas aislantes.

También existen **disruptores indirectos**, que afectan al metabolismo hormonal sin actuar directamente sobre los receptores hormonales. Por ejemplo:

▷ **Retardantes de llama** (PBDE, TBBPA, HBCD): presentes en muebles, colchones, textiles, aislantes y equipos electrónicos, interfieren con las hormonas tiroideas dificultando la conversión de tiroxina a triyodotironina.

▷ **Compuestos perfluorados** (PFOA y PFOS): usados en utensilios de cocina, alfombras, muebles y telas resistentes a manchas, agua o grasa, como ropa impermeable o deportiva, estos compuestos afectan principalmente a las hormonas sexuales y al metabolismo.

▷ **Micoestrógenos:** como la zearalenona (ZEN), son micotoxinas producidas por hongos del género *Fusarium*, con actividad estrogénica y un posible papel en la progresión del cáncer. Cuando los animales consumen ZEN debido a piensos contaminados y los humanos la ingieren a través de los alimentos, su metabolismo la transforma en metabolitos aún más estrogénicos, como α-zearalenol y α-zearalanol, que pueden

· · · · · · · · · · · · · ·

70. Hay certificados que garantizan la seguridad frente a químicos tóxicos en muebles: GREENGUARD y GREENGUARD Gold y FSC (*Forest Stewardship Council*), CertiPUR-US®, Ecolabel Europea, Nordic Swan Ecolabel, UL Environment, Cradle to Cradle Certified® y MADE SAFE.

71. Los certificados que garantizan textiles libres de ftalatos y otros químicos tóxicos son los siguientes: OEKO-TEX® Standard 100, Global Organic Textile Standard (GOTS), Bluesign®, EU Ecolabel y ZDHC (*Zero Discharge of Hazardous Chemicals*).

tener una actividad hormonal más potente que la toxina original. La ZEN se encuentra principalmente en los cereales, sobre todo en el maíz, el trigo, la cebada, el sorgo y el centeno, así como en aceites de cacahuete y de sésamo. Su presencia se ve favorecida por un almacenamiento inadecuado, especialmente en condiciones de humedad y temperaturas cálidas, así como por cultivos mal secados o transportados en condiciones húmedas, lo que facilita el crecimiento de *Fusarium*. Entre 2005 y 2010, un análisis de 9.877 muestras de alimentos de 19 países europeos, incluido España, encontró las concentraciones más altas de ZEN en el salvado de trigo, el maíz y sus derivados.

▷ **Metales pesados:** como el mercurio, el plomo, el cadmio y el arsénico, que interfieren en el sistema hormonal, alterando las señales químicas del cuerpo y afectando a múltiples sistemas, como el reproductivo, el inmunológico y el neurológico. Estos metales, presentes en el medio ambiente debido a la contaminación industrial, los combustibles fósiles y los pesticidas, generan diferentes impactos:

- **Mercurio:** se acumula en los tejidos grasos y puede alterar las hormonas sexuales.
- **Plomo:** afecta al sistema nervioso y los receptores de calcio, esenciales para muchas funciones hormonales.
- **Arsénico:** interfiere en el metabolismo de las hormonas tiroideas y afecta a la capacidad del cuerpo para procesar el azúcar, contribuyendo al desarrollo de resistencia a la insulina.

Ahora bien, aunque vivir rodeados de tóxicos pueda sonar abrumador, no estamos expuestos a estas sustancias de forma aislada. Su impacto depende de algo conocido como el *efecto cóctel*, que explica cómo los diferentes compuestos químicos interactúan entre sí dentro de nuestro organismo. Es como llenar un vaso con pequeñas cantidades de distintos líquidos: cada sustancia, por sí sola, puede parecer inofensiva, pero cuando el vaso se desborda, su combinación puede ser perjudicial. Esto significa que incluso pequeñas dosis de distintos químicos pueden acumularse y tener un impacto significativo en nuestra salud.

La buena noticia es que nuestro cuerpo está diseñado para afrontar estos desafíos. Su capacidad para hacerlo depende de varios factores: una alimentación equilibrada, un descanso reparador, la genética, el ejercicio físico, el estado de la microbiota intestinal y, sobre todo, la salud del hígado, que juega un papel clave en la eliminación de toxinas.

Aunque no se clasifica formalmente como un órgano endocrino, el **hígado** desempeña un papel fundamental en el equilibrio hormonal. Es el encargado de metabolizar y eliminar tanto toxinas como hormonas (más adelante entraremos en detalle sobre esto), actuando como el filtro principal del cuerpo. Además, regula funciones clave como el equilibrio de glucosa en la sangre, gracias a factores como el IGF-1.

El lenguaje secreto de tus hormonas

Después de comprender la influencia del hígado en el equilibrio hormonal, volvamos a las protagonistas invisibles: las **hormonas**. Estas moléculas son las que lo regulan todo, desde tu energía diaria hasta cómo respondes al estrés o te adaptas a los cambios del entorno. Sin embargo, no todas las hormonas funcionan igual. Existen distintos tipos, cada uno con su propia estrategia para realizar sus funciones:

▷ **Hormonas esteroides:** son como mensajeros vips que pueden entrar directamente en la oficina (la célula) sin pasar por recepción. Una vez dentro, van al archivo central (el ADN) para cambiar las instrucciones que necesita la célula. Son dos ejemplos las hormonas sexuales y el cortisol.

▷ **Derivados de aminoácidos:** estas hormonas son como técnicos especializados que ajustan funciones específicas del cuerpo. Por ejemplo, las hormonas tiroideas regulan el metabolismo, mientras que las de la médula suprarrenal, como la adrenalina, preparan al cuerpo para situaciones de emergencia. Aunque pueden interactuar con el ADN, lo hacen de forma distinta a las hormonas esteroides.

▷ **Hormonas polipeptídicas y proteicas:** estas son más prácticas y no entran en la célula. Se quedan en la puerta (la superficie celular) y envían señales para que la célula actúe. Por ejemplo, la insulina indica a las células que usen el azúcar de la sangre como energía, mientras que la hormona del crecimiento favorece el desarrollo de tejidos y músculos.

Pero las hormonas no solo dependen de su tipo o función, sino también del momento en el que se liberan. Aquí es donde los ritmos circadianos juegan un papel clave: estos ciclos biológicos de aproximadamente 24 horas no solo regulan el sueño o la energía, sino que también marcan el compás para la liberación hormonal.

El impacto del tiempo en tu salud

El cuerpo humano sigue un reloj interno que organiza su funcionamiento en ciclos de 24 horas, llamados *ritmos circadianos*. Estos ritmos controlan procesos esenciales como el metabolismo, la producción hormonal, las defensas inmunitarias, la actividad mitocondrial y la energía celular. En el centro de este sistema se encuentra el **NSQ**, una pequeña región del hipotálamo conocida como el *reloj maestro*. Este reloj coordina los relojes de órganos como el hígado, el páncreas, los músculos y los intestinos, asegurando que todo funcione de manera sincronizada.

El NSQ ajusta este reloj interno gracias a las **señales de luz** que recibe desde la retina. Cuando la luz llega a nuestros ojos, se convierte en impulsos eléctricos que envían la información al cerebro. Pero la luz no es el único sincronizador de nuestro reloj biológico; factores como la temperatura corporal, los horarios de comida y el ejercicio físico también juegan un papel importante. Estos elementos, llamados *zeitgebers* o *sincronizadores*, alinean nuestro reloj interno con el entorno. Como se muestra en la **ilustración 4.2.**, en la página siguiente, producción de hormonas y otras funciones fisiológicas siguen un ritmo circadiano preciso, regulando desde la temperatura corporal hasta la secreción de cortisol, melatonina y otras moléculas clave en diferentes momentos del día.

Sin embargo, los **ritmos circadianos** son sensibles tanto a nuestra genética como a nuestro estilo de vida. Si carecemos de luz solar u otras señales externas, estos ciclos pueden desajustarse y alargarse más allá de 24 horas. Hábitos como trabajar de noche, exponernos a demasiada luz artificial o comer a deshoras alteran este delicado equilibrio. Y cuando esto ocurre, el cuerpo lo nota: no solo nuestro metabolismo se descontrola, sino que también nuestras defensas inmunitarias se debilitan. Esto no solo nos hace más vulnerables a infecciones y enfermedades autoinmunes, sino que también permite que ciertos patógenos, como se observó durante la pandemia de COVID-19, aprovechen estos desajustes para replicarse más rápidamente. Además, esta desincronización afecta a funciones clave como el movimiento intestinal y la capacidad del sistema inmunointestinal para protegernos de agentes externos y mantener el equilibrio de la microbiota.

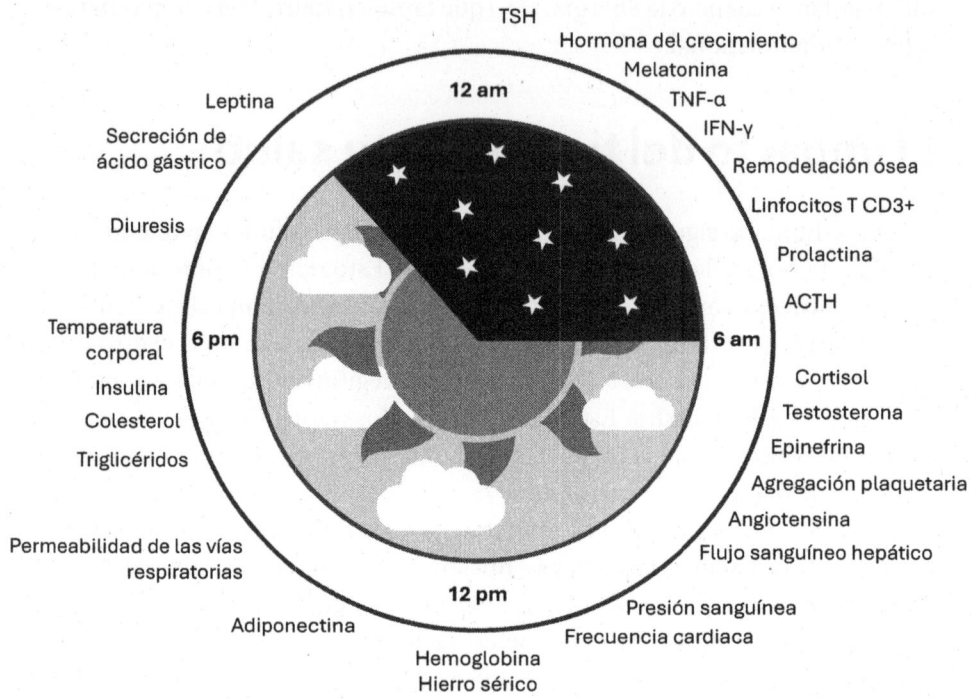

Ilustración 4.2. Ritmos circadianos: hormonas y funciones corporales en 24 horas. Fuente: elaboración propia a partir de https://link.springer.com/article/10.1007/s10928-021-09751-2

Este desorden puede tener consecuencias graves a largo plazo. Los desajustes circadianos aumentan el riesgo de diabetes tipo 2, obesidad, enfermedades cardiovasculares y trastornos neurodegenerativos como el alzhéimer. Además, están vinculados a problemas emocionales y mentales como la depresión, el párkinson o el insomnio. Las personas con horarios nocturnos o irregulares son especialmente vulnerables, enfrentándose a un mayor riesgo de trastornos psiquiátricos y otras condiciones crónicas.

Algunas personas son más sensibles a las alteraciones de sus ritmos circadianos debido a factores ambientales o de salud. Por ejemplo, en las regiones polares, donde los ciclos de luz y oscuridad son débiles y las temperaturas extremas predominan, el cuerpo tiene dificultades para mantener su reloj biológico en sintonía, lo que puede repercutir significativamente en la salud. En el caso de las personas ciegas, la falta de percepción de luz desajusta su ciclo sueño-vigilia, impidiendo que se alinee con el ritmo natural de 24 horas.

Los ritmos circadianos evolucionan a lo largo de la vida, adaptándose a las diferentes etapas. Durante la infancia, estos ritmos aún no están completamente establecidos, lo que explica los ciclos repetidos de sueño-vigilia en un mismo día. Alrededor del primer año de vida, comienzan a consolidarse gracias al aumento de la producción de **melatonina**, la hormona clave para regular el sueño. Sin embargo, un bebé recién nacido no produce melatonina hasta los tres meses de edad, lo que marca un momento importante en la maduración de su reloj interno. En la adolescencia, es común desarrollar un **cronotipo tardío**, que lleva a acostarse y despertarse más tarde debido a un retraso en la secreción de melatonina. En la edad adulta, los ritmos circadianos tienden a estabilizarse, aunque la duración del sueño puede ir disminuyendo con los años, afectando en algunos casos a su calidad. Con la vejez, los ritmos circadianos pierden fuerza y amplitud, lo que impacta en la calidad del sueño y en funciones como la temperatura corporal y la secreción de cortisol y melatonina, influyendo en el bienestar general.

Durante el **embarazo**, los ritmos circadianos de la madre son esenciales para el desarrollo del feto. La melatonina materna, que atraviesa la placenta, actúa como una señal clave para sincronizar el reloj interno del bebé. Sin embargo, alteraciones en los ritmos maternos, como las causadas por el trabajo nocturno o la exposición a la luz artificial, pueden aumentar el riesgo de complicaciones graves, como parto prematuro, bajo peso al nacer o incluso aborto espontáneo. Además, estos desajustes no solo impactan en el feto, sino también en la madre, afectando a su sistema inmunológico, su estado de ánimo y sus ciclos de sueño. Incluso pueden dejar una huella biológica que podría transmitirse a las generaciones futuras.

La melatonina, además de ser indispensable en la regulación del sueño, juega un papel crucial en el equilibrio hormonal. Tiene **propiedades antiestrogénicas** que moderan cómo el estrógeno actúa sobre sus receptores, reduciendo su efecto total. También regula la actividad de enzimas como la aromatasa, responsable de la producción local de estrógenos en los tejidos, disminuyendo su síntesis. Por tanto, mantener unos niveles adecuados de melatonina mediante buenos hábitos cronobiológicos no solo contribuye a detoxificar el exceso de estrógenos, sino que también favorece la producción y el equilibrio de la progesterona, promoviendo una salud hormonal integral.

¿Sabías que cada tejido y órgano de tu cuerpo tiene su propio reloj interno? Estos relojes periféricos, como el del **hígado**, operan en ciclos de 24 horas, pero dependen del reloj maestro del NSQ para mantenerse sincronizados. ¿Por qué esto es tan importante? Porque el hígado no solo desintoxica el organismo y metaboliza medicamentos, sino que también regula las defensas inmunitarias, todo ello siguiendo las instrucciones de su reloj circadiano.

Cuando el reloj del hígado pierde el ritmo, todo empieza a desajustarse. Enzimas clave como las del citocromo P450, que procesan medicamentos, y proteínas como la REV-ERBα,[72] responsable del equilibrio metabólico, dejan de funcionar correctamente. Incluso los macrófagos del hígado, encargados de controlar la inflamación, se ven afectados, lo que puede desencadenar condiciones como el hígado graso, cada vez más prevalente.

El **tracto gastrointestinal** también desempeña un papel fundamental en el sistema circadiano. Además de encargarse de la digestión y absorción de nutrientes, regula la inflamación, protege las barreras intestinales y actúa como el mayor órgano endocrino del cuerpo, produciendo hormonas como el GLP-1, la secretina, la gastrina y la neurotensina, todas ellas siguiendo ritmos circadianos.

El **microbioma intestinal**, compuesto por billones de bacterias, también sigue un ritmo circadiano que afecta tanto a la digestión como a la salud del epitelio intestinal. Los cambios en los horarios de comida o sueño pueden desajustar este equilibrio, favoreciendo problemas como el síndrome metabólico o enfermedades inflamatorias.

La **leptina**, una hormona clave para regular el apetito, también está sujeta a estos ritmos. Su pico nocturno ayuda a reducir el hambre y favorece un descanso reparador. Sin embargo, comer en horarios inusuales puede interrumpir esta señalización, disminuyendo la secreción nocturna de leptina, desregulando el apetito y fomentando el almacenamiento de grasa.

Los ritmos circadianos no son iguales en hombres y mujeres. Las mujeres suelen tener un ciclo ligeramente más corto (24,1 horas frente a 24,2 en los hombres), lo que adelanta sus ritmos biológicos. Esto influye en cómo reaccionan a situaciones de **desincronización circadiana**, como el trabajo nocturno. En las mujeres, la secreción rítmica de leptina disminuye,

· · · · · · · · · · · · · ·

72. REV-ERBα es una proteína relacionada con los receptores de hormonas nucleares, codificada en la hebra opuesta del gen del receptor de la hormona tiroidea alfa (TRα).

afectando al control del apetito y al metabolismo energético. Por el contrario, en los hombres, la desincronización aumenta los niveles de leptina, con efectos opuestos. Incluso el metabolismo energético responde de forma diferente: durante estos desajustes, las mujeres tienden a utilizar más grasas y menos carbohidratos como fuente de energía, algo que no ocurre en los hombres.

Además, cada persona tiene su propio **cronotipo**, que actúa como un reloj personal. Las personas matutinas suelen ser más activas y productivas por la mañana, con hábitos generalmente más saludables, mientras que las personas vespertinas, más alertas en la tarde o noche, tienen un mayor riesgo de obesidad, diabetes tipo 2 y enfermedades cardiovasculares, influido en parte por sus hábitos alimenticios.

Como ya hemos visto, la **hora en la que comemos** tiene un impacto directo en nuestro metabolismo. Comer durante el día resulta mucho más eficiente: el cuerpo digiere mejor, absorbe los nutrientes de manera óptima y regula las hormonas encargadas de mantener el equilibrio energético. En cambio, cenar tarde o picar por la noche desajusta este equilibrio, afectando negativamente al funcionamiento del organismo. Es como intentar usar un reloj que está atrasado: nada funciona como debería.

Nuestra genética también juega un papel importante en este sistema. Genes como el *CLOCK* o el *MTNR1B* influyen en cómo manejamos el azúcar en sangre y en nuestros hábitos, como comer tarde o saltarnos comidas. Estas variantes genéticas pueden dificultar la pérdida de peso o aumentar el riesgo de problemas metabólicos, especialmente en personas con un cronotipo vespertino.

Incluso los **micro-ARN**, pequeñas moléculas que regulan la expresión de los genes, siguen ritmos circadianos. Cuando este sistema se desajusta, como ocurre en personas con obesidad, puede alterar la manera en que metabolizamos las grasas y nutrientes, perpetuando los desequilibrios metabólicos.

Adaptar nuestros hábitos de alimentación, sueño y exposición a la luz a los ritmos naturales del cuerpo no solo optimiza el metabolismo y mejora el descanso, sino que también protege la salud reproductiva y previene enfermedades. Respetar estos ciclos internos es clave para cuidar nuestra salud integral. Al final del capítulo, encontrarás consejos prácticos para lograrlo.

Los tres ejes del equilibrio hormonal: uniendo los sistemas nervioso y endocrino

El sistema endocrino es como un equipo perfectamente coordinado. En el centro de todo está el hipotálamo, una pequeña pero poderosa región del cerebro que actúa como el jefe que da las órdenes. Este envía hormonas liberadoras a la glándula pituitaria o hipófisis, que funciona como la encargada de repartir esas instrucciones hormonales. La pituitaria, a su vez, produce hormonas que viajan a otras glándulas, como las suprarrenales o la tiroides, para que produzcan las hormonas finales que actúan sobre los órganos objetivo.

Para evitar que el sistema se descontrole, existe un mecanismo de **retroalimentación** negativa que funciona como un termostato interno. Cuando las hormonas de una glándula alcanzan el nivel adecuado, envían una señal de *stop* al hipotálamo y a la pituitaria, deteniendo la producción. Este proceso, representado en la página siguiente en la **ilustración 4.3.**, asegura que el cuerpo se mantenga en equilibrio, evitando excesos o carencias hormonales.

El sistema endocrino no trabaja solo: está en constante colaboración con el sistema nervioso, formando un equipo sincronizado que asegura el equilibrio del cuerpo. Esta interacción se organiza a través de tres grandes ejes de comunicación, que actúan como líneas directas entre el cerebro y las glándulas:

▷ **Eje HPA (hipotalámico-pituitario-adrenal):** gestiona la respuesta al estrés y regula la producción de cortisol, conocido como la *hormona del estrés.*

▷ **Eje hipotalámico-pituitaria-tiroides:** controla el metabolismo energético a través de las hormonas tiroideas, que afectan a todo, desde la energía hasta la temperatura corporal.

▷ **Eje hipotalámico-pituitaria-gónadas:** regula las hormonas sexuales y todo lo relacionado con la función reproductiva.

Estos ejes aseguran una comunicación precisa entre el cerebro y las glándulas, permitiendo que las hormonas se ajusten a las necesidades del momento y mantengan el cuerpo funcionando en perfecta sintonía.

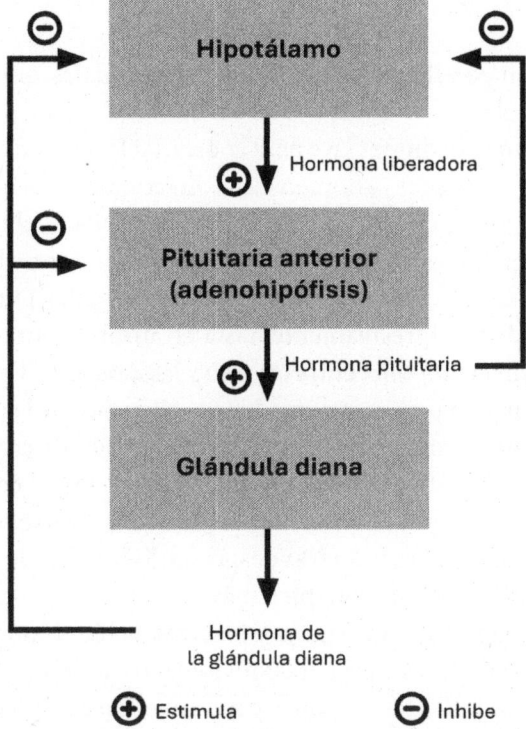

Ilustración 4.3. Cómo el cerebro regula la producción hormonal.
Fuente: elaboración propia.

Eje hipotalámico-pituitario-adrenal: el sistema maestro del estrés

El eje HPA es uno de los sistemas fundamentales que el cuerpo utiliza para mantener su equilibrio interno, u **homeostasis**, especialmente frente al estrés. Su principal función es coordinar la respuesta a estímulos externos, como un evento estresante, o internos, como el ciclo sueño-vigilia. También juega un papel importante en la regulación del sistema inmunológico.

En el corazón de este sistema se encuentra el **hipotálamo**, el centro de control del cerebro. Ante una situación que el cuerpo percibe como estresante, esta región cerebral activa la liberación de dos hormonas clave: la hormona liberadora de corticotropina y la arginina vasopresina. Estas hormonas viajan hasta la hipófisis anterior, donde activan la producción de otra hormona, la adrenocorticotrópica (ACTH). Desde allí, la ACTH entra en el torrente sanguíneo y llega a las glándulas suprarrenales, que responden produciendo cortisol.

El **cortisol** es una hormona clave para coordinar las respuestas del cuerpo frente al estrés y mantener la homeostasis. En condiciones normales, su liberación sigue un ritmo circadiano, regulado por el NSQ del hipotálamo. Este ritmo asegura que el cortisol alcance su punto más alto entre las 7:00 y las 10:00 a. m., favoreciendo la alerta mental y el estado de vigilia. Durante el día, sus niveles descienden progresivamente hasta alcanzar su punto más bajo, conocido como *nadir circadiano*, entre las 2:00 y las 4:00 a. m. Este descenso nocturno es esencial para procesos como la consolidación de la memoria, la prevención de la resistencia a la insulina y la recuperación física y cognitiva.

Una de las características más interesantes del ciclo del cortisol es su **respuesta al despertar** (ACR, por sus siglas en inglés *Awakening Cortisol Response*). Durante la primera hora tras despertar, los niveles de cortisol aumentan rápidamente, alcanzando su pico máximo a los 30-45 minutos. Este incremento, que puede ser de entre un 50 y un 160%, actúa como una especie de arranque hormonal que nos prepara para los retos del día.

Sin embargo, no todas las personas experimentan este pico de la misma forma. Factores como la duración del sueño, la hora de despertar y la luz matutina influyen considerablemente. Por ejemplo, quienes duermen menos o se despiertan más temprano tienden a mostrar un aumento ligeramente mayor en el cortisol al despertar. Además, la exposición a luz brillante (mínimo: 800 lux) o a un amanecer simulado intensifica esta respuesta. Incluso el contexto emocional y laboral juega un papel: en los días laborales, el estrés anticipatorio del día eleva la ACR, mientras que los fines de semana suelen mostrar niveles más bajos.

La **edad** y el **género** también desempeñan un papel importante. Las mujeres premenopáusicas suelen mantener niveles más elevados de cortisol durante los 30, 45 y 60 minutos posteriores al despertar, mientras que aquellas que usan anticonceptivos orales presentan una ACR más atenuada. En las personas mayores, aunque los niveles iniciales al despertar pueden ser más altos, la respuesta general tiende a ser menos pronunciada. Curiosamente, en las mujeres, el periodo ovulatorio puede retrasar el pico de cortisol, desplazándolo de los 30 a los 45 minutos tras despertar.

La flexibilidad de un eje HPA saludable permite que la ACR se ajuste a distintos factores, como la luz ambiental matutina, los horarios de despertar temprano, la anticipación de desafíos o carga laboral, las experiencias negativas del día anterior o los cambios hormonales (por ejemplo, las etapas del ciclo menstrual en las mujeres).

Por otro lado, una **ACR atenuada** puede estar relacionada con el envejecimiento, el estrés crónico o problemas de salud como la baja densidad ósea. En cambio, una **ACR elevada** puede reflejar anticipación de un día difícil, sensación de soledad o falta de reconocimiento social.

En definitiva, la ACR no solo refleja el estado del eje HPA, sino que actúa como un sistema de ajuste para potenciar la alerta, la energía y la capacidad de adaptación. Mantener esta respuesta en equilibrio es esencial para empezar el día con la resiliencia necesaria frente a los desafíos cotidianos.

Pero el cortisol no solo sigue un ritmo circadiano. También se libera en **pulsos intermitentes**, conocidos como *patrón pulsátil* o *ultradiano*, con descargas cada 60-90 minutos. Este patrón, regulado por la ACTH, funciona de manera independiente al reloj biológico central y permite que el cortisol responda rápidamente a cambios inesperados en el entorno. La sincronización entre los ritmos circadiano y pulsátil es clave para funciones esenciales como el metabolismo, la memoria y la gestión emocional. Respetar estos ritmos puede mejorar la memoria, reducir la tendencia a interpretar estímulos de forma negativa y favorecer una mejor regulación emocional. Esto refuerza la importancia del momento y la forma en que se libera el cortisol para mantener el equilibrio físico, cognitivo y emocional.

¿Sabías que el momento en que tomas café puede marcar la diferencia en cómo afecta a tu cuerpo? La cafeína eleva los niveles de cortisol, lo que puede ser útil para mantenerte alerta, pero si lo consumes en el momento equivocado, puede interferir en tu ritmo hormonal natural. Por eso, elegir bien cuándo tomarlo es clave.

- ▶ **Por la mañana:** la mejor hora para tomar café es entre 1,5 y 2 horas después de despertar, cuando los niveles de cortisol ya han comenzado a descender de forma natural. En este intervalo, el café potencia la alerta sin sobreestimular el sistema.
- ▶ **A primera hora de la tarde (13:00-15:00):** en este momento, el cortisol alcanza un nivel bajo natural, y el café puede darte el empuje necesario para continuar el día.

Por otro lado, es importante evitar el café después de las 16:00-17:00, ya que podría interferir en el descenso nocturno del cortisol y afectar a tu sueño. Aunque el hígado es capaz de metabolizar el 50% de la cafeína en un plazo de 3-7 horas (lo que se conoce como su *vida media*), la eliminación completa puede tardar entre 15 y 35 horas. Este tiempo depende de factores individuales como polimorfismos genéticos en las enzimas de detoxificación hepática (CYP1A2, COMT, MTHFR y NAT), la edad, la dieta y tu estilo de vida.

Por eso, ajustar el consumo de cafeína tanto a tu ritmo circadiano como a las características de tu organismo es clave para aprovechar sus beneficios sin comprometer tu equilibrio hormonal.

El **reloj biológico central**, ubicado en el NSQ, coordina sus funciones con los relojes autónomos de las glándulas suprarrenales para sincronizar los ritmos circadianos del cortisol con procesos fundamentales como el sueño, el metabolismo y la liberación hormonal. Sin embargo, cuando esta sincronización se rompe debido a **hábitos poco saludables**, el cuerpo puede sufrir consecuencias que afectan al metabolismo, a la inmunidad e incluso al estado emocional.

Con el paso de los años, la regulación del eje HPA enfrenta nuevos desafíos. El **envejecimiento** trae consigo cambios en los patrones de cortisol: un aumento durante la noche, un pico matutino más temprano y una menor variación circadiana. Además, la capacidad del cuerpo para regular este eje mediante retroalimentación negativa se ve reducida, lo que contribuye al desarrollo de problemas como la resistencia a la insulina, la pérdida de masa muscular y déficits neurocognitivos.

Por otro lado, la melatonina, conocida como la *hormona del sueño*, mantiene un delicado equilibrio con el cortisol para regular el ciclo sueño-vigilia. Durante la noche, los niveles de melatonina aumentan en respuesta a la oscuridad, promoviendo el descanso y la regeneración del cuerpo, mientras el cortisol alcanza su punto más bajo, facilitando la recuperación. A medida que se acerca el amanecer, los niveles de cortisol se elevan gradualmente, preparando al organismo para el despertar y las actividades del día.

Y aquí estoy yo, escribiendo estas líneas a las 4:30 de la madrugada, después de despertarme mucho antes de lo habitual, incapaz de volver a dormir. ¿El motivo? La proximidad de la entrega de este manuscrito a la editorial. Los nervios y la anticipación han tomado las riendas. Mi mente no deja de preguntarse: «¿Este libro realmente conectará con las personas? ¿Será útil para quienes lo lean?». Este torbellino de pensamientos acelera mi mente, interrumpe mi sueño y hace que despierte antes de tiempo, evitando que mi descanso sea tan reparador como debería.

Seguro que alguna vez te has sentido así. Quizá antes de un examen, una presentación importante o un gran cambio en tu vida. Esa sensación de alerta, aunque no la busquemos, es completamente humana. Es el cuerpo reaccionando a lo que percibe como un desafío, un intento de prepararte para lo que viene. Aunque incómodo, forma parte de nuestra naturaleza adaptativa.

Sin embargo, si este estado de alerta se prolonga, el **estrés crónico** puede desestabilizar el delicado equilibrio hormonal del cuerpo. La exposición constante al estrés eleva los niveles de cortisol y catecolaminas —como adrenalina, noradrenalina y dopamina—, lo que altera el ritmo circadiano, afecta al sueño y dificulta la recuperación física y mental. Además, esta sobrecarga desensibiliza los adrenorreceptores, reduciendo la eficacia del cuerpo para responder al estrés y llevando a un agotamiento profundo, tanto físico como mental.

La **desregulación del eje HPA** y del sistema nervioso simpático tiene consecuencias graves, especialmente en el metabolismo. Factores como el estrés crónico, la falta de sueño, el desalineamiento circadiano o los horarios irregulares —como los turnos rotativos o el *jet lag*— agravan aún más esta situación. Estos desajustes elevan los niveles de cortisol por la tarde y la noche, interrumpiendo su descenso natural y afectando a procesos clave como la regulación del azúcar en la sangre, la sensibilidad a la insulina y el equilibrio energético. A largo plazo, esto aumenta el riesgo de síndrome metabólico, enfermedades cardiovasculares y deterioro cognitivo.

Piénsalo: ¿te cuesta levantarte por la mañana? Quizá notes que tu ritmo cardíaco es inestable, que tu mente va a mil por hora, pero al mismo tiempo te falta fuerza física o estabilidad emocional. Estos síntomas podrían indicar un desequilibrio entre tu sistema nervioso simpático y tus adrenorreceptores.

Sentirse constantemente cansado, sin energía o incapaz de recuperarse incluso después de descansar puede ser un signo de fatiga crónica, estrechamente relacionada con la desregulación del eje HPA. En este estado, el cuerpo gasta más energía de la que recupera, cayendo en un agotamiento metabólico.

Reflexiona: ¿estás respetando los ritmos naturales de tu cuerpo? Cuidar tus horarios, priorizar el descanso y aprender a manejar el estrés no son simples consejos: son herramientas esenciales para proteger tu **bienestar físico y emocional**.

Tu cuerpo tiene su propio ritmo. Escúchalo.

El estrés crónico más allá de la mente

El estrés no es solo esa sensación de ansiedad o sobrecarga que sentimos en momentos difíciles; detrás de él hay procesos neuroendocrinos, inmunológicos y emocionales que afectan profundamente a nuestra salud. Según datos de la Unión Europea, el estrés relacionado con el trabajo es el segundo problema laboral más común, solo superado por los trastornos musculoesqueléticos. Esto evidencia el impacto significativo que tiene en nuestra vida diaria.

Sin embargo, no todos vivimos el estrés de la misma manera. Cada persona lo experimenta de forma única, y esto no es casualidad: nuestra genética influye en cómo enfrentamos los desafíos. Por ejemplo, ciertos polimorfismos relacionados con el metabolismo pueden hacer que algunos seamos más resilientes y que otros sean más vulnerables, algo que exploraremos con mayor detalle en este capítulo.

Pero el efecto del estrés no se limita a quien lo experimenta. La **epigenética** ha demostrado que las experiencias traumáticas o el estrés intenso pueden dejar marcas en nuestros genes, alterando su expresión sin modificar la secuencia de ADN. Estas huellas pueden transmitirse a las generaciones futuras, ayudando en algunos casos a adaptarse mejor a los entornos adversos, pero también incrementando la susceptibilidad a tener problemas de salud.

Por eso, aprender a manejar el estrés no solo es esencial para nuestro bienestar, sino también para proteger a las generaciones venideras. Un estudio publicado en 2014 ilustra este fenómeno al analizar cómo los traumas vividos por los supervivientes del Holocausto dejaron huellas biológicas en sus hijos. Los investigadores centraron su análisis en la enzima 11b-hidroxiesteroide deshidrogenasa tipo 2, que regula los niveles de cortisol, al transformarla en su forma inactiva, la cortisona. En los hijos de los supervivientes, especialmente aquellos cuyas madres eran niñas durante el Holocausto, se observó una mayor actividad de esta enzima, acompañada de niveles más bajos de cortisol. Esto sugiere que sus cuerpos eliminaban el cortisol más rápido de lo normal, probablemente como un mecanismo protector frente a sus efectos dañinos. Por el contrario, los supervivientes mostraban una actividad reducida de la enzima 11b-hidroxiesteroide deshidrogenasa tipo 2, una posible adaptación que les permitió conservar glucosa y sodio en un entorno de escasez extrema.

Estas diferencias generacionales podrían explicarse por el impacto del trauma durante el embarazo. Cuando una madre traumatizada tiene niveles bajos de cortisol, esto puede influir en el desarrollo del sistema de respuesta al estrés del feto, conocido como el *eje HPA*, programándolo para ser menos activo. Este ajuste puede proteger a los hijos de los efectos perjudiciales del exceso de cortisol, como inflamación crónica o daño tisular, aunque también podría limitar su capacidad para responder eficazmente a situaciones estresantes.

Este estudio es un claro ejemplo de que los traumas de una generación pueden dejar **huellas biológicas** en las siguientes, moldeando su capacidad para manejar el estrés y su resiliencia.

Como hemos visto en el primer capítulo, nuestras relaciones también juegan un papel fundamental en cómo gestionamos el estrés, especialmente en las primeras etapas de la vida. Las respuestas emocionales de quienes nos cuidan moldean nuestra capacidad para regular nuestras emociones. Las relaciones sensibles y reconfortantes nos enseñan a manejar el estrés de forma saludable, mientras que las interacciones difíciles o indiferentes pueden aumentar la vulnerabilidad a problemas como la ansiedad y la depresión.

La conexión entre las emociones y la salud física no se limita a lo psicológico; también tiene un impacto directo en el cuerpo. Un ejemplo llamativo es el síndrome del corazón roto o miocardiopatía de *tako-tsubo*, un trastorno que refleja que los eventos traumáticos, como la pérdida de un ser querido, pueden desencadenar una liberación masiva de adrenalina capaz de debilitar temporalmente el músculo cardíaco.

El impacto del estrés en nuestra salud no es algo nuevo. Ya en 1936 el Dr. Hans Selye revolucionó la forma en que lo entendemos al identificar el **síndrome general de adaptación**, una respuesta universal del cuerpo ante el estrés que se desarrolla en tres fases:

▷ **Fase de alerta:** el cuerpo reacciona al desafío activando las glándulas suprarrenales para producir cortisol. En esta etapa inicial, el sistema inmunológico puede debilitarse, y aparecen efectos físicos como úlceras gástricas.

▷ **Fase de resistencia:** si el estrés se prolonga, el cuerpo busca adaptarse. Las funciones vitales se estabilizan, pero esto conlleva un coste elevado: las glándulas suprarrenales y la tiroides trabajan con más intensidad, mientras que las gónadas reducen su actividad, desviando recursos que normalmente estarían destinados a la reproducción.

▷ **Fase de agotamiento:** cuando el estrés persiste, el cuerpo colapsa. El estrés crónico puede dar lugar a enfermedades graves, ya que los sistemas del cuerpo no pueden sostener esta actividad prolongada.

Selye subrayó algo fundamental: no podemos eliminar el estrés por completo, ya que forma parte inevitable de la vida. Sin embargo, podemos aprender a gestionarlo, respetando los ritmos naturales de nuestro cuerpo y viviendo en sintonía con sus necesidades.

El eje HPA está regulado por un sistema de retroalimentación negativa que ajusta los niveles de cortisol para mantener el equilibrio hormonal. Cuando el cortisol aumenta, el hipotálamo reduce la liberación de hormona liberadora de corticotropina (CRH) y la hipófisis disminuye la producción de ACTH, estabilizando así la respuesta del organismo. Pero, cuando este sistema pierde su capacidad de autorregulación, pueden surgir enfermedades graves. Un exceso crónico de glucocorticoides —principalmente cortisol y corticosterona— puede dar lugar al síndrome de Cushing, mientras que una producción insuficiente de cortisol, como ocurre en la enfermedad de Addison, puede comprometer gravemente la función suprarrenal y el equilibrio metabólico.

Incluso sin un diagnóstico claro, el estrés crónico puede alterar el eje HPA, llevándolo a un estado de **sobreactivación** o de respuestas irregulares. Este desequilibrio desgasta el organismo, afecta a la regulación hormonal y aumenta el riesgo de enfermedades graves. Por ejemplo, los niveles elevados de cortisol se han relacionado con un mayor riesgo de alzhéimer, obesidad, deterioro emocional y mortalidad. Además, el cortisol en exceso tiene un efecto tóxico sobre el hipocampo, lo cual afecta a la memoria, la regulación emocional y la capacidad de adaptación, contribuyendo a trastornos como la depresión.

El eje HPA, conocido como el *eje del estrés*, no solo regula la respuesta al estrés, sino que también afecta directamente al sistema endocrino. Influye en procesos clave como el crecimiento, la función sexual, la actividad tiroidea y el metabolismo. Investigaciones como las del endocrinólogo George Chrousos han demostrado que la hiperactivación crónica del eje HPA está relacionada con problemas aparentemente desconectados, como trastornos metabólicos (hiperglucemia, dislipidemia y síndrome metabólico) y condiciones de fertilidad femenina (por ejemplo, el SOP).

El impacto del estrés también se extiende al sistema inmunológico. Un estrés crónico y prolongado puede suprimir ciertas funciones inmunitarias mientras estimula procesos inflamatorios. Aunque la inflamación es una respuesta natural y necesaria para combatir las infecciones y reparar los tejidos, cuando se vuelve crónica, puede desencadenar enfermedades como la artritis reumatoide o trastornos cardiovasculares. En casos graves, un **hipercortisolismo sostenido**, junto con alteraciones del ritmo circadiano, puede generar resistencia a la insulina en órganos clave como el hígado, el tejido adiposo y el músculo esquelético, agravando el impacto negativo del estrés prolongado en el cuerpo.

Por otro lado, los niveles bajos de cortisol, asociados a una insuficiencia suprarrenal o una deficiencia de ACTH, no solo reducen la capacidad del cuerpo para responder al estrés, sino que también se han relacionado con trastornos neurológicos como el TDAH, la dislexia y el autismo.

Ahora bien, ¿podría el estrés ser la única causa detrás de tus problemas de salud? Es cierto que tiene un impacto profundo en el cuerpo, desequilibrando múltiples sistemas. Sin embargo, las enfermedades no suelen tener una única causa. Son el resultado de la interacción de muchos factores: tu genética, tus hábitos, el entorno en el que vives y, por supuesto, el estrés. Como un rompecabezas, todas estas piezas se combinan, y comprender este equilibrio es el primer paso para cuidarte mejor.

El reloj de la fertilidad

La fertilidad femenina está estrechamente regulada por el eje hipotálamo-hipófisis-gónadas, encargado de coordinar la producción de hormonas clave como los estrógenos y la progesterona. Estas hormonas no solo regulan el ciclo menstrual, sino que también están sincronizadas con el reloj circadiano, lo que demuestra la conexión entre los ritmos biológicos y la salud reproductiva.

Todo comienza en el **hipotálamo**, donde el NSQ controla la liberación de la hormona liberadora de gonadotropinas. Esta hormona estimula la hipófisis, que a su vez secreta hormona luteinizante (LH) y hormona foliculoestimulante (FSH). Estas hormonas viajan hasta los ovarios, donde regulan tanto la maduración de los óvulos como la producción de hormonas sexuales.

En los **ovarios**, el reloj circadiano también juega un papel crucial. Coordina la producción de estradiol y progesterona, mientras que las células de la teca, bajo la influencia de la LH, producen androstenediona, un precursor de los estrógenos y de la testosterona. Incluso los óvulos tienen su propio ritmo interno, regulado por genes, como *CRY1*,[73] que controlan procesos fundamentales como la meiosis, asegurando su desarrollo adecuado.

Cuando el equilibrio circadiano se desajusta —ya sea por estrés, turnos nocturnos, horarios irregulares o falta de sueño—, la salud reproductiva puede verse afectada. En el SOP, el exceso de andrógenos interfiere en los ritmos circadianos de las células ováricas, dificultando la maduración de los óvulos y favoreciendo la acumulación de folículos inmaduros. Además, las alteraciones en proteínas como *period circadian protein 2*,[74] que siguen un ritmo diario, agravan este desajuste y complican la ovulación.

Por otro lado, la insuficiencia ovárica prematura, en la que los ovarios dejan de funcionar antes de los 40 años, también ha sido vinculada a cambios en genes del reloj biológico, como *PER* y *CRY*, esenciales para la fertilidad y la función ovárica.

El **estrés crónico** agrava aún más los desajustes en el eje hipotalámico-pituitaria-gónadas, afectando directamente a la producción de estrógeno, una hormona clave para la salud femenina. Cuando el cuerpo percibe una amenaza constante, prioriza las funciones vitales para la supervivencia y relega procesos como la ovulación, que considera no esenciales en ese momento. Esto no solo compromete la fertilidad, sino que también impacta en la salud ósea —aumentando el riesgo de osteoporosis—, la calidad del sueño, el estado de ánimo y los niveles de energía.

Una manifestación clara de esta alteración es la **amenorrea hipotalámica**, una condición en la que en la que una mujer con ciclos menstruales regulares[75] deja de menstruar durante tres meses consecutivos debido a la desregulación hormonal. En estos casos, el estrés afecta al hipotálamo, que

• • • • • • • • • • • • • •

73. Algunas variantes genéticas en *CRY1* pueden alterar la duración y el ritmo del sueño, dando lugar a condiciones como el síndrome de fase retrasada del sueño. Las personas con este trastorno tienen una tendencia natural a dormirse y despertarse más tarde de lo habitual, lo que puede dificultar su adaptación a horarios convencionales.

74. Esta proteína, codificada por el gen *PER2*, desempeña un papel clave en la regulación del reloj biológico. Se han asociado algunas variantes genéticas (polimorfismos) en este gen con el síndrome de fase avanzada del sueño, un trastorno en el que las personas tienen una fuerte tendencia a dormirse y despertarse mucho antes de lo habitual, lo que puede interferir en sus actividades sociales y laborales.

75. Si los ciclos eran irregulares, se considera amenorrea secundaria tras seis meses sin menstruación.

reduce o detiene la liberación de hormona liberadora de gonadotropinas (GnRH). Como consecuencia, la hipófisis disminuye la producción de LH y FSH, interrumpiendo la comunicación con los ovarios y reduciendo la producción de estrógeno, una hormona esencial para la ovulación y el equilibrio hormonal.

Pero ¿por qué el cuerpo detendría algo tan importante como la menstruación? La respuesta está en su capacidad de adaptación. En situaciones de estrés o de recursos limitados, el cuerpo prioriza funciones vitales y pausa la reproducción como una estrategia de supervivencia. Esto puede ocurrir por diversas razones:

▷ **Estrés físico:** el ejercicio extremo, la pérdida de peso —ya sea rápida o progresiva debido a problemas internos como la permeabilidad intestinal, que dificulta la absorción de nutrientes esenciales— o las dietas muy restrictivas, que generan un balance energético negativo al consumir menos calorías de las que se queman, hacen que el cuerpo interprete esta falta de energía como una señal de que no hay suficientes recursos para sostener un embarazo.

▷ **Estrés emocional:** la ansiedad crónica, los traumas o una presión constante pueden activar el eje del estrés (HPA), aumentando el cortisol y alterando el equilibrio hormonal.

Esta pausa en el ciclo menstrual es mucho más que un problema reproductivo: es un indicador clave del estado de salud general. La falta de estrógeno no solo interrumpe la ovulación, sino que también compromete la densidad ósea, altera el estado de ánimo, disminuye la calidad del sueño y genera una sensación constante de agotamiento.

Tu cuerpo te está hablando. Cuando la menstruación desaparece, no se trata solo de fertilidad, sino de un desajuste en tu estilo de vida o entorno. Tal vez estés exigiéndole demasiado a tu cuerpo con entrenamientos intensos, comiendo menos de lo que necesitas o enfrentando problemas digestivos no tratados, como la permeabilidad intestinal. Todo esto, combinado con altos niveles de estrés emocional, envía señales de alarma que obligan al cuerpo a priorizar funciones básicas y a relegar procesos como la reproducción.

¿Y cómo puedes **recuperar el equilibrio**? Para revertir la amenorrea hipotalámica y restablecer tu ciclo menstrual, es fundamental adoptar un enfoque integral:

▷   Asegura un balance energético adecuado en tu dieta.

▷   Implementa estrategias efectivas para manejar el estrés emocional.

▷   Reduce la intensidad de ejercicio si es excesiva.

▷   Cuida tu salud digestiva y trata posibles alteraciones, como la permeabilidad intestinal.

Tu ciclo menstrual es un reflejo de que tu cuerpo está en armonía. Escúchalo y respétalo. Recuperar esa conexión contigo misma es un paso esencial para sentirte bien tanto física como emocionalmente.

Cuando el músculo habla con tu cuerpo

¿Te has parado a pensar en todo lo que hacen tus músculos, además de levantarte de la silla o subir escaleras? No son solo los motores del movimiento, sino que también funcionan como un órgano esencial para la vida. Actúan como un centro metabólico clave, influyendo directamente en tu salud y en la regulación de la energía. Lo mejor es que el **ejercicio**, ya sea aeróbico o de fuerza, no solo los fortalece, sino que potencia su papel como guardianes de tu bienestar.

Además de su función en el movimiento, el músculo esquelético también se comporta como un órgano endocrino, liberando miocinas: pequeñas mensajeras químicas que viajan por el cuerpo regulando el funcionamiento de órganos como el hígado, el corazón o el cerebro (ver en la **ilustración 4.4.**).

Su impacto en el metabolismo es enorme. La capacidad de quemar grasas y carbohidratos depende en gran medida de la salud de tus músculos. Mantenerlos activos no es solo una cuestión de fuerza o estética, sino una estrategia clave para prevenir el síndrome metabólico y la resistencia a la insulina. Tras un entrenamiento de fuerza, los músculos liberan moléculas como la **mionectina**, favoreciendo un metabolismo más eficiente y ayudando a prevenir el aumento de peso.

Otra miocina fascinante es la **irisina**, conocida como la *hormona del ejercicio*. Su función es transformar la grasa blanca —la que se acumula en el abdomen, las caderas y los muslos— en grasa marrón, un tipo de tejido que quema energía para mantener el cuerpo activo.

Sin embargo, no todas las personas responden igual al ejercicio. Algunas tienen mutaciones en el gen *FTO* (*fat mass and obesity-associated gene*), lo que se asocia con un metabolismo basal más bajo y una menor capacidad para oxidar grasas durante la actividad física. Esto significa que, aunque hagan ejercicio, les cuesta más perder peso que a otras personas. Sin embargo, esto no significa que el ejercicio no sea beneficioso para ellas. Más allá del peso, la actividad física sigue siendo una herramienta poderosa para mejorar la salud, como comprobarás en este apartado.

Por otro lado, el cuerpo cuenta con un freno natural que regula el crecimiento muscular: la **miostatina**. Esta proteína, producida por el músculo esquelético, limita su desarrollo para evitar un consumo excesivo de energía. Aunque este mecanismo mantiene el equilibrio, un exceso de miostatina puede dificultar la regeneración muscular tras una lesión o con el envejecimiento.

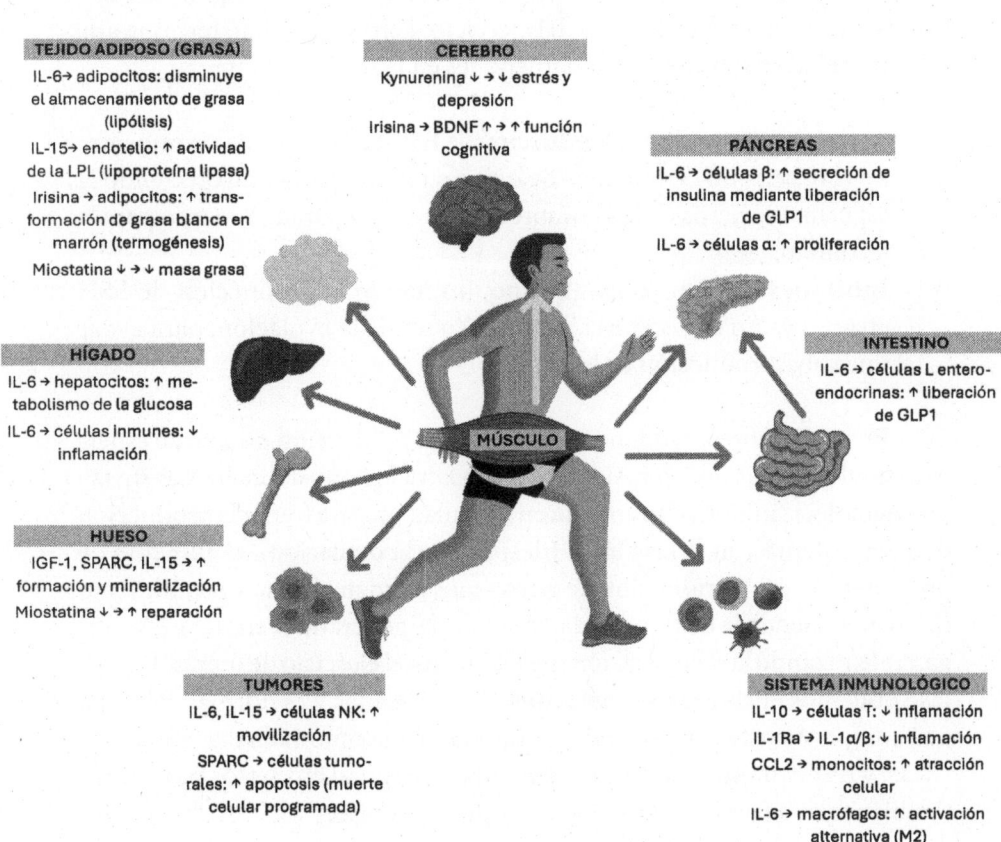

TEJIDO ADIPOSO (GRASA)
IL-6→ adipocitos: disminuye el almacenamiento de grasa (lipólisis)
IL-15→ endotelio: ↑ actividad de la LPL (lipoproteína lipasa)
Irisina → adipocitos: ↑ transformación de grasa blanca en marrón (termogénesis)
Miostatina ↓ → ↓ masa grasa

CEREBRO
Kynurenina ↓ → ↓ estrés y depresión
Irisina → BDNF ↑ → ↑ función cognitiva

PÁNCREAS
IL-6 → células β: ↑ secreción de insulina mediante liberación de GLP1
IL-6 → células α: ↑ proliferación

HÍGADO
IL-6 → hepatocitos: ↑ metabolismo de la glucosa
IL-6 → células inmunes: ↓ inflamación

INTESTINO
IL-6 → células L enteroendocrinas: ↑ liberación de GLP1

MÚSCULO

HUESO
IGF-1, SPARC, IL-15 → ↑ formación y mineralización
Miostatina ↓ → ↑ reparación

TUMORES
IL-6, IL-15 → células NK: ↑ movilización
SPARC → células tumorales: ↑ apoptosis (muerte celular programada)

SISTEMA INMUNOLÓGICO
IL-10 → células T: ↓ inflamación
IL-1Ra → IL-1α/β: ↓ inflamación
CCL2 → monocitos: ↑ atracción celular
IL-6 → macrófagos: ↑ activación alternativa (M2)

Ilustración 4.4. Cómo el ejercicio influye en las hormonas a través de las mioquinas y metabolitos. Fuente: elaboración propia a partir de https://pubmed.ncbi.nlm.nih.gov/28389517/

Lo interesante es que el **ejercicio regular** ayuda a reducir sus niveles, liberando este freno y permitiendo que otros factores anabólicos actúen con mayor eficacia. Esto no solo favorece el desarrollo muscular, sino que también mejora el metabolismo, algo especialmente relevante en condiciones como la diabetes tipo 2, donde la miostatina suele estar elevada.

Pero la miostatina es solo una de las muchas moléculas que tus músculos liberan cuando te ejercitas. Estas moléculas actúan como mensajeros, transformando tu esfuerzo en adaptaciones beneficiosas que impactan de forma positiva en todo tu organismo.

Mientras la miostatina pone el freno, las activinas e inhibinas regulan cuándo apretarlo o soltarlo. Las activinas limitan el crecimiento muscular de forma similar a la miostatina, mientras que las inhibinas equilibran este proceso, especialmente después del ejercicio. Pero su papel no termina ahí; estas proteínas también son fundamentales en la reproducción:

▷ **Activinas:** estimulan la producción de FSH en la hipófisis, promoviendo el desarrollo de folículos ováricos en las mujeres y favoreciendo la espermatogénesis en los hombres. Es decir, preparan al cuerpo para la fertilidad.

▷ **Inhibinas:** actúan como el freno, limitando la producción de FSH cuando ya no es necesaria, como después de la ovulación, para evitar una sobreproducción de hormonas.

En los hombres, ayudan a mantener una producción estable de espermatozoides. En las mujeres, sus niveles varían a lo largo del ciclo menstrual; por ejemplo, la inhibina B aumenta en la ovulación para frenar la producción de FSH. Además, en la fase lútea (después de la ovulación), el aumento de progesterona y la disminución de estrógenos pueden afectar al rendimiento físico, reduciendo la disponibilidad de energía, generando sensación de fatiga y ralentizando la recuperación muscular tras el ejercicio de fuerza. En esta fase podemos encontrarnos más cansadas o pesadas y es normal. Escucha a tu cuerpo y ajusta el ritmo; no te exijas dar el máximo cada día. Somos cíclicas, y respetar estos cambios bajando la intensidad en ciertos momentos también forma parte del autocuidado y del equilibrio.

¿No es flipante? Las mismas moléculas que deciden cómo y cuándo tu cuerpo está listo para traer una nueva vida también influyen en cómo tus músculos crecen, se recuperan y te dan fuerza. Otra vez, vemos que todo está conectado... más de lo que podríamos imaginar.

Pero el músculo no solo responde a las hormonas, también participa activamente en la regulación del equilibrio inflamatorio en el cuerpo. Cuando pensamos en **inflamación**, solemos asociarla con algo negativo. Pero ¿sabías que el ejercicio puede transformarla en algo beneficioso? Durante la actividad física, los músculos liberan **citoquinas** como la interleuquina (IL) 6, una molécula con un potente efecto antiinflamatorio. Lo interesante es que estas miocinas no solo actúan a nivel local en los músculos, sino que algunas, como la IL-6, entran en el torrente sanguíneo, mejorando la comunicación entre tejidos y combatiendo la inflamación crónica de bajo grado, un factor clave en enfermedades como la diabetes, las enfermedades cardiovasculares o el síndrome metabólico.

El ejercicio genera un «estrés positivo» en las células, fortaleciéndolas, aumentando su capacidad para oxidar grasas y mejorando la sensibilidad a la insulina. Este estímulo activa temporalmente ciertas citoquinas inflamatorias, que, lejos de ser perjudiciales, atraen células inmunitarias encargadas de reparar tejidos y reducir la inflamación crónica. Es como si el ejercicio enviara un mensaje al cuerpo para «reiniciar» su sistema inmunológico y protegerlo frente a las enfermedades.

Por ejemplo, tras una caminata rápida o una sesión de yoga, los niveles de IL-6 aumentan, regulando procesos metabólicos en órganos como el hígado y el cerebro. Pero su impacto no termina ahí: la IL-6 también mejora la sensibilidad a la insulina, promueve la quema de grasas y activa las células *natural killer*, esenciales para reducir el crecimiento tumoral. Junto con la IL-15, potencia la actividad de estas células, mostrando un efecto significativo en la prevención del cáncer.

Cada vez que te mueves, ya sea levantando pesas, corriendo o caminando, tus músculos no solo generan fuerza; también liberan estas **miocinas**, que actúan como mensajeros coordinando procesos como la reparación de tejidos y la comunicación con otros órganos. Incluso con solo 30 minutos de ejercicios como hacer remo o extensiones de rodilla con una pierna los músculos comienzan a liberar estas señales en el líquido intersticial que los rodea, activando una red compleja de comunicación entre tejidos.

Un ejemplo interesante es el *fibroblast growth factor-21*. Aunque al principio se pensaba que era producido directamente por los músculos durante el ejercicio, investigaciones recientes han demostrado que el hígado es el principal responsable de su aumento en la sangre tras la actividad física. Esta hormona desempeña un papel clave en la reducción de los niveles de glucosa, la activación del metabolismo de la grasa parda y el control del peso, además de ofrecer un efecto cardioprotector.

Y aún hay más: cuando haces ejercicio, también estás cuidando tu **cerebro**. Una de las moléculas clave en esta conexión es el factor neurotrófico derivado del cerebro, que actúa como un puente entre el sistema muscular y el sistema nervioso. Imagina que el ejercicio es como un fertilizante para tus neuronas, que ayuda a fortalecer sus conexiones y las protege frente a enfermedades como el alzhéimer.

El **factor neurotrófico derivado del cerebro** no solo se produce en el cerebro; tus músculos también lo liberan durante la actividad física, especialmente en ejercicios aeróbicos como correr o montar en bicicleta. Esto favorece la plasticidad cerebral, mejora la salud de las neuronas y puede reducir el daño neuronal en eventos graves como un accidente cerebrovascular. Además, tiene un papel destacado en la regeneración muscular y el metabolismo, ayudando a mejorar la quema de grasas y el control de la glucosa. Es como si cada repetición en el gimnasio no solo fortaleciera tu cuerpo, sino que también encendiera una chispa en tu mente, promoviendo salud física y mental.

Por si fuera poco, tus músculos también cuidan de tus **nervios**. El factor neurotrófico derivado del cerebro y el factor neurotrófico 4 que se liberan cuando hacemos ejercicio aseguran la supervivencia de las motoneuronas, las células nerviosas encargadas de enviar señales a los músculos. Mantenerlas saludables a través del ejercicio puede:

▷ Proteger frente a enfermedades neurodegenerativas como la esclerosis lateral amiotrófica.
▷ Reducir la pérdida de fuerza muscular relacionada con la edad (sarcopenia).
▷ Mejorar las conexiones nerviosas en personas con neuropatía diabética.
▷ Favorecer la recuperación tras lesiones nerviosas o accidentes cerebrovasculares.

Tus músculos y tu corazón también están más conectados de lo que imaginas. Cada vez que te ejercitas, el músculo esquelético libera miocinas como la IL-6, la irisina y la miostatina, moléculas que viajan por el torrente sanguíneo y benefician directamente al corazón. Estas miocinas fortalecen la comunicación entre ambos sistemas, ayudando a mantener tu salud cardiovascular. Un músculo esquelético saludable no solo te da energía y estabilidad, sino que también protege tu corazón, reduciendo el riesgo de enfermedades cardiovasculares y favoreciendo la recuperación tras un problema cardíaco.

En consulta, muchas mujeres me preguntan cómo cuidar sus huesos, especialmente aquellas que han pasado por la menopausia o han tenido amenorrea durante años y han desarrollado osteopenia o incluso osteoporosis. La preocupación aumenta cuando no toleran los lácteos o los bifosfonatos, que a menudo les provocan molestias digestivas. Mi respuesta siempre es la misma: el **ejercicio de fuerza** es tu mejor aliado.

Además de fortalecer los músculos, el entrenamiento de fuerza estimula la liberación de hormonas clave como la testosterona, la hormona del crecimiento y el cortisol, que desempeñan un papel crucial en la adaptación muscular, favoreciendo la hipertrofia y el aumento de fuerza. Pero su impacto va más allá.

El ejercicio de fuerza también crea una conexión poderosa entre el músculo y el hueso. Cada contracción muscular genera estímulos mecánicos que aumentan la densidad ósea, favorecen la reparación de fracturas y fortalecen la estructura ósea desde dentro. Por ejemplo, cuando entrenas con resistencia, tus músculos liberan factores como el IGF-1 y la proteína SPARC, que estimulan directamente la formación y mineralización ósea.

Además, como recordarás, el ejercicio de fuerza reduce los niveles de miostatina, una proteína que limita tanto el crecimiento muscular como la regeneración ósea. Esto permite que otros factores como el IGF-1 puedan actuar con mayor eficacia, algo especialmente importante en casos de osteopenia u osteoporosis, ya que activa los mecanismos naturales de regeneración ósea.

Otro actor clave en este proceso es la **matriz extracelular**, la estructura que conecta las fibras musculares y transmite la fuerza a los tendones. Durante el ejercicio, la matriz extracelular optimiza la entrega de nutrientes como la glucosa a los músculos, permitiendo que trabajen de manera más eficiente. Esto no solo mejora la función muscular, sino que también garantiza que los huesos reciban estímulos mecánicos de calidad, esenciales para mantener su densidad y resistencia.

Yo misma pasé muchos años en **amenorrea**, y sé lo abrumador que puede ser preocuparse por la salud ósea. Por eso, quiero que te quede algo claro: no hay mejor aliado para tus huesos que el **ejercicio de fuerza**. Más allá de suplementos o fármacos, moverte y trabajar tu musculatura puede transformar no solo tus huesos, sino también tu confianza, tu vitalidad y tu calidad de vida.

Para optimizar la respuesta hormonal, es importante **estructurar** los entrenamientos de manera estratégica, combinando altos volúmenes, intensidades moderadas o altas, descansos cortos y ejercicios compuestos que involucren grandes grupos musculares, como sentadillas, peso muerto o *press* de banca. Este enfoque no solo favorece la síntesis de proteínas y el crecimiento muscular, sino que también mejora la interacción entre las hormonas y los receptores musculares.

El impacto del ejercicio en el cuerpo depende de cómo diseñes tu rutina. Las personas que comienzan a entrenar suelen experimentar adaptaciones rápidas gracias a una mayor sensibilidad hormonal inicial, mientras que los más avanzados logran respuestas más precisas y eficientes tras años de entrenamiento.

Para obtener los mejores resultados, es fundamental ajustar variables como la intensidad, el volumen y el descanso, además de aplicar principios como la sobrecarga progresiva (aumentar el peso o la dificultad gradualmente) y la variación periódica (introducir cambios en la rutina para evitar estancamientos). Esta estrategia asegura un progreso continuo y te permite aprovechar al máximo los beneficios del entrenamiento de fuerza.

Por otro lado, el ejercicio físico es una herramienta poderosa para activar las hormonas musculares, regular tus ritmos circadianos y mejorar tu salud integral. Ajustar la hora, la intensidad y el tipo de entrenamiento a tus necesidades personales puede sincronizar estos ritmos, optimizar tu metabolismo y potenciar tu bienestar general.

El momento del día en que te ejercitas influye directamente en tus resultados y en la forma en que afecta a tu reloj biológico (ver **ilustración 4.5.**). Entrenar por la mañana o al mediodía ayuda a adelantar los ritmos circadianos, y es especialmente beneficioso para quienes tienen dificultades para dormirse temprano o sufren *jet lag*. Además, favorece la regulación del metabolismo, promueve un equilibrio energético más eficiente y puede reducir el riesgo de enfermedades como el cáncer. Por otro lado, entrenar por la tarde, cuando el cuerpo alcanza su pico de fuerza muscular, es ideal para ganar masa muscular, favorecer la regeneración y mejorar la salud cardiovascular. Aunque ejercitarse por la noche puede retrasar el reloj interno, afectando a la producción de melatonina y perjudicando el sueño en algunas personas, puede ser una opción válida para quienes tienen horarios nocturnos o irregulares, siempre que no interfiera en la calidad del descanso.

El ejercicio activa genes clave como *AMPK*, que favorecen la quema de grasas, estimulan la creación de mitocondrias musculares y estabilizan los ritmos internos. También regula hormonas como el cortisol, las catecolaminas y las β-endorfinas, que actúan como analgésicos naturales, generando esa sensación de calma y bienestar tras el entrenamiento. Estas últimas, además, contribuyen al conocido *runner's high*, mejorando el estado de ánimo y favoreciendo la regeneración muscular.

La próxima vez que te preguntes si vale la pena moverte, recuerda que con cada repetición, paso o estiramiento no solo estás fortaleciendo tus músculos, sino que también estás cuidando todo tu cuerpo y apostando por tu **salud integral**.

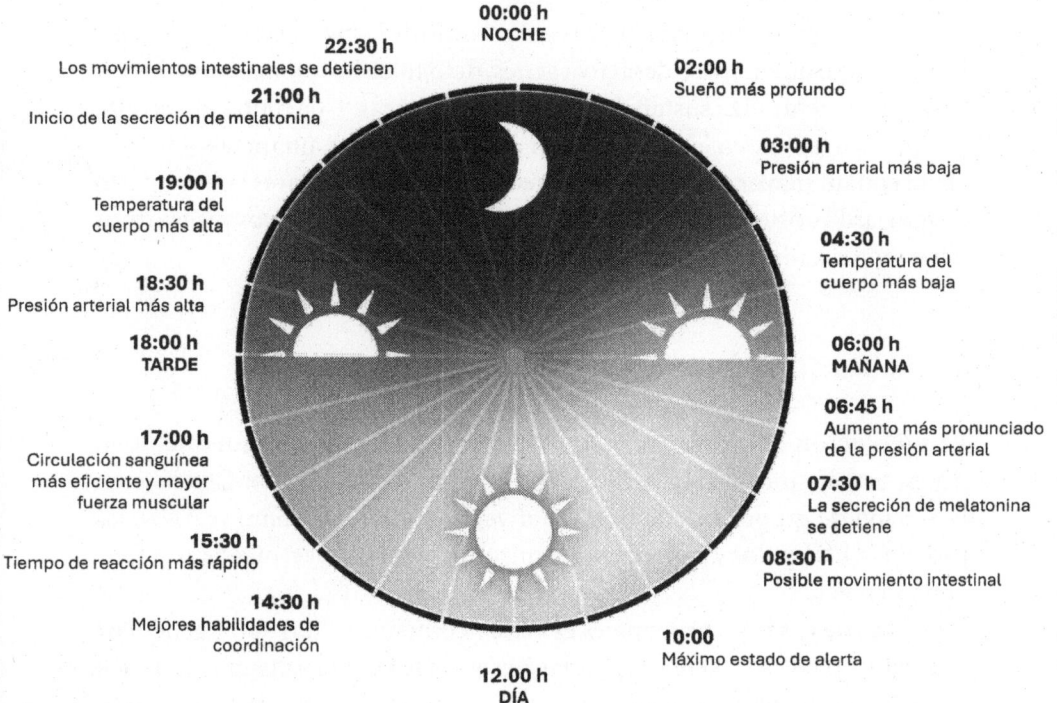

Ilustración 4.5. Las 24 horas de tu cuerpo: el ritmo circadiano y sus variaciones hormonales y metabólicas. Fuente: elaboración propia a partir de https://landing. biohackercenter.com/biohackershandbook

Conoce tu hígado

Los **polimorfismos genéticos**, conocidos como *single nucleotide polymorphisms* (SNP), son variaciones en un solo nucleótido dentro de nuestro ADN. Aunque muchas de estas pequeñas diferencias no siempre alteran la función de un gen, algunas pueden tener un impacto significativo en procesos esenciales del cuerpo, como la metilación, la detoxificación hepática y la regulación hormonal. Existen más de 10 millones de SNP en el genoma humano, y cada persona puede tener hasta 1,2 millones de estas variaciones. Sin embargo, solo un pequeño porcentaje de ellos (alrededor de 40.000) es capaz de modificar la función genética.

Los SNP en genes clave como MTHFR y COMT desempeñan un papel crucial en la capacidad de nuestro organismo para manejar el estrés, equilibrar las hormonas y desintoxicar sustancias.

Por ejemplo, el gen MTHFR regula el ciclo de la metilación, un proceso fundamental que activa o desactiva genes, detoxifica hormonas como los estrógenos, y neutraliza sustancias compuestas tóxicas. Una mutación en este gen puede resultar en la acumulación de homocisteína, un metabolito asociado con un mayor riesgo de enfermedades cardiovasculares como infarto de miocardio, osteoporosis, preeclampsia, abortos espontáneos y trastornos del estado de ánimo como la depresión.

La metilación: el engranaje invisible de la salud

La **metilación** es un mecanismo bioquímico esencial que, aunque no lo notes, trabaja incansablemente en cada célula de tu cuerpo. Consiste en la adición de grupos metilo (CH_3) a diversas moléculas como el ADN, las proteínas, los lípidos y los neurotransmisores, regulando así más de 200 funciones vitales.

Uno de sus roles principales es actuar como un «interruptor genético» que activa o silencia genes según las necesidades del organismo. También participa en la detoxificación de sustancias nocivas, la conversión de alimentos en energía, la protección celular, el equilibrio hormonal, la salud cardiovascular, la respuesta al estrés, la función inmunológica y la regulación de la inflamación. Además, es clave en procesos como el embarazo, la regeneración muscular y la producción de neurotransmisores que influyen en el estado de ánimo y la función cognitiva.

Todo esto ocurre gracias a un fenómeno llamado *epigenética*, donde los grupos metilo modulan qué genes se expresan y cuáles permanecen en silencio. Lo más fascinante es que este mecanismo explica por qué tener una mutación genética no significa necesariamente que desarrollarás una enfermedad. La metilación, en esencia, es el motor que mantiene en equilibrio los engranajes de tu salud.

Sin embargo, para que este motor funcione correctamente, tu cuerpo necesita ciertos nutrientes esenciales como la riboflavina (B2), el folato (B9), la cobalamina (B12), los aminoácidos y el magnesio. Sin estos aliados, el ciclo de la metilación puede verse alterado, afectando a procesos críticos como la desintoxicación o la regulación de neurotransmisores.

El **magnesio**, presente en alimentos como semillas de calabaza, chía, girasol, almendras, anacardos, cacao y espinacas, es un pilar primordial para el correcto funcionamiento del ciclo de la metilación. Sin embargo, factores como el estrés crónico, el consumo excesivo de cafeína y el uso prolongado de antiácidos pueden agotar las reservas de magnesio en el organismo, creando un círculo vicioso que dificulta su reposición y desestabiliza este delicado proceso. Esto subraya la importancia de cuidar nuestra alimentación y estilo de vida para mantener la metilación en óptimas condiciones.

Además, ciertos **medicamentos** pueden interferir en este ciclo. Entre ellos se encuentran:

▷ **Metformina:** se utiliza en la diabetes y el SOP.
▷ **Colchicina:** se usa para reducir el ácido úrico.
▷ **Fenitoína:** es un anticonvulsivante utilizado en epilepsia.
▷ **Metotrexato:** está indicado en enfermedades autoinmunes.
▷ **Inhibidores de la bomba de protones:** como el omeprazol y los bloqueadores H2 como la famotidina, que se utilizan para reducir la acidez gástrica.

El ciclo de la metilación funciona como una serie de engranajes interdependientes, cada uno con una función específica pero interconectada; entre ellos destacan:

▷ **Ciclo de la metionina:** convierte la homocisteína en metionina, un aminoácido decisivo para la producción de S-adenosilmetionina (SAMe), el principal donador de grupos metilo. Este proceso es vital para la regulación genética, la desintoxicación hepática y la producción de neurotransmisores.

▷ **Ciclo del folato (vitamina B$_9$):** trabaja en estrecha relación con el ciclo de la metionina. Ambos están interconectados en un punto clave que depende de la vitamina B12 para funcionar eficientemente. Su equilibrio es crucial para reciclar la homocisteína y evitar su acumulación, transformando las vitaminas del grupo B en cofactores esenciales para diversas funciones metabólicas. Este sistema no solo previene la acumulación de metabolitos tóxicos, sino que también resulta indispensable para la producción de neurotransmisores y la regulación hormonal. Además, el ciclo del folato es clave en el reciclaje de la tetrahidrobiopterina (BH4), un cofactor limitante en la actividad de la óxido nítrico sintasa, enzima responsable de convertir la citrulina en el ciclo de la urea y de sintetizar óxido nítrico, un potente vasodilatador que protege la salud vascular.

▷ **Ciclo de la BH4:** desempeña un papel fundamental en la producción de neurotransmisores como serotonina y dopamina, esenciales para el equilibrio emocional y la función cognitiva. Este ciclo ayuda a mantener un nivel adecuado de estos neurotransmisores, que son cruciales para sentirse feliz, motivado y enfocado:

- Convierte el triptófano en serotonina, conocida como la *hormona de la felicidad*. Su deficiencia se asocia con la depresión.
- Facilita la conversión de tirosina en dopamina, apodada la *hormona del placer*. Niveles bajos de dopamina están relacionados con el párkinson, trastornos del movimiento y el trastorno por déficit de atención, con o sin hiperactividad.

La **deficiencia de BH4** puede deberse a polimorfismos genéticos o a la exposición a toxinas ambientales como aluminio, plomo y mercurio, que agravan su disminución. Este déficit no solo afecta a la síntesis de neurotransmisores, sino que también compromete otros procesos biológicos esenciales: una baja disponibilidad de BH4 favorece la formación de peroxinitrito y superóxido, compuestos que inhiben el ciclo de Krebs, responsable de la producción de energía a partir de alimentos y reservas del organismo. Este bloqueo induce un exceso de especies reactivas de oxígeno (ROS), que pueden oxidar y dañar el ADN mitocondrial, afectando a la eficiencia energética de las células. Además, la deficiencia de BH4 fomenta una contracción exagerada de los vasos sanguíneos, produciendo hipertensión.

▷ **Ciclo de la urea:** se encarga de transformar el amoníaco, un subproducto tóxico del metabolismo proteico, en urea para su eliminación. Cuando este ciclo no funciona correctamente, se acumulan radicales libres, que pueden causar inflamación neurológica y estrés oxidativo. Además, como mencioné anteriormente, el sobrecrecimiento de bacterias como *Clostridium* y *Helicobacter pylori* puede incrementar la producción de amoníaco en el intestino, sobrecargando al hígado y dificultando su eliminación.

En este proceso, la BH4 juega un papel crucial, ya que contribuye a neutralizar el estrés oxidativo. Sin embargo, cuando sus niveles son bajos, la producción de óxido nítrico se ve comprometida, lo que favorece la generación de ROS que pueden dañar las mitocondrias y afectar a la eficiencia del ciclo de Krebs, reduciendo la producción de trifosfato de adenosina (ATP).

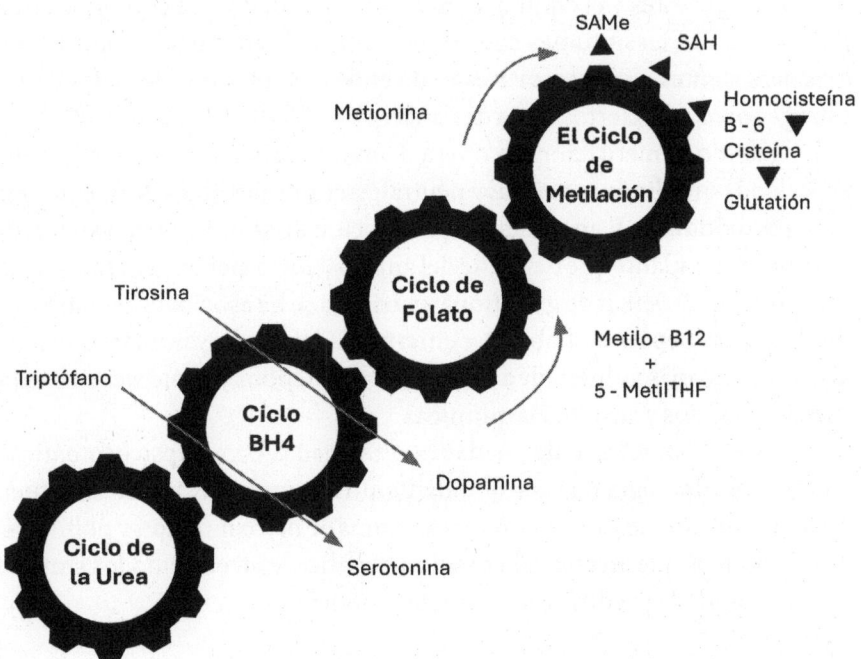

Ilustración 4.6. Interconexión de los ciclos metabólicos: metilación, folato, BH4 y urea. Fuente: Cubrías, J. (2019). *Los 13 jinetes del apocalipsis metabólico*. Printcolor.

Como has podido comprobar, estos ciclos no trabajan de forma aislada, sino que dependen unos de otros, como se muestra en la página anterior en la **ilustración 4.6.** Un fallo en uno puede desencadenar alteraciones en los demás, afectando a múltiples funciones corporales.

La **SAMe** es como el motor del ciclo de la metilación, encargada de transferir grupos metilo a diversas moléculas para modificar su función o facilitar su eliminación. Gracias a este proceso, la serotonina se convierte en melatonina, regulando el sueño; se produce creatinina, esencial para el funcionamiento muscular y cerebral; y la colina se transforma en fosfatidil-colina, clave para la salud celular. Además, la SAMe neutraliza y desactiva sustancias dañinas como el arsénico y el exceso de histamina y estrógenos, protegiéndonos de inflamaciones, alergias y problemas hormonales.

Cuando el ciclo de la metilación funciona adecuadamente, la SAMe dona sus grupos metilo y luego se transforma en homocisteína, que a su vez puede reciclarse para generar más SAMe. Sin embargo, si este ciclo se ve alterado, funciones esenciales como la desintoxicación, la producción de neurotransmisores y el equilibrio hormonal pueden verse comprometidas. Esto se traduce en síntomas como síndrome premenstrual, insomnio, alergias persistentes y un mayor riesgo de enfermedades relacionadas con los estrógenos, como ciertos tipos de cáncer.

Cuando la metilación no opera de manera eficiente, el cuerpo pierde capacidad para eliminar toxinas y neutralizar radicales libres, lo que aumenta el **estrés oxidativo**. Esto afecta a la producción de glutatión peroxidasa, una enzima antioxidante que depende del aminoácido cisteína, generado en este mismo ciclo. El déficit de glutatión peroxidasa se ha asociado con fatiga crónica, cirrosis hepática, diabetes y enfermedades cardiovasculares, dejando al organismo más vulnerable a la oxidación de tejidos y a intoxicaciones por metales pesados y sustancias químicas.

Además, muchas enfermedades catalogadas como «psicosomáticas», como la fibromialgia o la sensibilidad química múltiple, tienen una fuerte relación con alteraciones en los mecanismos de detoxificación y polimorfismos genéticos que afectan a la función hepática, exacerbando los síntomas o aumentando la predisposición a estas condiciones.

La metilación hepática

El hígado es el principal órgano de **detoxificación**, encargado de procesar sustancias tanto endógenas[76] como exógenas a través del metabolismo del carbono. En este proceso, genera grupos metilo y glutatión, esenciales para neutralizar toxinas y facilitar su eliminación. La detoxificación hepática ocurre en dos fases interdependientes:

▷   **Fase 1 (activación):** aquí, las enzimas del citocromo P450 procesan moléculas liposolubles mediante reacciones de oxidación, reducción e hidrólisis. Este paso convierte los compuestos originales en metabolitos más reactivos, que en muchos casos pueden ser más tóxicos que la sustancia inicial. Durante esta activación se generan ROS, que pueden causar estrés oxidativo si no son neutralizadas adecuadamente.

▷   **Fase 2 (conjugación):** en esta etapa, los metabolitos generados en la fase 1 son neutralizados mediante reacciones de conjugación, que los vuelven hidrosolubles y menos tóxicos, facilitando su eliminación a través de la orina (riñones) o la bilis (intestino).[77] Las principales vías de conjugación incluyen:
  • Glutationización: se une glutatión al metabolito para neutralizarlo.
  • Sulfatación: se añade un grupo sulfato.
  • Glucuronidación: se conjuga con ácido glucurónico.
  • Metilación: se incorpora un grupo metilo.
  • Acetilación: se une un grupo acetilo.

Para una detoxificación hepática eficiente, las dos fases deben estar en equilibrio. Si la fase 1 trabaja demasiado rápido, puede generar una

••••••••••••••

76. Nuestro cuerpo produce diversas sustancias que, una vez cumplida su función, necesitan ser eliminadas para mantener el equilibrio interno. Entre ellas se encuentran neurotransmisores como la dopamina, la serotonina, la adrenalina, la noradrenalina y el glutamato; productos del metabolismo celular como el ácido úrico, la creatinina, la bilirrubina y el amoníaco; proteínas o péptidos dañados; el exceso de ácidos grasos y colesterol; radicales libres y ROS generados en la respiración celular; péptidos y citocinas inflamatorias, y los desechos resultantes de procesos autoinmunes o inflamatorios.

77. También pueden eliminarse pequeñas cantidades de estas sustancias a través de otras vías, como la piel (sudoración), los pulmones (exhalación) y la leche materna.

acumulación de compuestos tóxicos que, si la fase 2 no logra procesar a tiempo, pueden provocar daño celular y contribuir al desarrollo de enfermedades crónicas.

Una de las sustancias que el hígado procesa a través de estas vías son los **estrógenos**. En la fase 1, la estrona (E1), uno de los principales estrógenos del cuerpo, se hidroxila en 2-OHE1 (considerado el más «protector»), 4-OHE1 y 16-OHE1. Un aumento de 4-OHE1 o una disminución en la relación 2-OHE1/16-OHE1 se asocia con un mayor riesgo de cáncer de mama y próstata.

En la fase 2, estos metabolitos se conjugan para ser eliminados, sobre todo a través de la metilación, pero también de la glucuronidación. Si la persona metila lentamente, los metabolitos 2-MeOE1 y 4-MeOE1 estarán elevados en la orina, reflejando una menor eficiencia en su metabolismo.

Además, la **bilis** no solo sirve para la digestión de las grasas, sino que es clave en la eliminación de los estrógenos. Si la producción o el flujo biliar es insuficiente, los estrógenos pueden acumularse en el cuerpo. A su vez, si

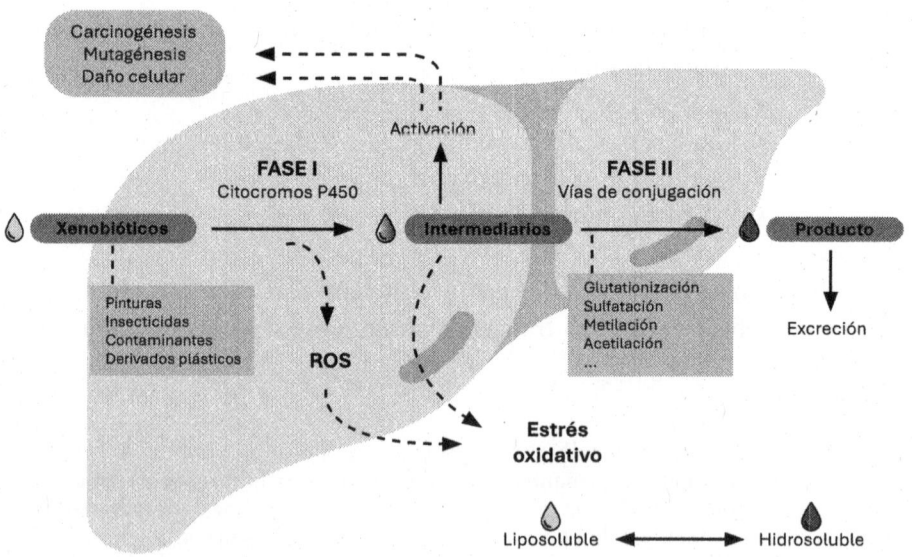

Ilustración 4.7. Fases de la detoxificación hepática: activación (I) y conjugación (II).
Fuente: Dossier del test Detoxgenes, Laboratorio Eugenomic

hay disbiosis intestinal, la enzima Betaglucuronidasa puede desconjugar los estrógenos eliminados en la bilis, permitiendo que se reabsorban en el intestino, en lugar de ser excretados, lo que favorece su acumulación y posibles efectos adversos.

Aunque aquí nos centraremos en la metilación, es importante mencionar que las mutaciones genéticas también pueden afectar a otras vías metabólicas esenciales. Un ejemplo común es el síndrome de Gilbert, caracterizado por niveles elevados de bilirrubina no conjugada (o indirecta) debido a un polimorfismo en el gen UGT1A1, que altera la vía de la glucuronidación.

Esta vía, catalizada por las enzimas UDP-glucuronosiltransferasas, es clave en la eliminación de una amplia variedad de sustancias, desde hormonas como los estrógenos, la tiroxina y la testosterona hasta fármacos como el paracetamol o el ibuprofeno y toxinas ambientales. También se encarga de neutralizar carcinógenos presentes en los alimentos y en la contaminación ambiental.

Cuando la glucuronidación no funciona correctamente, el cuerpo puede acumular sustancias como los estrógenos, lo que podría aumentar el riesgo de cánceres hormonodependientes y contribuir a la inflamación crónica. Aunque el síndrome de Gilbert se considera una condición benigna, sus repercusiones no deben subestimarse. Un hígado con dificultades para detoxificar puede generar desequilibrios hormonales, respuestas exageradas o inesperadas a ciertos medicamentos y una mayor vulnerabilidad a enfermedades hepáticas.

Recapitulando, la **metilación** ocurre en casi todas las células de nuestro cuerpo y, además de ser fundamental para nuestras funciones básicas, actúa como un sistema de reparación y protección. Este proceso ayuda a compensar defectos genéticos, reduce el riesgo de enfermedades y, curiosamente, puede influir en nuestra manera de reaccionar al estrés o incluso en rasgos de nuestra personalidad. En el hígado, la metilación desempeña un papel clave en la detoxificación, pero ciertas mutaciones genéticas pueden alterar este proceso y, al mismo tiempo, afectar a la producción de neurotransmisores. Es decir, las mismas variaciones que influyen en la capacidad del hígado para detoxificar también pueden moldear cómo sentimos, pensamos y afrontamos la vida.

A continuación, exploraremos dos genotipos fundamentales para comprender estas conexiones.

Gen MTHFR: su influencia en la homocisteína y la metilación

Imagina que tu cuerpo es una fábrica de alta precisión, donde cada proceso bioquímico es como una cadena de montaje perfectamente sincronizada. En esta fábrica, el gen MTHFR actúa como un supervisor clave, asegurándose de que uno de los procesos más importantes, la **metilación**, ocurra sin interrupciones.

Este gen codifica[78] la enzima 5,10-metilentetrahidrofolato reductasa (MTHFR), responsable de transformar el 5,10-metilentetrahidrofolato en 5-metiltetrahidrofolato, la forma activa del folato que el cuerpo necesita. Este folato activo es fundamental para convertir la homocisteína en metionina, un paso clave para la síntesis de SAMe, el principal donador de grupos metilo en el cuerpo.

Cuando el *MTHFR* funciona bien, todo en esta fábrica fluye sin problemas: las células producen energía de forma eficiente, el ADN se regula correctamente, el sistema nervioso mantiene su equilibrio y las toxinas se eliminan sin dificultad. Sin embargo, los polimorfismos del gen MTHFR son una de las variaciones genéticas más comunes en los humanos. Las variantes 677CT y 1298AC están presentes en hasta un 60-70% de la población mundial, y aproximadamente un 10% tiene ambas mutaciones, lo que ralentiza esta «cadena de producción». Como resultado, la homocisteína puede acumularse, aumentando el riesgo de enfermedades cardiovasculares, accidentes cerebrovasculares, migrañas, fatiga crónica, niebla mental e incluso osteoporosis.

Para que la homocisteína no se acumule, el cuerpo depende de un aporte adecuado de folato (especialmente en su forma activa, 5-metiltetrahidrofolato) y de otros cofactores como la vitamina B12 y la B6, que facilitan su conversión en metionina y garantizan que la metilación siga funcionando correctamente. El problema es que muchas personas con polimorfismos en el MTHFR tienen dificultades para activar el folato, por lo que pueden beneficiarse de formas metiladas de esta vitamina en suplementos.

Más allá de la genética o la suplementación, la **alimentación** juega un papel fundamental en el metabolismo de la homocisteína. La proteína

• • • • • • • • • • • • • •

78. Contiene la información necesaria para la síntesis de esa enzima.

animal de calidad es esencial para la salud, pero el patrón de consumo moderno, centrado en el músculo, ha creado un desequilibrio en la ingesta de aminoácidos.

La carne roja y otras fuentes de proteína animal contienen **metionina**, un aminoácido esencial con múltiples funciones. Sin embargo, un exceso de metionina sin el aporte adecuado de otros nutrientes puede elevar los niveles de homocisteína, aumentando la demanda de folato y otros cofactores para su metabolismo.

Para evitar este desequilibrio, es clave **compensar la ingesta de metionina con alimentos ricos en glicina**, un aminoácido presente en el colágeno que no solo participa en la regeneración tisular y la producción de glutatión, sino que también ayuda a contrarrestar los efectos del exceso de metionina, favoreciendo un metabolismo más eficiente de la homocisteína. La alimentación moderna suele ser deficitaria en glicina, con una brecha estimada de 8,5 a 10 gramos diarios, por lo que es importante incluir fuentes como:

- ▶ Gelatina de cerdo o ternera.
- ▶ Caldo de huesos.
- ▶ Piel de cerdo (torreznos, cortezas o chicharrones), cordero, pollo, pavo y pato.
- ▶ Patas de pollo.
- ▶ Manitas de cerdo y chapinas de cordero.
- ▶ Rabo de toro.
- ▶ Morcillo u osobuco de ternera.
- ▶ Cuello de cordero.
- ▶ Codillo y espinazo de cerdo o ternera.
- ▶ Tuétano.[79]
- ▶ Piel de pescado (especialmente la de sardinas, caballa, salmón salvaje y bacalao negro).
- ▶ Vísceras ("callos", hígado, corazón, riñones, "mollejas", etc.): aunque no son una fuente primaria de colágeno, aportan aminoácidos y cofactores esenciales para su síntesis.

• • • • • • • • • • • • • •

79. Es la sustancia interior, la médula ósea, de huesos como los de ternera.

¡Asegúrate de que no falten en tu próxima lista de la compra y dale a tu cuerpo los nutrientes que realmente necesita!

Eso sí, la calidad de la proteína de colágeno es clave. Lo ideal es que provenga de animales criados en libertad y sin exposición a organismos genéticamente modificados (OGM). Esto es especialmente importante porque muchos piensos convencionales contienen ingredientes derivados de OGM y pueden estar contaminados con glifosato.[80] Uno de los problemas del glifosato es que puede imitar químicamente a la glicina e interferir en la síntesis de colágeno y otras proteínas como la miosina, afectando a la estructura y función de los tejidos. Como resultado, el consumo de colágeno de animales expuestos a este compuesto podría no ofrecer los mismos beneficios.

Este equilibrio en la dieta no solo favorece una metilación eficiente, sino que también ayuda a mantener la salud cardiovascular, neurológica y metabólica.

Tener un **MTHFR con polimorfismos** no significa estar condenado a una mala salud. De hecho, quienes tenemos alguna de estas variantes solemos notar una tendencia al perfeccionismo y a ser altamente resolutivos, con una gran capacidad de concentración. Además, estas variantes están asociadas a un sistema de reparación del ADN más eficiente, lo que incluso podría reducir el riesgo de ciertos cánceres, como el de colon. Eso sí, también conllevan una mayor dificultad para manejar el estrés oxidativo, lo que puede favorecer inflamación crónica y afectar a la función hepática, metabólica y neurológica.

Entender el papel del MTHFR es clave para optimizar la salud y adaptar estrategias personalizadas en nutrición y estilo de vida. Equilibrar la ingesta de metionina con suficiente glicina, consumir folato en su forma activa (metilfolato) y manejar el estrés son estrategias esenciales para mantener la armonía en esta fábrica de precisión que es tu cuerpo.

· · · · · · · · · · · · · ·

80. Un herbicida ampliamente utilizado en la agricultura no ecológica (y que, como mencionamos al principio del capítulo, actúa como disruptor endocrino).

Gen COMT: el filtro de las hormonas del estrés y los estrógenos

Si el MTHFR es el engranaje que mantiene en marcha la maquinaria de la metilación, el gen COMT (catecol-O-metiltransferasa) actúa como un **filtro** que depura sustancias clave en el cuerpo. Su función principal es regular el equilibrio de neurotransmisores y hormonas, evitando que se acumulen en exceso y generen alteraciones en el estado de ánimo, el estrés o el metabolismo hormonal.

La COMT metaboliza las catecolaminas (adrenalina, noradrenalina y dopamina), regulando la respuesta al estrés y la concentración. También es clave en la detoxificación de estrógenos, ayudando a prevenir síntomas como irritabilidad, insomnio, síndrome premenstrual o ansiedad.

Cuando el ciclo de la metilación funciona bien, el COMT trabaja como un embudo eficiente que elimina los estrógenos, la histamina y las hormonas del estrés. Sin embargo, cuando este sistema se ralentiza, estas sustancias comienzan a acumularse, incrementando el riesgo de migrañas, ansiedad, fobias, dolor crónico, osteoporosis y enfermedades más graves como demencia, alzhéimer o cánceres hormonodependientes (mama, ovarios, próstata, entre otros).

Un exceso de estrógenos, además, puede desencadenar la liberación de histamina —de la que hablamos en el capítulo anterior—, agravando síntomas como migrañas, contracturas musculares y molestias menstruales. Esto es especialmente común en mujeres durante la fase folicular del ciclo, cuando los niveles hormonales están más altos. De hecho, las personas con un **COMT lento** suelen experimentar mayor sensibilidad a los cambios hormonales, con un mayor riesgo de miomas, desequilibrios hormonales y síntomas intensos en ciertas fases del ciclo.

Además de su función depuradora, la COMT es crucial para la producción de compuestos fundamentales para el organismo, como:

▷ **Melatonina:** regula el sueño.
▷ **Fosfatidilcolina:** es esencial para las membranas celulares.
▷ **Creatinina:** aporta energía a los músculos.
▷ **Poliaminas:** modulan el sistema inmunitario.

Al mismo tiempo, la COMT ayuda a reducir sustancias que pueden ser dañinas en exceso, como:

▷ **Histamina:** en altos niveles puede causar alergias e insomnio, entre otros muchos síntomas.
▷ **Estrógenos:** su acumulación aumenta el riesgo de cáncer y desequilibrios hormonales.
▷ **Dopamina y norepinefrina:** si no se metabolizan bien, pueden intensificar el estrés y provocar dolores de cabeza.

Si bien el SNP rs4680 es el más estudiado, existen otros polimorfismos, como rs4633, rs6269 y rs4818, que también pueden influir en la actividad del COMT y su impacto en la metilación de catecolaminas y estrógenos. En particular, el rs4680 determina la velocidad con la que esta enzima metaboliza las catecolaminas, clasificando a las personas en COMT rápido, intermedio o lento.

Las personas con **COMT rápido** (Val158Val) procesan las catecolaminas (adrenalina, noradrenalina y dopamina) con tanta eficiencia que, paradójicamente, pueden terminar con niveles bajos de dopamina. Esto se traduce en desmotivación, baja energía y dificultad para concentrarse.

Además, un COMT rápido tampoco es ideal en términos de regulación emocional. Se ha observado una relación con el trastorno de pánico, en especial en las mujeres. La rápida eliminación de neurotransmisores impide una adecuada modulación del sistema nervioso, dejando a la persona agotada emocionalmente y con dificultades para manejar el estrés.

Este desequilibrio también se ha asociado con el trastorno por déficit de atención e hiperactividad, donde la falta de dopamina afecta a la capacidad de atención y a la motivación. Para compensarlo, a menudo se recetan fármacos como el metilfenidato o las anfetaminas, que incrementan los niveles de dopamina. Sin embargo, estos fármacos pueden aumentar la producción de quinona de dopamina, una sustancia tóxica para el cerebro. Si el paciente tiene un gen *GST/GPX* defectuoso (encargado de desintoxicar estas sustancias) o una sobrecarga de metales pesados, el riesgo de desarrollar párkinson u otros trastornos neurológicos aumenta significativamente.

El **COMT intermedio** (Val158Met) se relaciona con una actividad enzimática moderadamente reducida, lo que resulta en una eliminación menos eficiente de los metabolitos de estrógenos 2-OH y 4-OH, a pesar de ser la variante más frecuente en la población.

Las personas con **COMT lento** (Met158Met) acumulan las catecolaminas, generando ansiedad, irritabilidad, insomnio, migrañas y dolores de cabeza, además de desequilibrios hormonales. Estos efectos se notan especialmente en las mujeres durante la ovulación o la menopausia, cuando los cambios hormonales aumentan la inflamación y la sensibilidad a los estrógenos.

La COMT no solo influye en el metabolismo de las catecolaminas y los estrógenos, sino que también juega un papel en **condiciones médicas complejas**, como la sensibilidad química múltiple, la fibromialgia y el síndrome de fatiga crónica. Aunque a menudo se consideran enfermedades «médicamente inexplicables», su origen está vinculado a cómo procesamos sustancias químicas externas (xenobióticos)[81] y a la influencia de factores genéticos y epigenéticos. La Organización Mundial de la Salud las agrupa bajo el término *intolerancias ambientales idiopáticas*, destacando la ausencia de biomarcadores claros para diagnosticarlas. Esto hace que muchas personas no se sientan comprendidas ni valoradas, a pesar de que sus síntomas son reales y debilitantes.

En el caso de la **fibromialgia**, la COMT juega un papel importante en la percepción del dolor. Esta enzima regula la degradación de las catecolaminas, neurotransmisores clave en la modulación del sistema nervioso. Las personas con COMT lento, es decir, con menor actividad enzimática, tienden a experimentar mayor sensibilidad al dolor y formas más graves de fibromialgia. Además, quienes tienen esta variante suelen responder peor a ciertos tratamientos farmacológicos, como los antidepresivos o relajantes musculares, que muchas veces no logran aliviar los síntomas y pueden generar efectos secundarios no deseados.

Tener un COMT lento no siempre es negativo. De hecho, puede convertirte en una persona con gran capacidad de concentración, mucha energía y una actitud siempre alerta y más positiva. Pero este «superpoder» tiene su precio, especialmente en momentos de estrés o durante el ciclo hormonal. ¿Te resulta familiar?

En resumen, no hay un COMT «normal» como tal, pero la variante del SNP rs4680 Val158Val (COMT rápido) es la ancestral y originalmente la más común en términos evolutivos. Con la evolución y la adaptación, la variante Met158

• • • • • • • • • • • • • •

81. Los xenobióticos abarcan una amplia variedad de compuestos incluyendo pesticidas, contaminantes ambientales, fármacos, microplásticos, metales pesados, pinturas, conservantes, colorantes y otros aditivos alimentarios, así como compuestos generados por procesos como la cocción a la parrilla o barbacoa y el ahumado de alimentos.

(COMT lento) se hizo más frecuente en ciertas poblaciones. Sin embargo, hoy en día la mayoría de la población tiene la variante intermedia (Val158Met), lo que significa que esta es la más habitual, pero no necesariamente la más óptima.

No siempre los problemas surgen del polimorfismo genético; a veces, un gen perfectamente funcional puede actuar de forma ineficiente debido a factores como la falta de nutrientes, el estrés crónico o la exposición a toxinas. Esto significa que, incluso sin alteraciones genéticas, el entorno y el estilo de vida pueden afectar al correcto funcionamiento de procesos esenciales como la metilación o la detoxificación hepática.

Si además existe un polimorfismo, estas condiciones adversas pueden amplificar su impacto negativo. La clave está en comprender que nuestra **genética** no dicta nuestro destino, sino que podemos influir en ella dándole al cuerpo las condiciones adecuadas para que funcione de forma óptima.

Por eso, los estudios genéticos son una herramienta poderosa para comprendernos mejor y tomar decisiones informadas que beneficien a nuestra salud física y emocional. Entender nuestras **ruedas bioquímicas internas** es clave para conseguir un equilibrio. No se trata de conformarte con lo que has heredado, sino de que aprendas a jugar con tus cartas.

Adaptógenos: transformando el estrés en vitalidad

Los adaptógenos son un regalo de la naturaleza para ayudar al cuerpo a resistir el estrés, promover el equilibrio interno y optimizar la función de sistemas clave como el neuroendocrino y el inmunológico. A lo largo de la historia, han sido utilizados en diversas tradiciones médicas por su capacidad para mejorar la vitalidad, prevenir el envejecimiento prematuro y restaurar el bienestar general.

¿Qué los hace únicos? Se diferencian de otros suplementos por cuatro **propiedades** clave:

▷ **Protección frente al estrés:** reducen el impacto del estrés crónico, ayudando a prevenir la fatiga, las infecciones recurrentes y los desequilibrios emocionales, actuando incluso como antidepresivos naturales.
▷ **Mejora del rendimiento físico y mental:** incrementan la resistencia cognitiva y física, incluso en situaciones de alta exigencia.

▷ **Estimulación sin agotamiento:** a diferencia de los estimulantes, fortalecen el cuerpo sin generar dependencia ni agotar las reservas energéticas.

▷ **Restauración del equilibrio:** ayudan al cuerpo a recuperar su estabilidad, sea cual sea el factor que lo haya alterado.

Los adaptógenos actúan como «entrenadores» del sistema de estrés, simulando pequeños desafíos que fortalecen la resiliencia del organismo. En dosis bajas, estimulan suavemente las vías adaptativas, mientras que un uso continuado mejora la resistencia sin agotar los recursos internos.

Los adaptógenos regulan el eje HPA, que conecta el cerebro con las glándulas suprarrenales, normalizando los niveles de cortisol y otras hormonas del estrés. Su **acción** se refleja en diferentes áreas del cuerpo:

▷ **Reducción del daño celular:** disminuyen moléculas relacionadas con el estrés, como JNK,[82] y aumentan proteínas protectoras, como Hsp70,[83] favoreciendo la producción de energía y protegiendo nuestras células del daño oxidativo.

▷ **Fortalecimiento del sistema inmunológico:** estimulan el neuropéptido Y, aumentando la resistencia al estrés y optimizando la función de sistemas clave, como el endocrino, el inmunológico y el gastrointestinal.

▷ **Modulación del sistema inmune:**
  • Si está **hiperactivo** (como ocurre en alergias o enfermedades autoinmunes), ayudan a reducir su actividad y devolverlo a un estado de equilibrio.
  • Si está **debilitado** (como en infecciones recurrentes o problemas digestivos crónicos), lo fortalecen.

▷ **Mejora del rendimiento físico:** incrementan el óxido nítrico, permitiendo manejar cargas físicas sin sobrecargar el cuerpo.

▷ **Reducción de la dependencia de sustancias:** se ha demostrado que pueden disminuir la dependencia de opioides y otras sustancias.

• • • • • • • • • • • • • • •

82. JNK (c-Jun N-terminal kinase) es una proteína quinasa activada por estrés que participa en la regulación de la apoptosis, la inflamación y la respuesta al daño celular.

83. Hsp70 (Heat shock protein 70) es una proteína de choque térmico que protege a las células del estrés y del daño oxidativo, favoreciendo la reparación y el correcto funcionamiento celular.

Adaptógeno	Propiedades clave	Indicaciones principales
Rodiola (*Rhodiola rosea*)	Ansiolítico, nootrópico,[84] antidepresivo, neuroprotector y cardioprotector	Ansiedad, fatiga mental, depresión, «estrés digestivo», rendimiento físico y cognitivo
Schisandra (*Schisandra sinensis*)	Hepatoprotector, cardioprotector y neuroprotector	Detoxificación hepática, apoyo en oncología, síndrome premenstrual, problemas digestivos, hipertensión, insuficiencia cardíaca
Ashwagandha (*Whitania somnifera*)	Antiinflamatorio, ansiolítico, inmunomodulador, cardioprotector y neuroprotector, regulador hormonal	Estrés crónico, artritis, fatiga adrenal, ansiedad, insomnio de mantenimiento, infecciones, hipotiroidismo, déficit de testosterona en hombres
Ginseng coreano (*Panax ginseng*)	Hipoglucemiante, cardioprotector, neuroprotector, ergogénico[85]	Fatiga crónica, hipertensión, diabetes tipo 2, disfunción eréctil, insomnio, rendimiento físico
Ginseng americano (*Panax quinquefolius*)	Neuroprotector, ansiolítico, antidiabético, anticancerígeno	Alzhéimer, párkinson, accidentes cerebrovasculares, ansiedad, resistencia a la insulina, obesidad, oncología
Ginseng siberiano (*Eleutherococcus senticosus*)	Hipolipemiante, hipoglucemiante, nootrópico, cardiorregulador	Fatiga adrenal, síndrome metabólico, hipercolesterolemia, rendimiento físico
Raíz de suma (*Pfaffia paniculata*)	Anabólico,[86] inmunomodulador, regulador hormonal, cardioprotector	Ganancia masa muscular, diabetes tipo 2, acné, psoriasis, SOP, menopausia, fatiga adrenal
Cordyceps (*Cordyceps sinensis*)	Ergogénico, anabólico, antioxidante	Ganancia de masa muscular, fatiga crónica, libido baja, enfermedad pulmonar obstructiva crónica, rendimiento físico

· · · · · · · · · · · · · · ·

84. Mejora el rendimiento cognitivo, el aprendizaje y el pensamiento.

85. Mejora el rendimiento durante la actividad física.

86. Favorece la regeneración y construcción de tejidos.

Maca (*Lepidium meyenii*)[87]	Energizante, afrodisíaco, regulador hormonal	Infertilidad, disfunción eréctil, libido baja, hiperplasia prostática benigna, menopausia, osteoporosis, rendimiento físico
Tulsi o albahaca sagrada (*Ocimum tenuiflorum o sanctum*)	Ansiolítico, antidepresivo, cardioprotector, radioprotector	Síndrome metabólico, diabetes, exposición a toxinas y metales pesados, úlceras gástricas
Bacopa (*Bacopa monnieri*)	Nootrópico, neuroprotector, antidepresivo	Déficit de atención, deterioro cognitivo, enfermedades neurodegenerativas
Astrágalo (*Astragalus membranaceus*)	Inmunomodulador, energizante, mucoprotector	Infecciones persistentes, esofagitis, gastritis, fatiga crónica
Abrojo (*Tribulus terrestris*)	Afrodisíaco, ergogénico, diurético	Libido baja, rendimiento físico, infecciones urinarias
Shatavari (*Asparagus racemosus*)	Galactogogo, 88 regulador hormonal, mucoprotector	SOP, menopausia, úlcera gástrica, dispepsia, tránsito intestinal lento
Amla (*Emblica officinalis*)	Neuroprotector, antihiperlipidémico	Envejecimiento, diabetes, trastornos digestivos
Reishi (*Ganoderma lucidum*)	Antiinflamatorio, inmunomodulador, regulador hormonal y del sistema nervioso central	Enfermedades inflamatorias, alteraciones menstruales, disfunción tiroidea, ansiedad, insomnio
Haritaki (*Terminalia chebula*)[89]	Antidiabético, laxante suave, antihelmíntico	Diabetes, dislipidemia, tránsito intestinal lento, salud gingival

Tabla 4.4. Plantas y hongos adaptógenos: propiedades e indicaciones.
Fuente: elaboración propia.

• • • • • • • • • • • • • •

87. Las tres variedades de maca (negra, roja y amarilla) provienen de la misma planta, *Lepidium meyenii*, pero se diferencian por el color de la raíz, lo cual está asociado a su composición química y, en consecuencia, a sus propiedades específicas.

88. Estimula o aumenta la producción de leche materna.

89. Se puede encontrar como suplemento individual o formando parte del Triphala, una combinación ayurvédica tradicional compuesta por tres frutas: amalaki (*Emblica officinalis*), bibhitaki (*Terminalia bellerica*) y haritaki (*Terminalia chebula*). Esta fórmula es un pilar en los tratamientos gastrointestinales y antienvejecimiento. Sus polifenoles modulan el microbioma intestinal, favoreciendo el crecimiento de bacterias beneficiosas como bifidobacterias y lactobacilos, mientras inhiben el desarrollo de especies no deseadas.

Al equilibrar el ambiente interno, los adaptógenos optimizan el uso del oxígeno y la glucosa, lo que permite sostener esfuerzos físicos y mentales sin agotar las reservas energéticas. Esto se traduce en mayor resistencia, mejor concentración, sueño reparador y alivio de problemas como el insomnio o el *jet lag*.

Su capacidad para actuar en múltiples sistemas los convierte en verdaderos aliados para recuperar el **equilibrio integral** y mantener una salud más resiliente. Existen numerosos adaptógenos, cada uno con beneficios específicos, pero aquí me centraré en los que más suelo recomendar en consulta por su utilidad en diferentes situaciones.

En la **Tabla 4.4.** de la página 242, verás principalmente plantas adaptógenas, con una excepción: los hongos adaptógenos, como el reishi y el cordyceps. Es importante mencionar que el cordyceps no se recomienda en personas con cáncer hormonodependiente, debido a su posible efecto modulador sobre las hormonas.

Una de las características más interesantes de los adaptógenos es su capacidad para potenciarse entre sí. Algunas combinaciones generan efectos únicos gracias a la **sinergia** entre sus componentes, logrando resultados que no se obtienen con ingredientes individuales.

Más allá del respaldo científico, los adaptógenos conectan con principios de la **medicina tradicional china** y el **ayurveda**, que hablan del *qi* y el *prana* como energía vital para el equilibrio del cuerpo. Al igual que en la filosofía del *yin-yang*, los adaptógenos restauran el balance que el estrés puede romper.

En resumen, los adaptógenos no solo ayudan a manejar el estrés, sino que también optimizan los recursos del cuerpo, equilibran las hormonas y previenen problemas como la fatiga adrenal. Son esa mano amiga que te devuelve a tu centro cuando más lo necesitas.

Sincronizar tus ritmos circadianos: el secreto para dormir mejor

Dormir no es solo «apagar» el cuerpo al final del día; es el momento en que tu cerebro activa su sistema de limpieza más avanzado: el **sistema glinfático**. Este mecanismo, exclusivo del cerebro, funciona como una especie de servicio nocturno de limpieza, eliminando toxinas, desechos metabólicos y proteínas mal plegadas mientras disfrutas de un sueño profundo, especialmente en las fases de ondas lentas. Dormir bien permite que tu cerebro se «resetee» cada noche para funcionar al 100% al día siguiente.

Cuando el **sueño** es insuficiente o de mala calidad, este proceso se interrumpe, afectando a tu energía, claridad mental y capacidad de concentración. Pero eso no es todo: a largo plazo, la acumulación de toxinas podría relacionarse con enfermedades neurodegenerativas como el alzhéimer o el párkinson. Así que dormir bien no es un lujo, es una necesidad vital.

La mayoría de los **adultos** necesitamos entre siete y ocho horas de sueño, aunque, los atletas en recuperación, las personas bajo estrés crónico y los niños en crecimiento pueden requerir hasta 10 horas. También existen los *short sleepers* naturales, personas que descansan solo con 4-6 horas gracias a polimorfismos genéticos en los genes *DEC2* o *ADRB1*, que les permiten descansar plenamente en menos tiempo. Sin duda, son una rareza, pero una prueba más de lo increíblemente diverso y fascinante que es el cuerpo humano.

Consejos prácticos para optimizar tu sueño y sincronizar tus ritmos circadianos

▶ **Luz: el lenguaje de tu reloj interno**
- **Exposición solar matutina:** dedica 10-15 minutos al despertar para exponerte al sol sin gafas de sol.
- **Trabaja cerca de luz natural:** coloca tu espacio de trabajo cerca de una ventana y opta por gafas de lente amarilla si trabajas con pantallas por la mañana.
- **Aprovecha los ciclos naturales:** disfruta del amanecer y el anochecer.
- **Pantallas y luz azul:** evita el uso de pantallas antes de dormir; si no puedes, utiliza gafas con lente roja.
- **Luces al atardecer:** usa luces rojas que no interfieran en la producción de melatonina.
- **Iluminación relajante:** opta por velas de soja, cera de abeja o lámparas de sal.

▶ **Rutinas de sueño y comida: la clave está en la constancia**
- Mantente hidratado: bebe suficiente agua filtrada y añade un chupito de agua de mar a diario para reponer minerales.

- Establece horarios regulares: dormir, despertar y comer a la misma hora refuerza tus ritmos circadianos.
- Come con luz natural: evita comer bajo luz artificial, ya que afecta a tu metabolismo.
- Cena temprano: hazlo al menos 2-3 horas antes de dormir.
- Modera la cafeína: evita el café, el té, el mate, los refrescos, las bebidas energéticas y el chocolate 5-8 horas antes de acostarte.
- Evita alimentos ricos en tiramina, como quesos curados, carnes ahumadas, fermentos y alcohol por la tarde-noche.
- Haz ejercicio con regularidad: dedica 20-30 minutos al día, preferiblemente por la mañana o la tarde.

▶ **Crea el entorno idóneo para dormir**
- Temperatura adecuada: mantén la habitación fresca (18-20 °C).
- **Materiales naturales:**
  Colchones: opta por la lana merino, el algodón orgánico, la fibra de coco o el látex natural.
  Sábanas y mantas: usa algodón orgánico, seda o cuero, que mejoran la termorregulación durante la noche. Si tienes ansiedad, insomnio o dificultades para relajarte, elige mantas con peso. Su presión profunda activa los mecanorreceptores de la piel, generando un efecto similar a un abrazo o una caricia, lo que promueve la calma, reduce el estrés y favorece un descanso reparador.
  Almohadas: duerme sin almohada o utiliza almohadas ortopédicas que aseguren una postura adecuada para tu columna vertebral.
- **Oscuridad total:** usa cortinas opacas o antifaces y cubre los leds de los dispositivos electrónicos con cinta negra.
- **Relajación previa:** una ducha caliente antes de dormir ayuda a regular la temperatura corporal y relajar el sistema nervioso, facilitando el sueño. Si tienes tensiones musculares, un baño con sales de Epson alivia las molestias y prepara el cuerpo para un descanso profundo.
- **Aromaterapia:** difunde aceites esenciales como lavanda, ylang-ylang, incienso, bergamota, sándalo o valeriana.

▶ **Cuida el entorno de tu casa**

- **Materiales saludables:** usa pinturas y acabados ecológicos.
- **Aire limpio:** ventila a diario y descarta la presencia de moho. Si es necesario, usa un humidificador para mantener la humedad entre el 30 y el 50%. Para alergias, problemas respiratorios o sensibilidad química múltiple, un purificador con filtros HEPA o de plasma fotocatalítico puede mejorar la calidad del aire.
- **Plantas purificadoras**, como la lengua de suegra o el *pothos* dorado.
- **Evita la radiación electromagnética:** siempre que sea posible, usa conexiones por cable Ethernet en lugar de wifi. Apaga el wifi por la noche, pon el móvil en modo avión y déjalo fuera del dormitorio. Si necesitas un despertador, opta por uno analógico en lugar de digital. Si quieres protección extra, puedes usar dispositivos para modular la radiación electromagnética, como alfombrillas de conexión a tierra, que ayudan a reducir la carga electromagnética al trabajar con ordenadores.
- *Grounding* **(conexión a tierra):** camina descalzo sobre superficies naturales como césped, arena o tierra para para favorecer la descarga electromagnética. Si no puedes hacerlo con regularidad, usa una esterilla de conexión a tierra mientras trabajas o duermes. Evita los colchones con muelles metálicos, ya que pueden alterar el campo magnético terrestre y amplificar los campos electromagnéticos artificiales.

▶ **Apoyo extra con suplementos y alimentos**

- **Alimentos ricos en triptófano:** aguacate, plátano, kiwi, semillas de calabaza, pavo, pollo y huevos, esenciales para la producción de melatonina.
- **Alimentos ricos en melatonina:** 10-15 g de pistachos aportan más melatonina que los suplementos, aunque con menor biodisponibilidad.
- **Infusiones relajantes:** tulsi, valeriana, manzanilla o flor de la pasión. Mi favorita es Sedvita de PamiesVitae®, con *Nepeta cataria* y melisa.

- **Suplementos útiles:** melatonina, ácido g-aminobutírico, glicina, taurina, magnesio (bisglicinato, taurato y/o treonato), omega-3 y adaptógenos como *ashwagandha* o reishi.

▶ **Prácticas para calmar la mente y relajar el cuerpo**

- **Desconecta antes de dormir:** deja de trabajar al menos una hora antes de dormir para reducir el estrés y la activación mental.
- **Planifica tu día siguiente:** anotar tus tareas pendientes te ayudará a liberar tu mente.
- **Respiración consciente:** recuerda que tienes un ejercicio perfecto en el capítulo 2 escaneando el QR.
- ***Journaling* o agradecimiento:** escribe para reflexionar y gestionar emociones (hay un ejercicio práctico en el capítulo 1).
- **Esterilla de acupresión:** si la tienes, úsala para liberar endorfinas y relajar el cuerpo.
- **Relaciones íntimas:** es una forma efectiva de inducir una relajación profunda y mejorar la calidad del sueño.

LA MEDICINA DE LA CONEXIÓN

"El buen médico se desenvuelve con la naturaleza, porque conoce la importancia del medio que le rodea para la enfermedad; sabe de sí mismo, pues entiende que el mundo de los pensamientos y las emociones son clave para la salud y la enfermedad; respeta los tiempos y las decisiones que eligen sus pacientes, pues comprende que cada uno necesita evolucionar a su ritmo y ellos son los responsables de sus vidas. El buen médico es el que te recuerda que la pregunta «¿Qué buscas en el futuro?» es idéntica a la pregunta «¿De qué huyes ahora?»

DRA. ELENA COBOS CARRASCOSA

Tu mente y tu cuerpo forman un equipo inseparable. Lo que piensas y sientes se traduce en reacciones físicas, y lo que sucede en tu organismo influye en tu estado emocional. Hemos visto a lo largo del libro cómo una experiencia intensa puede alterar el equilibrio de todo el sistema: el estrés que agrava enfermedades cutáneas, la ansiedad que desregula nuestras hormonas, la inflamación crónica que se activa por conflictos emocionales no resueltos. Entender esta interacción nos permite replantear la forma en que abordamos la salud, alejándonos de una visión fragmentada y acercándonos a un **enfoque integrador**.

El problema es que vivimos en una sociedad que busca soluciones rápidas. Muchas veces, los pacientes no quieren hacer cambios en su estilo de vida; quieren la «pastilla mágica» que les permita seguir adelante sin cuestionar nada. Y los médicos, en nuestro intento de aliviar el sufrimiento, también pecamos. Es más fácil prescribir un tratamiento que invitar al paciente a enfrentarse a lo que realmente le enferma: una relación tóxica, un trabajo que le consume, una carga emocional insostenible. Pero la verdadera sanación no llega con un parche, sino con una transformación.

Como dijo Bernie Siegel: «No existen enfermedades incurables, solo pacientes incurables».

La ciencia y la espiritualidad nunca han estado realmente separadas. Lo que durante siglos se ha considerado «esotérico», hoy lo confirma la investigación: las emociones no son una pseudociencia, son biología. Las medicinas milenarias ya hablaban de lo que ahora demuestra la física cuántica: que somos energía y vibración, y que la salud no puede abordarse como un conjunto de piezas sueltas. No se trata solo de tratar órganos o sistemas, sino de entender la **conexión entre cuerpo, mente y entorno**.

La sanación no es un camino lineal

Tendemos a imaginar la sanación como un proceso ordenado, pero en realidad se parece más a descender un río en una canoa. Al principio, todo parece fluir con cierta lógica, pero a medida que avanzamos aparecen remolinos, corrientes impredecibles y momentos de caos. Roger Lewin hablaba de los *atractores extraños* en los sistemas complejos: fuerzas invisibles que nos llevan de un lado a otro hasta encontrar un nuevo equilibrio.

En nuestra vida, esas fuerzas pueden ser una enfermedad que nos obliga a frenar, una crisis emocional que nos sacude o una experiencia que cambia por completo nuestra percepción de la vida. Y, aunque en el momento parezcan turbulencias insoportables, en realidad forman parte del camino hacia un nuevo orden.

Sanar no es solo eliminar síntomas. Es atravesar el caos para encontrar un nuevo equilibrio. Es aceptar que habrá días de luz y días de sombra. Que, para ver el arcoíris, primero tiene que llover.

Un cambio de paradigma

La **PNIE** no solo es un modelo médico, es un cambio de mirada. Un cambio que nos involucra a todos: médicos, científicos, filósofos, informáticos, sociólogos y políticos. Porque la salud no es solo una cuestión biológica, sino un reflejo del sistema en el que vivimos.

Llevamos demasiado tiempo tratando la enfermedad sin hablar de la salud. Nos centramos en combatir síntomas, pero olvidamos que lo esencial es nutrir lo que nos mantiene en equilibrio. La medicina que defiendo y practico no busca «arreglar» pacientes, sino empoderarlos. No se limita a diagnosticar, sino que acompaña. Porque la **capacidad de sanar** siempre ha estado dentro de cada persona. Solo necesitamos recordar cómo acceder a ella.

Nos han enseñado a delegar la responsabilidad de nuestra salud en alguien más: en un médico, en un tratamiento, en una receta. Pero la verdadera medicina no debería alejarnos de nuestra soberanía, sino devolvernos el poder de escucharnos, de regularnos, de sanar(nos).

Tu historia comienza ahora

Una vez, en uno de mis retiros de salud, una asistente me dijo: «Tu vida es como una película». La verdad es que yo creo que, como te he contado antes de adentrarte en esta aventura, mi vida es corriente. Pero si algo tengo claro es que todo lo que hago —contártela, vivirla o escribir este libro— lo hago con emoción, pasión y amor.

Esta es mi historia, ahora espero que tú escribas (y, sobre todo, vivas) la tuya.

Agradecimientos

Escribir este libro ha sido un reto y, al mismo tiempo, una necesidad. Un proceso de aprendizaje, de cuestionar creencias y de reafirmar por qué elegí esta manera de entender la salud. No lo he hecho sola, y este espacio es para dar las gracias a quienes han formado parte de esta aventura.

A mi familia, a mis padres, porque, aunque no siempre entendieran mi camino, nunca me impidieron recorrerlo. Y a mi hermana, por recordarme, con su forma de vivir, que la valentía no es solo una idea, sino una elección diaria, y que la vida está para ser vivida sin dejar que el miedo decida por ti.

A Sibina, por ser mucho más que una cuidadora, por darnos su cariño y dedicación como si fuéramos sus hijas.

A mis pacientes, porque sin ellos este libro no existiría. Cada historia, cada conversación y cada proceso de sanación que he acompañado han sido también un espejo para mí. En su camino he visto reflejado el mío y en su aprendizaje he encontrado el mío propio. Gracias por confiar en mí y por recordarme, cada día, que la medicina no es solo entender el cuerpo, sino también a la persona que lo habita.

A mis compañeras del máster, quienes me hicieron ver que no era la única «rara» por mirar más allá de lo evidente, cuestionar lo establecido y seguir buscando respuestas. En especial, a las que se convirtieron en más que amigas: a Carme, mi persona supercorreguladora, con quien la conexión es tan natural que a veces parece que en algún momento fuimos la misma historia contada en dos cuerpos distintos. Y a Anna M., que ve en mí lo que a veces yo misma no veo, que confía en mi valía más allá de la edad o la experiencia y que siempre encuentra la forma de impulsarme; gracias por tanto, *loqui*.

A Micicloesmio y al Institut Xevi Verdaguer, por haber formado parte de mi camino profesional. Porque cada experiencia suma. A Ivonne, Andreu, Marcello, Anna A., Emma, Carla y Ramón, por compartir parte de ese recorrido.

A mis amigas y a las personas que han estado a mi lado en este proceso, a toda la gente que me ha ayudado e incluso abierto las puertas de su casa estos últimos años en Barcelona: Anna N. y «las chicas más guays del Institut», Laia, Alba, Irene, mis dos Mireias, Lorena, Mara, Elvira, Glenn, Eulalia, Marta, Alberto y mis primos Pedro y Tati. ¡Gracias!

A Carme y a Nuria, por ser como las abuelas que nunca tuve, por cuidarme en todos los sentidos, por nutrirme por dentro y por fuera, y por darme ese lugar de confort en cada plato y en cada gesto. Y, además, por ayudarme a hacer realidad mis primeros retiros de salud.

A mis amigas y mujeres emprendedoras favoritas: Lydia, María y Cris, con quienes compartir la «enfermedad del autónomo» es más fácil, porque entre risas, desahogos y cafés infinitos todo pesa menos. Y a los «genios»: Céline, Ricardo, Laura y Marco, por su generosidad, y por recordarme que emprender también es rodearse de las personas adecuadas.

A María T. (y al «secretario») por su amistad, por acompañarme en la creación del menú y por hacerme sentir mejor que en mi casa, con su calidez y sus manos mágicas en la cocina.

A Aleix, por su generosidad constante, por el intercambio de conocimientos y por compartir una visión de la salud que resuena conmigo.

Al equipo de TheBreathAct y a mis compañeros de la formación, con un cariño especial a la habitación de la yurta: Moni y mis «padres espirituales», Tam y Ioan, quien ha puesto alma e intención a la *playlist* de respiración de este libro. Como vosotros diríais: «(N)os amo».

A Rémi, por doler y despertar a la vez, abriéndome aún más los ojos a nuevas formas de sanar desde la conciencia.

A Sergio, Anita y Pablo, por sostenerme en uno más de mis viajes reveladores; por acompañarme, guiarme y estar ahí cuando más lo necesitaba.

A Sandra y su equipo, por ser parte de un proceso que es mucho más que cuidado, por ayudarme a verme de nuevo, ganar confianza y reconectar conmigo misma.

A Esther, por ayudarme a sanar a mi niña interior y por demostrarme que el impacto de una persona no se mide por el tiempo compartido, sino por la huella que deja. Y a todos los profesionales que me han acompañado en este peregrinaje.

A Susanna, porque hay personas que llegan para ordenar el caos, sostener sin pedir nada a cambio y estar siempre, incluso en la distancia. Me faltarían palabras y páginas para expresarlo todo…, y es curioso que precisamente ella me deje sin palabras.

A Vane, porque, aunque quizá no lo sepa, gracias a ella comenzó todo.

A Meraki y, sobre todo, a Lorena, por entender mi esencia desde el minuto uno y por saber traducirla sin perder la (cons)ciencia.

A Ari y a todo el equipo editorial de Amat por hacer posible uno de mis sueños.

A mi comunidad, a quienes me siguen, me leen y me escuchan. Gracias por permitirme compartir mi pasión y por vuestras preguntas y vuestras ganas de aprender. Por recordarme, incluso en los momentos más difíciles, que lo que hago tiene sentido y por ser parte de este libro. También a las marcas que han confiado y siguen confiando en mí, permitiéndome divulgar y acercar información valiosa sobre salud y bienestar de una manera accesible para todos.

Y, por último, a mí misma, porque escribir este libro me ha obligado a enfrentar mis miedos, inseguridades y esas dudas que a veces me hacen cuestionarme si soy suficiente. He revivido momentos difíciles y me he preguntado si realmente valía la pena todo lo que implicaba este esfuerzo: mostrarme vulnerable, abrirme por completo y permitirme ser.

Este libro es solo una pieza de algo mucho más grande: una forma de entender la salud, vivir con coherencia y recuperar el control sobre nuestro bienestar. Si algo de lo que has leído aquí ha resonado en ti, entonces todo este proceso ha valido la pena.

Con gratitud infinita,
BERTA

Bibliografía